D1652700

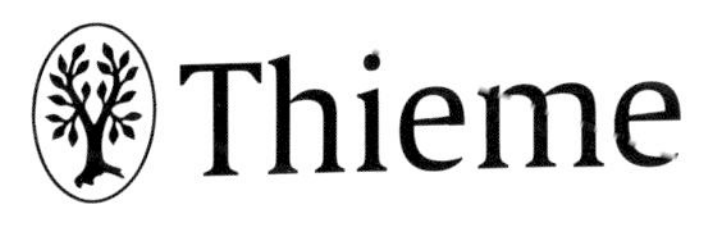
Thieme

Mammographie-Handbuch für die tägliche Praxis

Ein Technik-, Einstellungs- und Qualitätsleitfaden für Radiologen, Gynäkologen und MTRA

Gudrun Roth-Ganter

unter Mitarbeit von Uwe Fischer

243 Abbildungen
42 Tabellen

Georg Thieme Verlag
Stuttgart · New York

Gudrun Roth-Ganter
Meisenbühlring 18
72116 Mössingen

Professor Dr. med. Uwe Fischer
Georg-August-Universität
Zentrum Radiologie
Abt. Röntgendiagnostik I
Robert-Koch-Straße 40
37075 Göttingen

Die Deutsche Bibliothek – CIP-Einheitsaufnahme

Roth-Ganter, Gudrun:
Mammographie-Handbuch für die tägliche Praxis : ein Technik-, Einstellungs- und Qualitätsleitfaden für Radiologen, Gynäkologen und MTRA / Gudrun Roth-Ganter. Unter Mitarb. von Uwe Fischer. – Stuttgart : Thieme, 2002

Rüdigerstraße 14
D-70469 Stuttgart
Unsere Homepage: http://www.thieme.de

Printed in Germany

Zeichnungen: Barbara Gay, D-70372 Stuttgart
Umschlaggestaltung: Thieme Verlagsgruppe
Satz und Druck: Druckhaus Götz GmbH, D-71636 Ludwigsburg
Gesetzt auf CCS Textline (Linotronic 630)

ISBN 3-13-128711-X 1 2 3 4 5 6

Wichtiger Hinweis: Wie jede Wissenschaft ist die Medizin ständigen Entwicklungen unterworfen. Forschung und klinische Erfahrung erweitern unsere Erkenntnisse, insbesondere was Behandlung und medikamentöse Therapie anbelangt. Soweit in diesem Werk eine Dosierung oder eine Applikation erwähnt wird, darf der Leser zwar darauf vertrauen, dass Autoren, Herausgeber und Verlag große Sorgfalt darauf verwandt haben, dass diese Angabe **dem Wissensstand bei Fertigstellung des Werkes** entspricht.

Für Angaben über Dosierungsanweisungen und Applikationsformen kann vom Verlag jedoch keine Gewähr übernommen werden. **Jeder Benutzer ist angehalten,** durch sorgfältige Prüfung der Beipackzettel der verwendeten Präparate und gegebenenfalls nach Konsultation eines Spezialisten festzustellen, ob die dort gegebene Empfehlung für Dosierungen oder die Beachtung von Kontraindikationen gegenüber der Angabe in diesem Buch abweicht. Eine solche Prüfung ist besonders wichtig bei selten verwendeten Präparaten oder solchen, die neu auf den Markt gebracht worden sind. **Jede Dosierung oder Applikation erfolgt auf eigene Gefahr des Benutzers.** Autoren und Verlag appellieren an jeden Benutzer, ihm etwa auffallende Ungenauigkeiten dem Verlag mitzuteilen.

Geleitwort

Die bildgebende Mamma-Diagnostik stellt mehr als alle anderen radiologischen Untersuchungsverfahren an die mit ihr Beschäftigen umfassende und höchste Anforderungen. Jeder noch so kleine Fehler wirkt sich negativ auf die Gesamtbildbeurteilung aus. Gute Positionierung z. B. ist gegen eine angstvoll angespannte Patientin nicht durchsetzbar, unzureichende Kenntnis der technisch-physikalischen Grundlagen, die die Bilderstellung und -entwicklung beeinflussen, wird verhindern, häufig notwendige individuelle Situationsanpassungen umzusetzen oder auch Fehleranalyse erfolgreich zu betreiben.

Spezialaufnahmen werden im Rahmen der Abklärungsdiagnostik immer häufiger eingesetzt, ebenso die interventionellen Techniken. Sie erfordern kontinuierliches Training, offene und kritische Teamarbeit und hohes persönliches Engagement. Dies ist auch gefordert bei den Qualitätssicherungs-Anforderungen. Sie erhalten durch die Umsetzung der Europäischen Richtlinien ein völlig neues Gewicht und werden die MTRA noch intensiver in den Gesamtprozess optimierter Diagnostik einbinden.

Hierzu bedarf es zuverlässiger Hilfestellungen: Sie werden mit dem vorliegenden Buch umfassend und in verständlicher Form angeboten und sie weisen die Autorin als besonders Erfahrene auf diesem Gebiet aus.

Durch die sich mit Kapitel 10 bis 16 anschließende Darstellung von Inzidenz, Pathogenese und Therapie des Mamma-Karzinoms sowie der Röntgenmorphologie benigner und maligner Brusterkrankungen werden die vorausgegangenen Kapitel in ihren klinischen Kontext gestellt. Wichtige Aspekte zur Strahlenbelastung und Wertigkeit ergänzender Untersuchungsverfahren runden die Thematik ab.

Das Buch wird, so hoffe ich, eine schon seit langem erkannte Lücke auf dem deutschsprachigen Buchmarkt erfolgreich schließen.

Universitätsklinik Kiel
im Sommer 2001

Priv. Doz. Dr. med. *Ingrid Schreer*

Sinn dieses Buches

„... der Weg ist das Ziel ...“

Brustkrebs als häufigste Karzinomerkrankung der Frauen ab 40 Jahren ist aufgrund der steigenden Zunahme zu einer starken Bedrohung geworden. Viel persönliches und familiäres Leid wird durch diese Krankheit ausgelöst! Die einzige „Waffe“ dagegen ist die Früherkennung, die jedoch nur mit Hilfe eines hohen Qualitätsniveaus in Diagnostik und Therapie realisiert wird. Ein wichtiger Schlüssel zu diesem angestrebten Ziel ist die Optimierung der Bildqualität. Dafür ist noch einiges an Basisarbeit zu leisten:

- Qualitätsbewusstsein wecken,
- durch Schulungen und Fortbildungen Wege zur optimalen Bildqualität aufzeigen,
- die Bereitschaft zur ständigen Eigenkontrolle fördern.

Qualitätsbewusstsein kann u. a. dadurch geweckt werden, dass Bildinterpretation und die daraus abgeleiteten Heilansätze für die RTA nicht fremd sind, sondern geläufig gemacht und verständlich vermittelt werden. Dieser Einblick in die Befundungs-und Interpretationsarbeit des Arztes soll aufzeigen, dass *Früherkennung* Sichtbarmachung von kleinsten Veränderungen bedeutet, somit nah an den Grenzen der aufnahmetechnischen Möglichkeiten entlang wandert und dementsprechend größte Sorgfalt bei den Positionierungs-, Belichtungs- und Verarbeitungstechniken erforderlich macht. Gegenseitige Wertschätzung im Mammographieteam und Achtung vor der Arbeit der Kollegen können motivieren und anregen, einen eigenen Beitrag leisten zu wollen, Frauen vor dem Schicksal der Brustamputation zu bewahren.

Dieses Buch will Hilfestellung bei der täglichen Arbeit geben und ist deshalb so aufgebaut, dass Neueinsteiger sowie Mammographieerfahrene damit arbeiten können. Jedes Kapitel beginnt mit einer Einführung in das jeweilige Thema. Nach Informationen zu den Grundlagen folgen Hinweise zu Problemlösungen bzw. zur Qualitätsoptimierung. Kapitel 9 ist als Nachschlagekapitel gedacht, in dem alle besprochenen Fehler und ihre möglichen Ursachen noch einmal zusammengefasst werden.

Die nachfolgenden Kapitel stellen eine Einführung in die Grundlagenthemen des klinischen Arbeitsfeldes dar, dessen Ausarbeitung Herr Prof. Dr. Uwe Fischer freundlicherweise übernommen hat.

An alle ein herzliches Dankeschön

die mich in den „Geburtswehen“ dieses Buches begleitet und unterstützt haben.

Mein ganz besonderer Dank richtet sich an Pieter Perdieus, Guy Vastenaken, Dr. Gerda Wachter und Sigrid Ferschel, die sich trotz ihres hohen Arbeitspensums die Zeit genommen haben, einige Kapitel Korrektur zu lesen und mich mit konstruktiven Ratschlägen zu unterstützen.

Dankbar blicke ich auch auf die letzten 9 Jahre meiner Arbeit im Hause Agfa-Gevaert zurück, in denen ich die Möglichkeit hatte, Einblicke in Bereiche zu bekommen, die mir bis dahin verschlossen waren, und auf vielerlei Weise Erfahrungen zu sammeln!

Bei meinen Einsätzen in Kliniken und Praxen und durch die täglich zu lösenden Probleme wurde für mich deutlich, wo und in welcher Form Hilfestellung dringend erforderlich ist; manches davon konnte in diesem Buch Berücksichtigung finden.

Ebenfalls herzlicher Dank für die problemlose „Versorgung“ mit Mammographieaufnahmen gilt Dr. Gerda Wachter, Dr. Marie-Luise Otto, Dr. Marienhoff, Dr. Soklic und Adrian Steiner sowie Herrn Kulawik, der mit großem Geschick die Röntgenaufnahmen in Dias umgearbeitet hat.

Ich danke ebenfalls Thilo Am Ende, Eva Modig, Laila Wahle und Karin Samorra für das zur Verfügung gestellte Bildmaterial.

Recht lieben Dank möchte ich meiner Familie und meinen Freunden aussprechen für Geduld, Verständnis und ihre Bereitschaft zum Verzicht.

Im Herbst 2001 *Gudrun Roth-Ganter*

Inhaltsverzeichnis

15 Ergänzende Untersuchungsverfahren 155

16 Digitale Mammographie 171

Literatur 175

Sachverzeichnis 177

Prinzip der Mammographie

Zur Darstellung der Brust mit ihrem großen Objektumfang und den meist geringen Dichtedifferenzen in der Brustdrüse sind spezielle Mammographieanlagen, hochauflösende Film-Folien-Systeme, optimale Filmverarbeitungsbedingungen sowie exakte Positionierungs- und Belichtungstechniken notwendig. Die Röntgenröhre ist so konzipiert, dass die Kathodenseite brustwandnah angebracht ist, um den sog. Heel-Effekt (höhere Dosisleistung an der Brustwandseite) positiv für die Bildqualität zu nutzen. Zur Optimierung des Verhältnisses Strahlenkontrast und Dosis kann bei Mammographiegeräten der neueren Generation zwischen unterschiedlichem Anoden- und Filtermaterialien gewählt werden.

Das Strahlenaustrittsfenster aus Beryllium lässt aufgrund seiner Gitterstruktur die charakteristische Strahlung fast ungehindert aus der Röntgenröhre austreten. Fokusnahe Zusatzblenden reduzieren die extrafokale Strahlung und erhöhen somit die Bildqualität. Durch Einsatz einer Kompressionsvorrichtung werden Bewegungsunschärfe, geometrische Unschärfe und die Strahlendosis verringert. Aufgrund der geringeren Objektdicke wird die Aufhärtung der Strahlung reduziert und eine höhere Strahlenqualität erreicht, woraus eine Erhöhung des Bildkontrasts resultiert.

Um reproduzierbare Mammographieaufnahmen zu gewährleisten, sind heutige Mammographiegeräte mit Aufbelichtungskameras ausgestattet, die Belichtungsparameter wie kV, mAs, Anoden- und Filtermaterial sowie Kompressionsdruck auf dem Röntgenbild registrieren.

1 Grundlagen der Anatomie

Zur Optimierung der Mammographie in Einstelltechnik, Belichtungstechnik und Kompression sind neben physikalisch-technischen Grundlagen gute anatomische Kenntnisse Voraussetzung.

Anatomische Strukturen im Überblick

Die Brust mit der Brustdrüse ist in Höhe der 2.–6. Rippe fixiert und erstreckt sich vom Sternum bis zur Axillarlinie, wobei ihre axillären Ausläufer bis in die Achselhöhle ziehen (Abb. 1.**1**). Die Rinne zwischen den beiden Brüsten nennt man Busen.

Auf den Rippen des *Thorax* liegt der *Brustmuskel* (M. pectoralis) – umgeben von einer netzartigen Muskelbinde (*Faszie*), die am Sternum und an der Klavikula fixiert ist. Auf dem Pektoralmuskel – getrennt durch eine Bindegewebsschicht, die die Verschieblichkeit zur Brustwand ermöglicht – liegt die *Brustdrüse*. Die Brustdrüse ist ebenfalls von einer dehnbaren Muskelbinde umhüllt, die als Stütze für das auf der Brustdrüse liegende *Fettgewebe* dient.

Die Fettgewebsschicht ist von einer Hautdecke überzogen, die *Haarfollikel, Schweiß- und Talgdrüsen* enthält. Durch diese Hautdecke – bestehend aus *Kutis und Subkutis* – und durch das Brustgewebe bis zur Brustwand verlaufen *Bindegewebssepten (Cooper-Ligamente)*, die im Mammogramm als zarte, leicht gebogene Linien sichtbar werden.

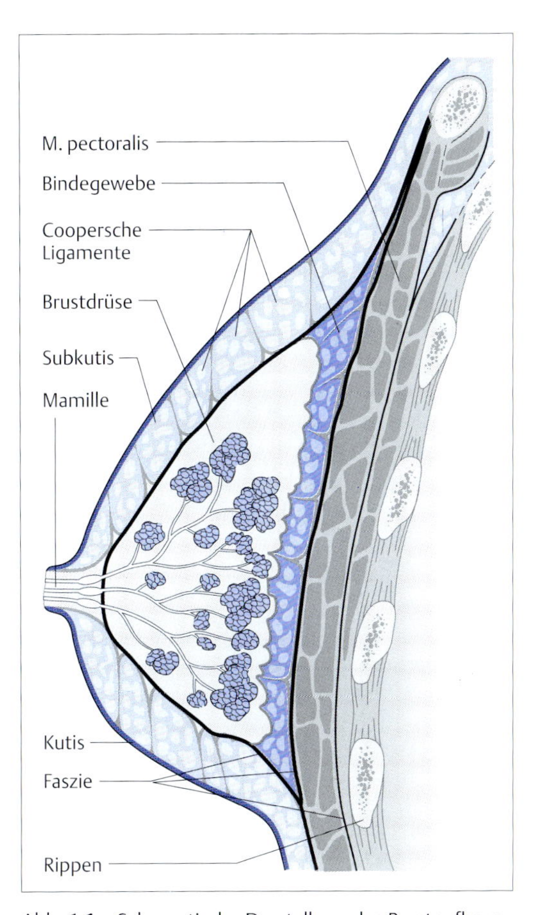

Abb. 1.**1** Schematische Darstellung des Brustaufbaus.

Brustdrüse

Die Brustdrüse besteht aus 12–20 Einzeldrüsen, den *Drüsenlappen* (Lobi glandulae mammariae), die durch Fett- und Bindegewebe voneinander getrennt sind (Abb. 1.**2**) Jeder Drüsenlappen besitzt einen *Hauptmilchgang* (Ductus lactiferus), der sich unterhalb der Mamille zu einem *Milchsäckchen* (Sinus lactiferus) weitet. Die Milchgänge verlaufen in Richtung Peripherie (Brustwand) und bilden dort ein Netzwerk von kleinen Milchgängen, die sich zu einem Hohlraum öffnen und die *Drüsenläppchen* (Lobuli) bilden.

Jeder Drüsenlappen besitzt 30–80 dieser milchproduzierenden Lobuli, in denen sich die terminalen Milchgänge und die Azini (lat. Weintraube) der Drüse befinden. Ein Drüsenläppchen mit Azini (Duktuli) und extralobulären (ETD) sowie intralobulären (ITD) terminalen Milchgängen werden als *terminale duktolobulare Einheit (TDLU)* bezeichnet.

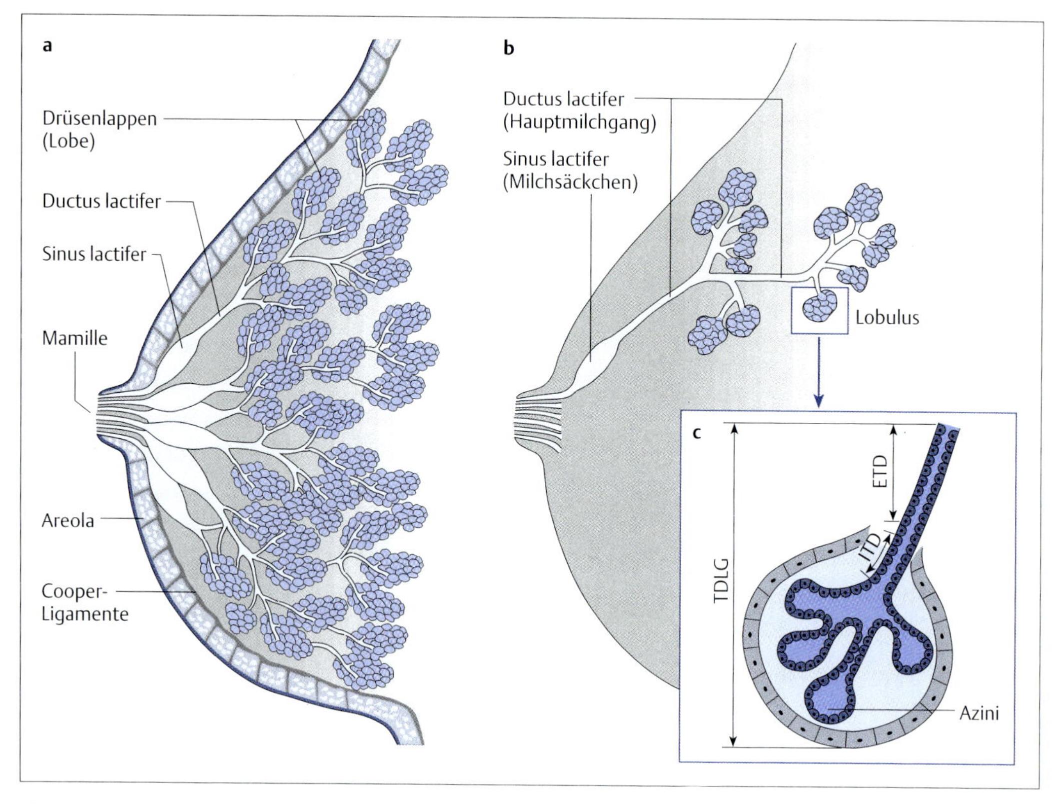

Abb. 1.2 a – c Brustdrüse.

Zwischen den terminalen Milchgängen und den Azini liegt *Mantelbindegewebe;* das Drüsenläppchen wird ebenfalls von Mantelbindegewebe umgeben und ist mit *Drüsenepithel*, das zur Reizaufnahme, zum Stoffaustausch und zum Schutz dient, ausgekleidet.

Hautdecke

Die Hautdecke reicht bis zur allgemeinen Körperfaszie und setzt sich aus verschiedenen Schichten zusammen:

- *Die Kutis* besteht aus Oberhaut und Lederhaut. Die Oberhaut (*Epidermis)* ist ein mehrschichtig verhorntes Plattenepithel. Die Lederhaut *(Corium)* besteht aus einem Netz von kollagenen Fasern, in der die *Mamille* mit dem *Warzenhof* liegt.
- Die *Subkutis (Unterhaut)*, in der sich die *Brustdrüse* befindet, ist eine Fettgewebe-enthaltende Bindegewebsschicht, die fest mit der Lederhaut verbunden ist.

Mamille (Papilla mammae)

Die Mamille besteht aus erektilem Gewebe und ist von Epithelgewebe überzogen. Sie liegt im *Warzenhof* und enthält die *Ausführungsgänge*, die als Abflussorgane der milchproduzierenden Drüsenläppchen dienen. Der Milchfluss – stimuliert durch den „Akt des Saugens" (über den Neurohormonalreflex, der die Prolaktin- und Oxytozinproduktion auslöst) – wird schließmuskelartig durch Muskelfasern in der Mamille gesteuert.

Um den Warzenhof – auch *Areola mammae* genannt – liegen kleine Erhebungen *(Elevationen)*, die durch die Ausführungsgänge der *Montgomerydrüsen* gebildet werden. Montgomerydrüsen sind große *Talgdrüsen*, die eine Stellung zwischen Schweißdrüsen und Brustdrüsen einnehmen und in der Lage sind, Milchsekret abzusondern. Sie liegen in der Lederhaut.

Die Mamille kann verschiedene Formen haben, was bei der Qualitätsbeurteilung einer Mammographieaufnahme in Betracht gezogen werden sollte (d.h. das Qualitätskriterium „Mamille außerhalb des Brustgewebes und im Profil" ist z.B bei einer invertierten Mamille nicht zu erfüllen) (Abb. 1.**3**):

- normale Mamille (Abb. 1.**3 a**),
- gespaltene Mamille (Abb. 1.**3 b**),
- flache Mamille (gleiche Höhe wie Hautoberfläche) (Abb. 1.**3 c**),
- invertierte Mamille (nach innen gedreht, eingestülpt) (Abb. 1.**3 d**).

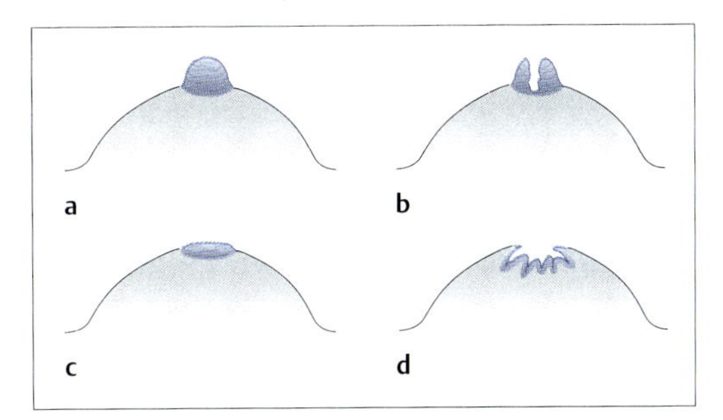

Abb. 1.**3 a – d** Mamille.
a Normal.
b Gespalten.
c Flach (gleiche Höhe wie Hautoberfläche).
d Invertiert (nach innen gedreht, eingestülpt).

M. pectoralis major

Der Pektoralmuskel bildet mit seinem Unterrand die *vordere Achselfalte* und gibt der oberen Thoraxwand Fülle. Er besteht aus drei Teilen:

- Pars clavicularis, die an der medialen Hälfte der Clavicula entspringt,
- Pars sternocostalis, die an der Vorderfläche des Manubriums, des corpus sterni und an der Unterseite der 2. bis 6. Rippenknorpel beginnt,
- Pars abdominalis, die ihren Ausgang am vorderen Blatt der Rektusscheidewand nimmt.

Von diesem medialen Ursprungsfeld zieht der M. pectoralis major zum oberen Ende des Humerus, wo er die vordere Achselfalte bildet.

Er verläuft parallel zur mittleren Schnittebene (Längsachse) des Drüsenkörpers, dessen axilläre Ausläufer bis in die Achselhöhle ziehen.

Für die Anfertigung von Mammographieaufnahmen ist es wichtig, dass bei senkrechter Röhrenstellung der M. pectoralis und die Längsachse des Drüsenkörpers im 40°- bis 60°-Winkel (abhängig vom Körperbau) zum Lagerungstisch verlaufen. Das bedeutet, dass bei optimaler Einstellung der Schrägaufnahme eine unverkürzte Darstellung des Drüsenkörpers gegeben ist (Abb. 1.**4**).

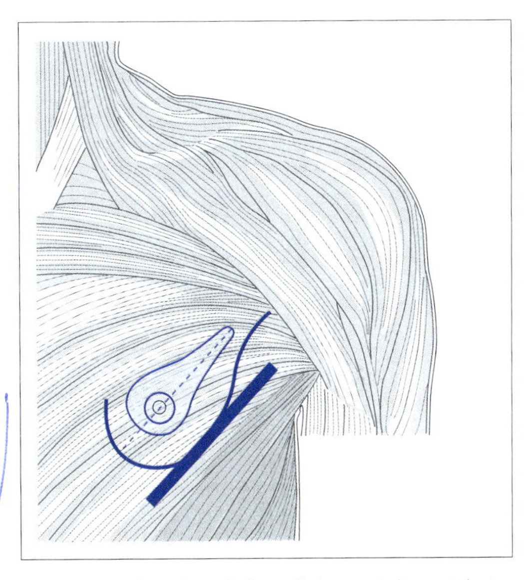

Abb. 1.**4** Pektoralmuskel parallel zur mittleren Schnittebene des Drüsenkörpers und zwischen 45° und 60° zur Horizontalen.

Entwicklung der Brustdrüse

Zur Zeit der Geburt ist das Gangsystem der Brustdrüse in Bindegewebe eingebettet. Seine Ausführungsgänge münden in das Drüsenfeld, das sich später zur Brustwarze ausbildet.

Jugendliche Brust

Hormonelle Einflüsse in der Pubertät bewirken eine Weiterentwicklung des Brustgewebes, was zu einer Zunahme der Verzweigung der Milchgänge führt und wiederum ein Wachstum der Drüsenläppchen in Anzahl und Größe zur Folge hat. Auch ungefähr 20% der heranwachsenden Jungen machen bis zu einem gewissen Grad eine Brustentwicklung durch, die jedoch im Normalfall nur von kurzer Dauer ist (Gynäkomastie) (Abb. 1.**5**).

Die jugendliche Brust besteht somit aus einem dichten Drüsenkörper mit hohem Bindegewebsanteil, der die Milchgänge umschließt und die Drüsenläppchen abgrenzt. Fettgewebe ist nur wenig vorhanden, folglich ist der Objektkontrast sehr gering und die Brust dadurch röntgenologisch nicht beurteilbar. Daher wird in dieser Lebensphase die Ultraschalluntersuchung der Mammographie vorgezogen. (Auch aus Gründen des Strahlenschutzes – die jugendliche Mamma reagiert sehr empfindlich auf Strahlung!) (Abb. 1.**6**, Abb. 1.**7**).

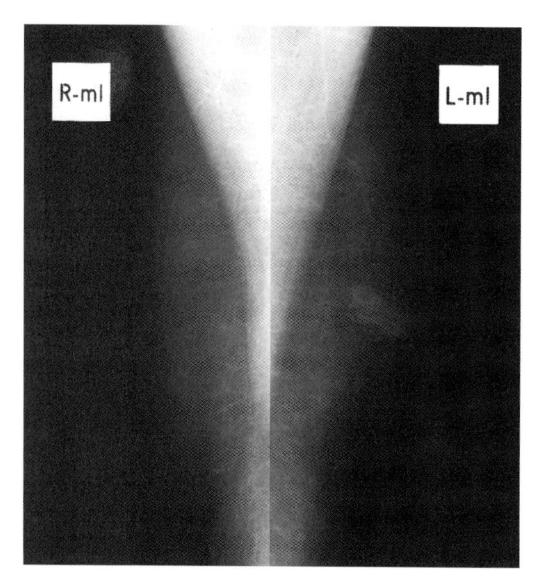

Abb. 1.**5** Männliche Brust in Seitprojektion.

Erwachsene oder adulte Brust

Vom 30. Lebensjahr an sind die Drüsenläppchen sehr zahlreich vorhanden. Im Laufe der Jahre nimmt der Fettgewebeanteil zu, und der Objektkontrast vergrößert sich.

Von der Geschlechtsreife bis zur Menopause kommt es, bedingt durch Menstruationszyklus und Schwangerschaft, zu wechselnder Zu- und Abnahme der Drüsenläppchen. Die zyklisch bedingten Veränderungen sind nicht zwangsläufig auch mit wahrnehmbaren Veränderungen im Mammogramm verbunden, jedoch kann – abhängig von der Zyklusphase – ein unterschiedliches Schmerzempfinden bei der Kompression festgestellt werden. In der prämenstruellen Phase ist die Brust empfindlicher und somit weniger gut zu komprimieren. Es empfiehlt sich deshalb – um übermäßige Schmerzen bei der Mammographie zu vermeiden – die mammographische Untersuchung in die *erste Zyklushälfte (bis zum 10. Zyklustag)* zu legen.

Schwangerschaft und Stillzeit

In der Schwangerschaft nimmt die Brust an Größe zu, Östrogene bewirken das Wachstum des terminalen Milchgangsystems; Bindegewebe wird zurückgedrängt und die Brustdrüse wird stark vaskularisiert. Die Brust würde sich im Mammogramm sehr dicht darstellen, was neben dem hohen Anteil an Drüsengewebe auch auf den hohen Calciumgehalt der Drüsenläppchen zurückzuführen ist.

a

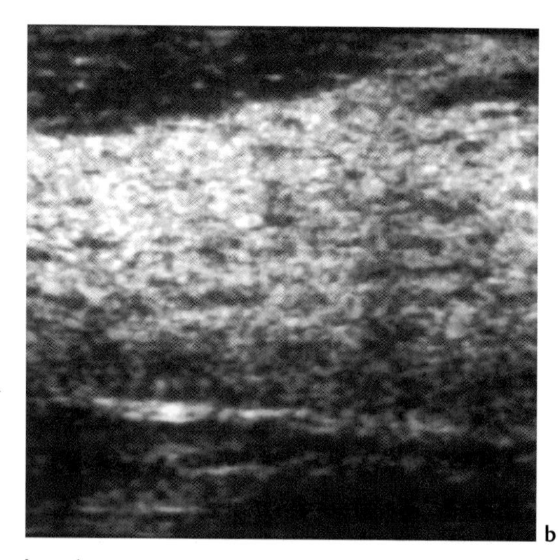

b

Abb. 1.**6 a, b** Dichte Brust, Normalbefund.
a Im Mammogramm.
b In der Sonographie.

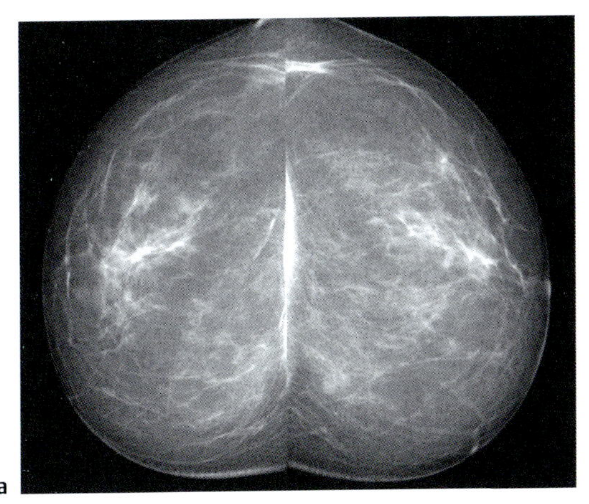

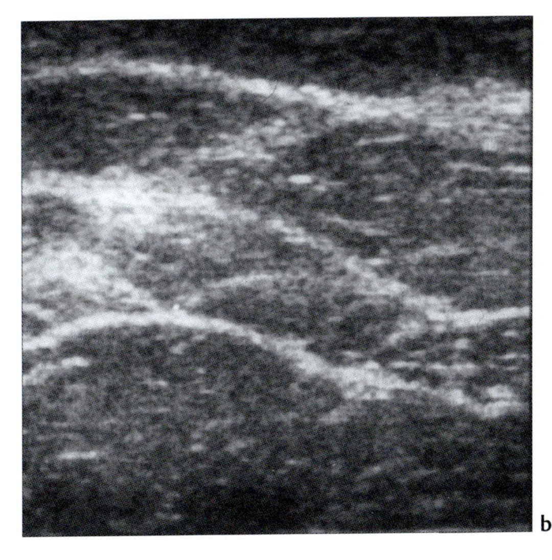

Abb. 1.**7** **a, b** „Leere" Brust, Normalbefund.
a Im Mammogramm.
b In der Sonographie.

Gegen Ende der Schwangerschaft wird von der Plazenta die Östrogen- und Progesteronproduktion verstärkt; dies fördert die Bildung der Milchalveolen. Die Milchabgabe wird von der Hypophyse jedoch so gesteuert, dass sie erst nach der Geburt der Plazenta einsetzt.

Während der *Stillzeit* vermehren sich die Drüsenläppchen und nehmen auch an Größe zu, dabei wird intralobuläres Binde- und Fettgewebe zurückgedrängt. Nach der Laktation entspricht die Beschaffenheit der Brust wieder dem Zustand vor der Schwangerschaft.

Rückbildung der Brust

Die Dichte des Brustgewebes wird vom *Grad der Fettleibigkeit*, vom *biologischen Alter* der Patientin und vom *Grad der Brustumbildung* bestimmt. Die Rückbildung des Drüsengewebes beginnt schon zum Zeitpunkt der Geschlechtsreife. Die Drüsenläppchen nehmen an Größe und Anzahl ab und werden durch Bindegewebe und Fettgewebe ersetzt. Dieser Umbildungsprozess darf jedoch nicht mit einer mammographischen Involution gleichgesetzt werden.

Involution

Die Involution einer Mamma ist ein progressiver Prozess, der neben der Änderung der Größenverhältnisse auch mit einer Dichteänderung verbunden ist (Abb. 1.**8**). Das erste Anzeichen für den Beginn eines Involutionsprozesses ist die Zunahme der Fettschicht retromamillär und im Subkutanbereich. Anschließend kommt es typischerweise (aber nicht immer) zu einem Dichteschwund des medialen unteren Quadranten; danach verändert sich das Gewebe im lateralen unteren und im medialen oberen Quadranten; der mediale obere Quadrant bildet sich im Normalfall als letzter zurück.

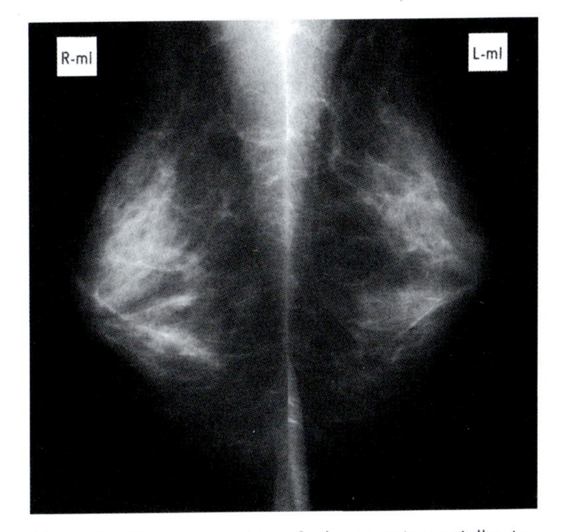

Abb. 1.**8** Mammographieaufnahmen mit partieller Involution.

Dieses Wissen ist für die Belichtungstechnik von Wichtigkeit: Bei einer *partiellen* Involution muss bei der Schrägaufnahme die Messkammer *2 Querfinger retromammillär* gesetzt werden. Es wäre nicht von Vorteil, die brustwandnahe Messkammer zu wählen, da vor dem Pektoralmuskel bereits eine Rückbildung von Drüsengewebe in

Fettgewebe stattgefunden hat. Die Messkammer würde nur teilweise im dichten Muskelbereich und mit dem restlichen Teil im Fettgewebe liegen – mit der Konsequenz einer Unterbelichtung im verbliebenen Drüsengewebe.

Ist die Involution weiter fortgeschritten und das restliche Drüsengewebe wird aufgrund seiner exzentrischen Lage von der Messkammer nicht vollständig bedeckt, sollte ein zusätzlicher Belichtungspunkt für die Schwärzung eingestellt werden.

Bei einer bereits weit fortgeschrittenen Involution , bei der nur noch wenig Drüsengewebe retromamillär vorhanden ist, wäre es aufgrund der höheren Dichte des Pektoralmuskels sinnvoll, für die Schrägaufnahme die brustwandnahe Messkammer einzustellen.

Klimakterium

Die typische Läppchengliederung geht im Klimakterium verloren. Die Brust wird mit Fettgewebe durchsetzt und es kommt trotz des Parenchymschwunds häufig zu einer Vergrößerung der Mamma.

Blut- und Lymphgefäße

Die *Blutversorgung* erfogt überwiegend durch die A. thoracica interna und zahlreiche Anastomosen, wie z. B. dem arteriellen Ring um den Warzenhof. Arterielle Gefäße entwickeln oft *Kalkablagerungen*, die sich als länglich angeordnete Kalzifikationen darstellen und von den *Mikroverkalkungen*, oft erstes Anzeichen von Brustkrebs, unterschieden werden müssen.

Die *Lymphgefäße* – als Ausbreitungsorgan von Metastasen besonders wichtig – verlaufen als ein oberflächliches (subkutanes) und ein tiefer liegendes Netz; beide Ebenen sind über Anastomosen miteinander verbunden.

Auf einer gut eingestellten Mammographie sind normale axilläre und intramammäre Lymphknoten sichtbar. Erweiterte Knötchen und Knötchen mit einem unauffälligen Zentrum können sowohl auf gutartige als auch auf bösartige Erkrankungen hinweisen. Der gutartige Lymphknoten ist typischerweise *oval* oder *nierenförmig* mit einem hellen Zentrum oder er weist einen Hilus auf.

2 Bildqualität – Definition und Einflussfaktoren

Bildqualität und Aussagekraft eines Röntgenbilds hinsichtlich der Fragestellung stehen in unmittelbarem Zusammenhang. Dies bedeutet, dass Mikrokalk oder herdförmige Verschattungen in einem Mammogramm mit schlechter Bildqualität u.U. nicht erkannt werden können; wobei „besser“ oder „schlechter“ relative Begriffe sind und deshalb als allgemein gültige Bewertungskriterien nicht verwendet werden sollten. Diese Bezeichnungen werden nur dann benutzt, wenn bestimmte Kenngrößen im Vergleich beurteilt werden – wie z.B. der Bildkontrast eines aktuellen Mammogramms mit dem Bildkontrast der Voraufnahme.

Um eine *Bildqualitätsoptimierung* vornehmen zu können, ist es notwendig, über die wichtigsten, die Bildqualität beeinflussenden und prägenden Faktoren, nachzudenken (Abb. 2.**1**).

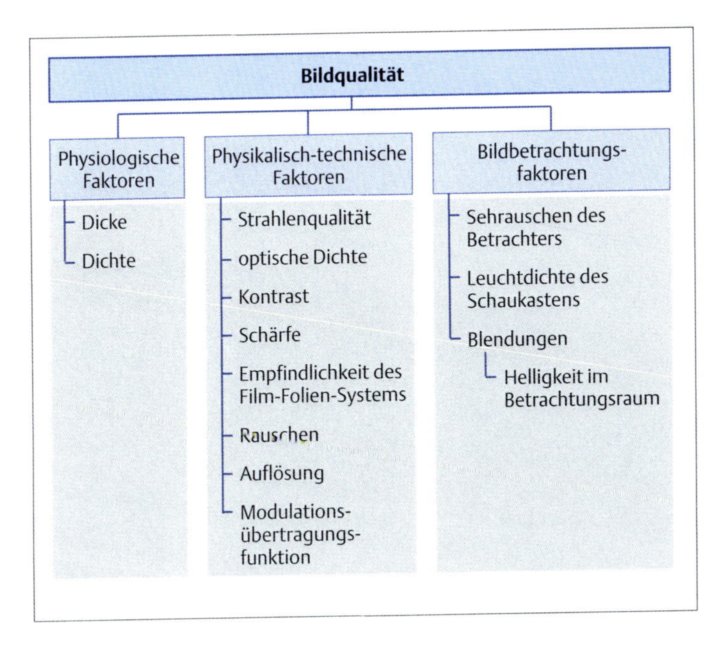

Abb. 2.**1** Bildqualitätsfaktoren.

Physiologische Faktoren

Physiologische Faktoren wie Brustdicke, Dichte und chemische Zusammensetzung (Ordnungszahl der einzelnen Strukturen) der Brust wirken sich auf *Strahlenabsorption*, die *Aufhärtung im Objekt* und somit auf die Darstellung im Röntgenbild aus.

Brustdicke

Die Brustdicke hat direkt auf Kontrast und Schärfe der Details im Mammogramm Einfluss. Mit zunehmender Brustdicke:

- steigt der *Streustrahlenanteil* und der Kontrast sinkt,
- vergrößert sich der *Objekt-Film-Abstand*, was zu einer Erhöhung der geometrischen Unschärfe führt.

Durch die Kompression werden Dicke, folglich auch Streustrahlung und Objekt-Film-Abstand reduziert. Dadurch tritt eine Zunahme von Kontrast und Schärfe ein.

Dichte

Die Dichte in der Brust wird durch das Verhältnis zwischen *Bindegewebe, Drüsengewebe* und *Fettgewebe* bestimmt, wobei Binde- und Drüsengewebe eine hohe Dichte haben; Fettgewebe mit seiner niedrigen Dichte absorbiert weniger Röntgenstrahlung und stellt sich – im Gegensatz zum Drüsenparenchym – als dunkle Struktur dar.

Folgende Faktoren *erschweren* die röntgenologische Darstellung befundrelevanter Strukturen in der Brust:

- der *große Objektumfang* der Brust (Dichtumfang);
- der *niedrige Objektkontrast* (geringe Dichteunterschiede) eines dichten Drüsenkörpers. (Erkennung von kleinsten Mikroverkalkungen ist schwierig, da Mikrokalk sich in der Dichte nur geringfügig vom Drüsenparenchym unterscheidet s. Kap. 3, Abb. 3.**8**);
- die Tatsache, dass die Brust in Abhängigkeit zum Alter eine *Veränderung in Dichte* und *Dichteverteilung* erfährt und dadurch die Belichtungstechnik nicht gerade erleichtert wird; (hilfreich ist, vor Anfertigung der Mammographie einen Blick auf die Voraufnahmen zu werfen, um dann die Messkammer optimal platzieren zu können;)
- die *Konvexität des Thorax* kombiniert mit der Tatsache, dass 50% der Brusterkrankungen brustwandnah und im äußeren oberen Quadranten auftreten, erfordert Sorgfalt und Können bei der Positionierung der Brust.

Physikalisch-technische Faktoren

Physikalische Faktoren als *objektiv messbare Kenngrößen* bestimmen neben den bereits besprochenen physiologischen Parametern die Bildqualität.

Strahlenqualität

Bei der Erzeugung von Röntgenstrahlen entsteht immer ein Frequenzgemisch; die Zusammensetzung dieses Gemisches hat Einfluss auf Absorption und somit auf Dosis, Filmschwärzung (optische Dichte der Aufnahme) sowie auf Kontrast und visuelle Schärfe.

Die Darstellung der Brustdrüse erfordert ein Strahlenspektrum, das große Wechselwirkung mit dem Brustgewebe eingeht und dadurch einen hohen Strahlenkontrast bewirkt.

Die *Welligkeit* des Generators, die *Spannung (kV)*, das *Anoden- und Filtermaterial* und die *Aufhärtung* im Objekt beeinflussen die Strahlenqualität.

Welligkeit

Mammographiegeräte der neueren Generation arbeiten mit Generatoren, die eine geringere *Welligkeit* aufweisen. Dadurch verringern sich die Spannungsdifferenzen im Frequenzgemisch (homogeneres Strahlenspektrum) und es kann mit höheren Stromstärken und kürzeren Belichtungszeiten gearbeitet werden – mit der Folge, dass eine *Reduktion der Bewegungsunschärfe* erreicht wird. (s. Kap. 3).

Spannung

Neben der Welligkeit hat die *Spannungshöhe* großen Einfluss auf das Strahlenspektrum, was wiederum vom Generatortyp abhängig ist. Um mit Konvertergeneratoren den gleichen Kontrast zu erzielen wie mit früheren Generatoren (z. B. Sechspulsgenerator) muss aufgrund der geringeren Interaktion zwischen Röntgenstrahlen und Brustgewebe mit geringeren Aufnahmespannungen gearbeitet werden (s. Kap 3). Die Wahl der kV ist ebenfalls vom *darzustellenden Objektkontrast* und vom *Filmkontrast* abhängig (s. Kap. 5).

Anoden- und Filtermaterial

Zur Optimierung des Verhältnisses Strahlenkontrast und Dosis kann bei Mammographiegeräten der heutigen Generation zwischen Molybdänanode/Rhodiumanode oder Molybdänanode/Wolframanode sowie zwischen Molybdän- und Rhodiumfilter gewählt werden (s. Kap. 3) (Abb. 2.**2**). Abhängig von *Brustdicke, Brustdichte* und dem verwendeten *Filmtyp (Filmgradation)* wird die jeweilige Anoden- und Filterkombination eingestellt (s. Kap. 2). Der höchste Strahlenkontrast in der Filmebene wird mit einem Strahlenspektrum erzielt, das vorwiegend von charakteristischen Strahlen mit Energien in der Filmebene zwischen 17 und 20 keV bestimmt wird. Dies erhält man bei einer komprimierten Dicke bis ca. 7 cm oder einer Dichte, die hinsichtlich Absorption dieser Dicke entspricht, mit Molybdänanode und Molybdänfilter. Dosis und Kontrast stehen bei dieser Kombination in einem angemessenen Verhältnis.

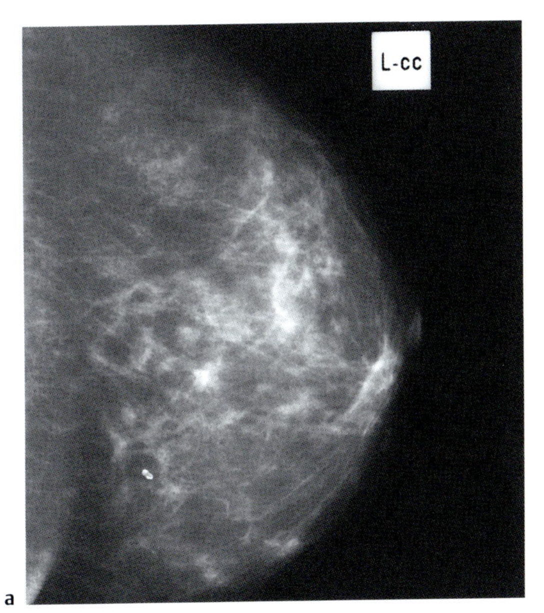

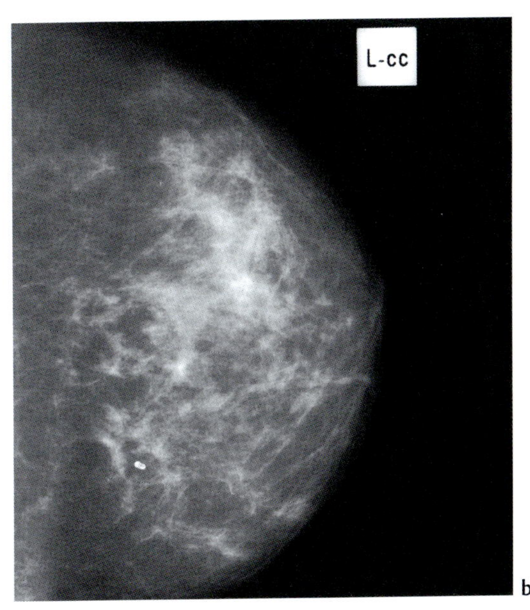

Abb. 2.**2 a, b** Einfluss des Anoden- und Filtermaterials auf die Strahlenqualität (bei gleicher Spannung/4 cm komprimierter Dicke).
a Mammogramm mit Rhodiumanode/Rhodiumfilter.
b Mammogramm mit Molybdänanode/Molybdänfilter.

Ist die Brust jedoch dicker oder dichter, steigt die Absorption, so dass nur noch die Hälfte der Strahlung im Energiebereich von 17–20 keV zum Bildaufbau beiträgt. Die restliche Strahlung wird von härteren Strahlungsanteilen um 22 keV bestimmt – mit dem Resultat eines kontrastärmeren Mammogramms bei erhöhter Strahlenbelastung (nach Messungen von Prof. Dr. Friedrich/Dr. Küchler, Berlin).

Mit Rhodium erreicht man bei einer komprimierten Dicke größer 7 cm – oder einer Dichte, die dieser Dicke hinsichtlich der Absorption entspricht – eine Reduktion der Dosis gegenüber Molybdän bei einem angemessenen Strahlenkontrast, bestimmt durch ein Strahlenspektrum in der Filmebene um 21–23 keV. Wird Rhodium bei geringerer Dicke oder bei einer geringeren Dichte eingesetzt, kommt es zu einem *deutlichen Kontrastverlust.* (s. Kap. 3).

Aufhärtung im Objekt

Aufhärtung im Objekt bedeutet, dass mit zunehmender Dicke und Dichte die Absorption der charakteristischen Strahlenanteile in der Brust abnimmt und sich dadurch das Strahlenspektrum zugunsten der Bremsstrahlung verändert. Dies führt zu *Kontrastverlust.*

Wie schon erwähnt, wird mit guter Kompression eine Verringerung der Objektdicke erreicht; dadurch werden Streustrahlung und Absorption reduziert. Der charakteristische Strahlenanteil in der Filmebene erhöht sich und bewirkt damit eine Zunahme des Strahlen- und Bildkontrasts (s. Kap. 2).

Optische Dichte

Der *„Grad der Undurchsichtigkeit"* eines geschwärzten Bildpunkts wird als optische Dichte (früher: Schwärzung) bezeichnet und ist das Ergebnis aus einfallender zu austretender Lichtintensität. Anders ausgedrückt: der dekadische Logarithmus des Verhältnisses von einfallendem (Io) zu austretendem (I) Licht. Dies bedeutet, dass eine optische Dichte von 1 vorliegt, wenn $^{1}/_{10}$ des einfallenden Lichts durchgelassen wird; tritt $^{1}/_{100}$ des Lichts aus, resultiert daraus eine optische Dichte von 2. Diese „Undurchsichtigkeit" wird auch als *Opazität* bezeichnet (ihr Kehrwert als Transparenz).

Die Schwärzungsdifferenzen oder Dichtedifferenzen der einzelnen Bildpunkte im Röntgenbild ergeben den Dichteumfang, stehen in Beziehung zum Kontrast (Belichtungsumfang) und bestimmen den Gesamteindruck einer Aufnahme.

Um alle befundrelevanten Strukturen optimal im Bild zu erfassen, wurde festgelegt, dass sie im Dichtebereich zwischen D 0,6 und D 2,2 zu liegen haben. Dies resultiert einerseits aus dem Sehvermögen des menschlichen Auges und andererseits aus dem Verlauf der Gradationskurve (s. Kap. 3, Sensitometrie)). Anhand der Film- oder Gradationskurve wird deutlich, dass der Filmkontrast bei einer optischen Dichte < D 0,6 stark abnimmt und dadurch – aufgrund des geringeren Detailkontrasts – Informationen verloren gehen. Bei höheren Dichten als D 2,2 kann das menschliche Auge Kontrastdifferenzen nur noch mit einer Grell-Lampe mit Leuchtdichten von 4000–5000 Candela (cd) pro m^2 erkennen.

Da der optimale Dichtebereich (D 1,2–D 1,6/ EUREF D 1,3–D 1,8) in der Mammographie kleiner ist als in der Allgemeinradiologie, wurde die mittlere optische Dichte bei D 1,4 festgelegt. Um den Belichtungsumfang eines *steilen* Mammographiefilms zu vergrößern, sollten diese mit einer *höheren optischen Dichte* (mittlere optische Dichte von *D 1,5–D 1,8*) belichtet und mit Hilfe der Grell-Lampe (4000–5000 cd/m^2) ausgewertet werden. Diese oben erwähnten Dichtewerte beziehen sich auf eine Raumausleuchtung von 50 lx, auf Bildbetrachtungsgeräte mit einer Leuchtdichte von 2000 cd/m^2 und funktionsfähige Blenden.

Kontrast

Die Dichtedifferenz zwischen Bildpunkten unterschiedlicher Schwärzung wird als Kontrast bezeichnet. Die *Summe der Schwärzungskontraste* in einem Röntgenbild (Dichteumfang) prägen den Bildkontrast (Delta-Dichte). Ein optimaler Bildkontrast wird dann erreicht, wenn der Strahlenkontrast an Objektkontrast und Filmkontrast angepasst wird.

Objektkontrast

Der Objektkontrast gibt Dichtedifferenzen im abzubildenden Objekt an und ist abhängig von physiologischen Faktoren wie Dichte, Dicke und Ordnungszahl (chemische Zusammensetzung) des Objekts (s. Kap. 2). Um kleinste Objekte (z. B. Mikrokalk) röntgenologisch zu erfassen, wird ein hoher Kontrast bzw. eine hohe Umgebungsdichte vorausgesetzt (d.h der Übergang zwischen Objekt und Umgebung darf nicht fließend sein).

Strahlenkontrast

Aufgrund der unterschiedlichen Schwächung der Strahlung im Objekt entsteht hinter dem Objekt ein *Strahlenrelief*, das durch den höchsten und niedrigsten Dosiswert gekennzeichnet ist. Diese Differenz der Strahlungsintensitäten wird als Strahlenkontrast bezeichnet. Er wird von Dicke, Dichte, Ordnungszahl (Objektkontrast), Kompression, Streustrahlung sowie der Strahlenqualität bestimmt. Ausschlaggebend für die Strahlenqualität ist die Welligkeit des Generators, die angelegte Spannung und das Anoden- und Filtermaterial; sie müssen an Objekt- und Filmkontrast angepasst werden. Bei flachen Filmen und einem niedrigen Objektkontrast ist es sinnvoll, Kontrasttechnik zu wählen. Steile Filme können in Standardtechnik – also mit niedrigerem Strahlenkontrast unter Einsatz des Rhodiumfilters und einer höheren Spannung – belichtet werden (s. Kap. 5).

Filmkontrast

Der Filmkontrast legt die *Größe der Dichteunterschiede* fest, mit denen der Strahlenkontrast in den Bildkontrast umgesetzt wird (steile Filme/„enges Fenster"/kontrastreiche Abbildung). Er bestimmt somit den Belichtungsumfang eines Films (steiler Film/geringer Belichtungsumfang) und definiert den darstellbaren Strahlenkontrast.

Die Filmgradation wird aus dem Verlauf der Film-, Dichte- oder Gradationskurve ermittelt (s. Kap. 3). Je steiler die Dichtekurve verläuft, desto höher ist der Filmkontrast, der normalerweise mit dem *mittleren Gradienten* ausgedrückt wird.

Heute werden für die Mammographie bevorzugt steile Filme verwendet, um befundrelevante Strukturen mit einem höheren Detailkontrast darstellen zu können. Neben der besseren Erkennbarkeit von Mikrokalk und Rundherden im dichten Drüsengewebe kann noch zusätzlich eine Dosisreduktion erreicht werden, da steile Filme mit höheren kV belichtet werden können – teilweise unter Zuschalten des Rhodiumfilters (Standardtechnik). Der Nachteil eines steilen Films ist der enge Belichtungsspielraum, der eine absolut korrekte Belichtungstechnik erfordert; schon kleinste Belichtungsänderungen bewirken eine verhältnismäßig große Schwärzungsänderung.

Bildkontrast

Der Bildkontrast gibt die *Dichtedifferenz* (Belichtungsumfang) zwischen der dunkelsten und hellsten Stelle im Bild an und wird deshalb als Delta-Dichte bezeichnet. Er ist das Resultat aus Objektkontrast, Strahlenkontrast und Filmkontrast. Ein optimaler Bildkontrast weist eine Delta-Dichte von < 1,6 auf.

Schärfe (Unschärfe)

Die Wiedergabe des abzubildenden Objekts in Begrenzung und Größe wird als Schärfe bezeichnet. Sind die Randkonturen verbreitert und „verwaschen" dargestellt – also der Schwärzungsunterschied zwischen Objektbegrenzung und Umgebung geringer – wird dies „Unschärfe" genannt. Die *Gesamtunschärfe* ist das Resultat aus Bewegungsunschärfe, geometrischer Unschärfe und Film-Folien-Unschärfe. Nach der *Gleichmäßigkeitsregel* wird die Schärfe eines Röntgenbilds durch die größte *Teilunschärfe* bestimmt. Dies bedeutet, dass alle Unschärfefaktoren gleichmäßig minimiert werden müssen.

Ein weiterer entscheidender Punkt für eine scharfe Abbildung ist die Tatsache, dass Schärfe einen hohen Kontrast voraussetzt. Da wir in der Mammographie Strukturen wie Mikrokalk mit einem Durchmesser von 0,2 mm zur Darstellung bringen sollten, muss die Umgebungsdichte oberhalb D 0,6 liegen und das Gesamtsystem (u.a. Brennfleckgröße, Intensitätsverteilung im Brennfleck, Abbildungsgeometrie, Film-Folien-System) eine bedeutend höhere Auflösung aufweisen als in der Allgemeinradiologie.

Bewegungsunschärfe

Bewegungsunschärfe wird durch *Belichtungszeit*, *Atmung* und *Eigenmotorik* der Organe beeinflusst. Die Aufnahmen der Brust sollten deshalb bei Atemstillstand angefertigt werden, um während der Exposition die aktive Bewegung des Thorax zu unterdrücken. Um die Belichtungszeit sehr kurz halten zu können (< 1,5 s), sollten Konvertergeneratoren eingesetzt werden. Der Einsatz eines hochempfindlichen Film-Folien-Systems ist als Maßnahme zur Reduktion der Bewegungsunschärfe nicht empfehlenswert, da dies zwar die Belichtungszeit verkürzt, sich jedoch ungünstig auf die Gesamtunschärfe auswirkt.

Geometrische Unschärfe

Die geometrische Unschärfe wird durch Faktoren verursacht, die die Abbildungsgeometrie bestimmen (Abb. 2.**3** – 2.**5**):

Fokus-Film-Abstand (FFA)

Die *Divergenz* der Strahlung verringert sich mit zunehmendem Abstand; deshalb wirkt sich ein großer Fokus-Film-Abstand positiv auf die Schärfe

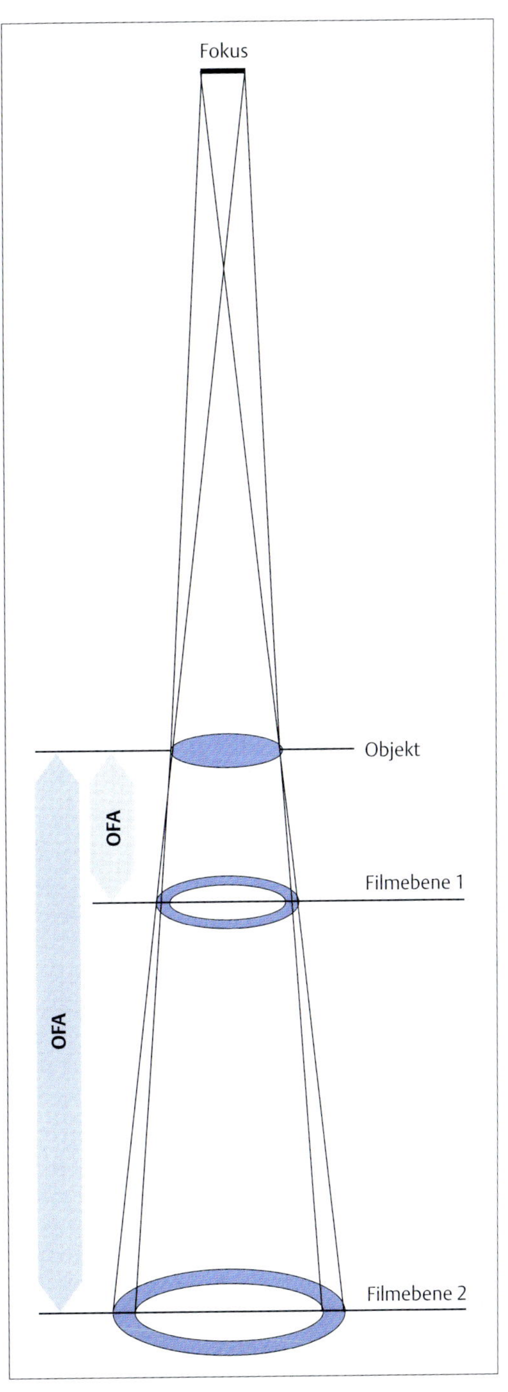

Abb. 2.**3** Kompressionseffekt oder OFA-abhängige geometrische Unschärfe.

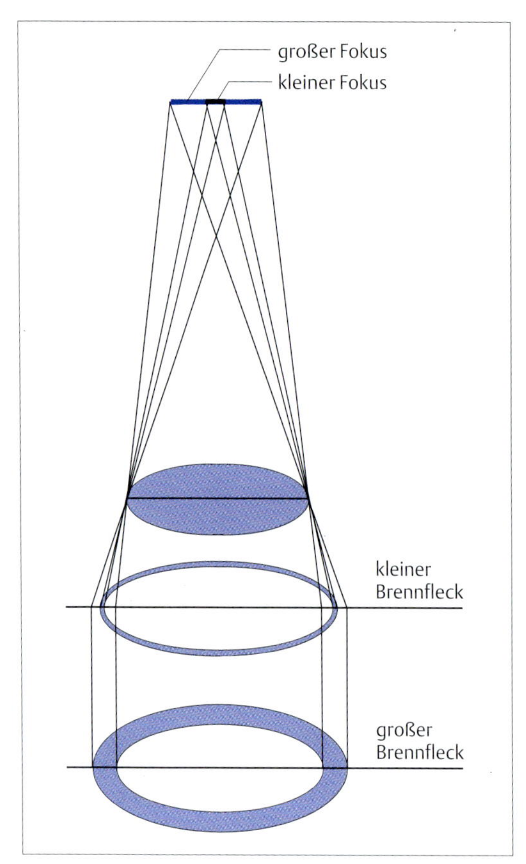

Abb. 2.**4** Geometrische Unschärfe bei unterschiedlichen Brennfleckgrößen und gleichem Objekt-Film-Abstand.

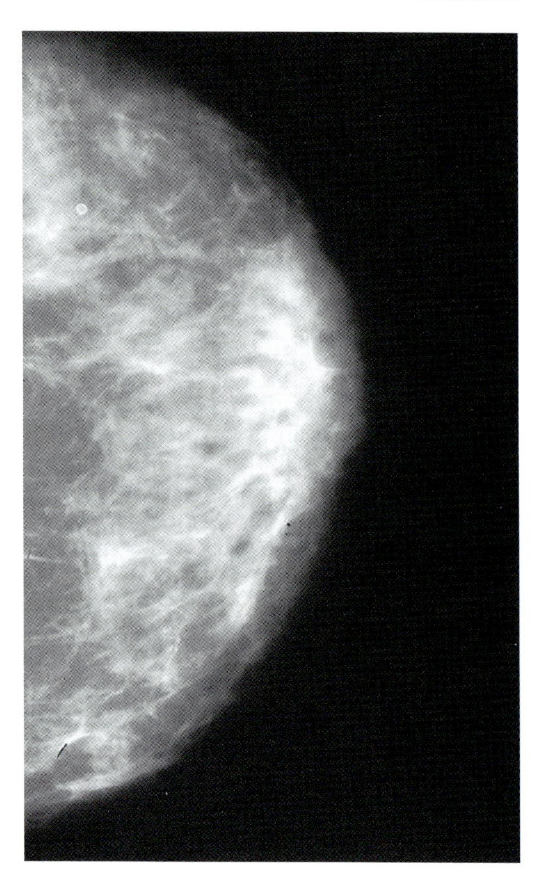

Abb. 2.**5** Ungenügende Kompression im Mammogramm (bei intraduktalem Karzinom).

der Aufnahme aus. In der Mammographie ist der Fokus-Film-Abstand auf > 60 cm – bei Spezialeinrichtungen wie Vergrößerungsaufnahmen auf > 55 cm – festgesetzt.

Objekt-Film-Abstand (OFA)

Die negativen Auswirkungen auf die geometrische Unschärfe nehmen zu, je weiter der zu untersuchende Bereich vom Film entfernt ist. Um kleinste Strukturen zu erfassen, ist zur Verbesserung der Abbildungsgeometrie eine gute Kompression unerlässlich. In der Rastermammographie ist der OFA um 1 – 2 cm größer als ohne Raster – gemessen von der Strahlenaustrittseite der Brust bis zur Film-Folien-Kombination –, wodurch sich die geometrische Unschärfe erhöht. Da Schärfe jedoch an einen hohen Kontrast „gekoppelt" ist, trägt der Einsatz des Rasters durch die Reduktion von Streustrahlung zu einer erheblichen Kontrasterhöhung und damit zur Erhöhung der visuellen Schärfe bei.

Brennfleckgröße

Mit Abnahme der Brennfleckgröße reduziert sich die geometrische Unschärfe (s. Kap. 3).

Film-Folien-Unschärfe

Die Film-Folien-Unschärfe wird durch die Größe der Silberbromidkörner, die Größe und Form der Leuchtkristalle in der Folie, die Dicke der Leuchtschicht und das Verhältnis Bindemittel zu Luminophore beeinflusst.

Film-Unschärfe

Sie ist Anteil der Bild-Unschärfe, die auf *Beugung* und *Streuung* des Fluoreszenslichts an den Silberbromidkristallen und auf die *Lichtreflexion* am Schichtträger zurückzuführen ist. Die Film-Unschärfe hat jedoch den geringsten Einfluss auf die Gesamt-Unschärfe.

Folien-Unschärfe

Einflussfaktoren auf die Folien-Unschärfe sind:
- Dicke der Leuchtschicht
- Reflektion am Schichtträger,
- Größe und Form der Leuchtkristalle,
- Verhältnis Bindemittel zu Luminophore.

Die Verstärkerfolie ist der „Hauptverursacher" der Lichtstreuung und Lichtreflexion; dies wird schon daran deutlich, dass das Silberbromidkorn im Film um ein vielfaches kleiner ist als das Leuchtkristall in der Folie. In der Mammographie werden deshalb vorwiegend Film-Folien-Systeme eingesetzt, die nur mit einer Einzelfolie (Rückfolie) und einem einseitig beschichteten Film ausgestattet sind; was jedoch zu Lasten der Dosis geht (s. Kap. 3).

Kassettenunschärfe

Schlechter Anpressdruck zwischen Film und Folie wirkt sich ebenfalls negativ auf die Schärfe eines Röntgenbilds aus. Ist aufgrund von Beschaffenheit und Zustand der Kassette der Film-Folien-Kontakt ungenügend, nimmt die Lichtstreuung und daraus resultierend die Unschärfe zu. Ungenügender Anpressdruck kann zurückzuführen sein auf:
- *Lufteinschlüsse* zwischen Film und Folie, da die Kassette nach Einlegen des Films sofort wieder belichtet wurde (deshalb: 10 min warten!). Dies tritt verstärkt bei Kunststoffkassetten auf, da Kunststoffe weniger formstabil sind als Metall und somit die eingeschlossene Luft langsamer entweichen kann.
- *Defekte Kassetten* aufgrund von:
  - ungenügender Deckelvorspannung,
  - Zusammensinken des Anpressmediums wie Filz und Schaumstoff,
  - genereller Ermüdung der Materialien bei mechanischen Andrucksystemen, was zu unregelmäßiger Druckverteilung und somit zu Unschärfezonen führt. Bei magnetischem Anpressen ist ein Nachlassen so gut wie ausgeschlossen.

Empfindlichkeit des Film-Folien-Systems

Geprägt wird die Empfindlichkeit eines Film-Folien-Systems durch die *Korngröße*, die *Anzahl der Reifekeime* und die *Dicke der Leuchtschicht*. Die Zunahme aller drei genannten Faktoren führt zu einer Erhöhung der Empfindlichkeit (Anstieg der Filmschwärzung), was an eine Erhöhung der Unschärfe gebunden ist. Um die Diagnostik in der Mammographie nicht einzuschränken, werden Film-Folien-Systeme mit niedriger Empfindlichkeit eingesetzt (SC 12 – SC 25). Die Einteilung der Film-Folien-Systeme in Empfindlichkeitsklassen (SC) erfolgt bei Seltenen Erden aufgrund ihrer Spannungsabhängigkeit bei 70 kV.

Rauschen

Rauschen im Bild sind *Abbildungsstörungen* („Kornmuster" oder „Unruhe"), die die Erkennung kontrastarmer, feiner Details erschweren, ja sogar unmöglich machen können. Das Maß für die Deutlichkeit einer Darstellung ist das Signal-Rausch-Verhältnis. Es gibt Auskunft über das Verhältnis von Nutzsignal zu Störsignal.

Die Empfindlichkeit, die Dichte, die Verarbeitungsbedingungen und die Strahlenqualität nehmen Einfluss auf das Rauschen. „Schnelle" Verarbeitungsbedingungen, niedrige Strahlenqualität tragen zu einer Erhöhung des Rauschens bei; am auffälligsten zeigt sich dies bei Aufnahmen mit niedriger Dichte und bei Filmen mit hoher Gradation.

Körnigkeitsrauschen

Das Körnigkeitsrauschen kommt dadurch zustande, dass mehrere Silberkörner in einer entwickelten Emulsion überlappend als Kornanhäufungen zusammen liegen. Durch Schwankungen in der Kornverteilung (*Kornzusammenballungen*) entsteht ein Körnigkeitseindruck, der dadurch bedingt ist, dass Flächen, die man geschlossen und gleichmäßig erwartet, den Eindruck der Zerrissenheit und Unruhe wiedergeben. Körnigkeitsrauschen ist also durch die statische Verteilung der Silberbromidkörner bedingt.

Quantenrauschen

Quantenrauschen ist abhängig von der Anzahl der absorbierten Röntgenquanten pro Fläche. Es beeinflusst die Detailerkennbarkeit mehr als das Körnigkeitsrauschen. Die Hauptursache des

Quantenrauschens liegt darin, dass bei der Bildbelichtung mit Verstärkerfolie auf die Fläche bezogen nur eine *geringe Anzahl von Quanten* benötigt wird. Dies wirkt sich in einer Dosisreduktion aus. Würde die Dosis um den Faktor 4 angehoben werden, wäre eine Verbesserung des Signal-Rausch-Verhältnisses um den Faktor 2 gegeben (Erniedrigung des Quantenrauschens). Ab einer bestimmten Höhe der Dosis resultiert eine Dosiserhöhung jedoch nicht mehr in einer Rauschminimierung, da dann das Systemrauschen (Folien-System) überwiegt.

Objektivierung des Gesamtrauschens

Um das Gesamtrauschen objektiv zu erfassen, wird ein Photometer mit kleinen Messöffnungen verwendet, mit dem die Filme abgetastet werden. Die örtlichen Schwärzungsschwankungen werden als *Stromschwankungen* (Frequenzen) erfasst und in einer Photometerkurve dargestellt. Mit diesem Amplitudenspektrum („Wiener Spektrum") wird das Rauschen quantifiziert.

Auflösungsvermögen und Modulationsübertragungsfunktion

Das Auflösungsvermögen macht eine Aussage über den kleinsten Abstand zwischen zwei Details, bei dem das Abbildungssystem noch in der Lage ist, beide Details getrennt wiederzugeben (definiert über die Anzahl der darstellbaren Linienpaare pro mm). Der kleinste Kontrast, den das Auge noch erkennen kann, liegt bei einem Helligkeitsunterschied von 4% und wird als *Erkennbarkeitsschwelle* bezeichnet; sie gibt die kleinste noch wahrnehmbare Ortsfrequenz an.

Ortsfrequenz

Die Größe eines Details kann im Längenmaß (z.B. in mm) oder als Einheit „Linienpaar pro mm" angegeben werden. Die Breite eines Linienpaars bezeichnet man als *Periodenlänge in mm* und die Zahl der Perioden pro mm als *Ortsfrequenz*. Die Bestimmung der Ortsfrequenz (Auflösung) erfolgt mit Hilfe von Linienrastern, bei denen dunkle und helle Linien abwechseln. Sie sind so angeordnet, dass die Bleistreifen und die bleilosen Zwischenräume immer feiner werden. Die breiten Rasterstreifen (niedrige Ortsfrequenz) werden mit einem hohen Kontrast abgebildet, wobei mit steigender Ortsfrequenz (feinere Bleistreifen/kürzere Periodenlänge) die Kontraste immer schlechter übertragen werden.

Die Auswertung der Kontrastübertragung kann auf visuellem Wege (subjektive Methode) oder messtechnisch (objektive Methode) mit Hilfe der Modulationsübertragungsfunktion (MÜF) geschehen.

Visuelle Bestimmung des Auflösungsvermögens

Heutige Mammographiesystemen lösen über 15 Lp/mm auf. Die visuelle Bestimmung erfolgt entweder mittels Linien-, Besen- oder Sterntest, ist jedoch als alleiniger Maßstab für die Abbildungsqualität eines Aufnahmesystems nicht empfehlenswert, da es sehr subjektiv ist und wichtige Faktoren (z.B. Filmkontrast) dabei unberücksichtigt bleiben. Folgende Parameter beeinflussen die Bestimmung des visuellen Auflösungsvermögen:

- Blendungen und Eigenschaften des beurteilenden Auges,
- die Sehschärfe (Auflösungsvermögen) des Auges, bestimmt durch den Winkel, unter dem das Auge zwei getrennte Punkte noch getrennt wahrnehmen (auflösen) kann,
- Betrachtungsbedingungen wie Leuchtdichte und Betrachtungsabstand,
- der Filmkontrast, ein hoher Filmkontrast täuscht eine höhere visuelle Schärfe und somit ein höheres Auflösungsvermögen vor,
- der Objektkontrast, bei hohem Objektkontrast erscheint die Auflösung höher als bei geringem Objektkontrast,
- Abbildungsgeometrie wie Brennfleckgröße (Abb. 2.**6**), Fokus-Objekt-Abstand, Objekt-Film-Abstand,
- die *Dichte* der Aufnahme, was bedeutet, dass das visuelle Auflösungsvermögen bei höheren Schwärzungen größer ist als bei kleinen Schwärzungen,
- die *Körnigkeit* der Emulsion, d.h. eine feinkörnige Emulsion hat ein größeres Auflösungsvermögen als eine grobkörnige Emulsion,
- die *Empfindlichkeit*, je niedriger die Empfindlichkeit, desto höher ist die Auflösung; Feinkornemulsionen haben eine geringere Empfindlichkeit und besitzen somit ein höheres Auflösungsvermögen.

Modulationsübertragungsfunktion

Die MÜF, auch MTF (Modulationstransferfunktion) genannt, macht eine objektive Aussage über die Qualität eines Abbildungssystems bezüglich der Übertragung von Informationen, da sie neben

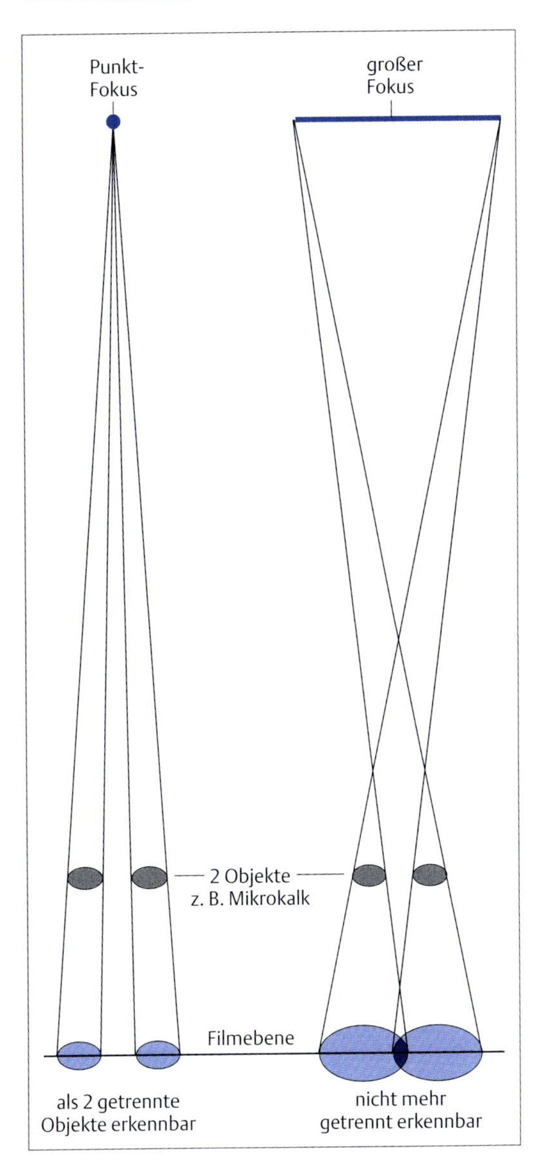

Abb. 2.**6** Auflösungsvermögen in Abhängigkeit zur Fokusgröße.

der Auflösung (Zeichenschärfe) auch den Kontrast (Belichtungsumfang) berücksichtigt.

Wie bereits beschrieben, wird die Auflösung (Zeichenschärfe) über die Periodenlänge (Breite eines Linienpaars) ermittelt. Die *Amplitudenhöhe* (bleibt bei visueller Bestimmung unberücksichtigt) macht eine Angabe zum Detailkontrast, der mit der MTF im Kontrastübertragungsfaktor quantifiziert wird. Die messtechnische Bestimmung erfolgt mit einem Mikrophotometer, das die Schwärzungsunterschiede (Intensitätsunterschiede) des Linienrasters erfasst und in elektrische Signale umsetzt. Die verschiedenen Amplituden und Frequenzen werden in Messkurven dargestellt und – wie nachfolgend beschrieben – ausgewertet.

Kontrastübertragungsfaktor K (Modulation)

Aus den Amplituden der einzelnen Detailkontraste wird die Modulationsübertragung bestimmt, indem Detailgröße im Original und Detailgröße im Bild zu einander ins Verhältnis gesetzt werden (Abb. 2.**7**):

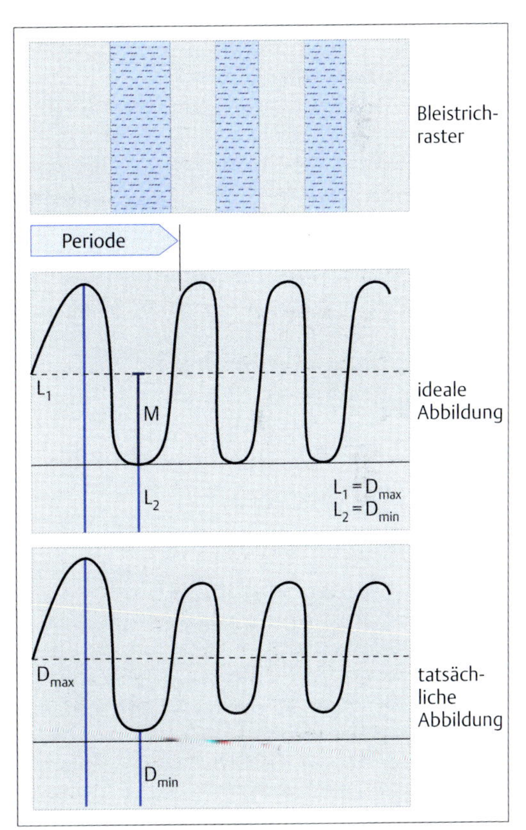

Abb. 2.**7** Ideale und tatsächliche Abbildung eines Bleistrichrasters.

$$\frac{\text{(L1 minus L2)}}{\text{(L1 plus L2) Bild}} : \frac{\text{(L1 minus L2)}}{\text{(L1 plus L2) Orig.}}$$

L1 (L2) wird bei Modulation der optischen Dichte im Röntgenfilm als D_{max} (D_{min}) bezeichnet.

Das *Verhältnis Ortsfrequenz zu Kontrastübertragungsfaktor K* wird in einer graphischen Darstellung erfasst und der Ausgangswert des Kontrastübertragungsfaktors K dabei willkürlich auf 1 oder auf 100% festgesetzt. Am Verlauf der MÜF wird ablesbar, wie gut Kontraste unterschiedlich großer Objektdetails durch Kontraste des Strahlenreliefs (Modulation) im Bild wiedergegeben werden. Die Grenzauflösung des Systems wird dort abgelesen, wo die MÜF die Erkennbarkeitsschwelle (4%) schneidet (Abb. 2.**8**).

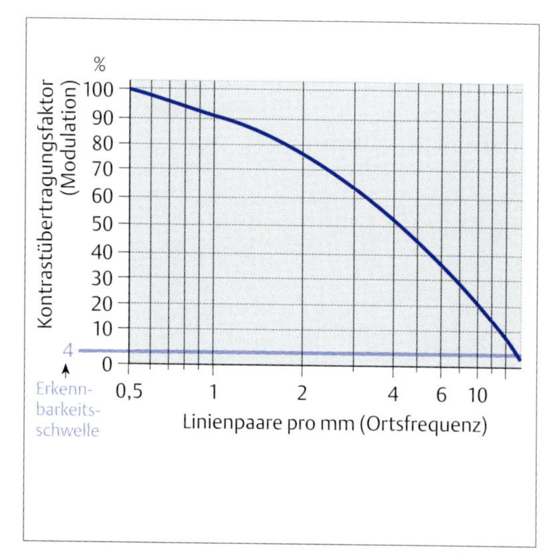

Abb. 2.**8** Modulationsübertragungsfunktion.

Bedeutung für die Mammographie

Die Grenzauflösung kleinster Strukturen ist nur dann möglich, wenn Umgebungsdichte und Kontrast hoch genug sind.

Nach den Forderungen der BÄK müssen Strukturen mit einer Größe von 0,2 mm erkannt und nach Form und Größe bewertet werden. Zur Abbildung größerer geometrischer Strukturen sind 2,5 Periodenlängen (= 2,5 Lp/mm – Mindestanforderung in der Allgemeinradiologie) ausreichend. Da es sich in der Mammographie jedoch um punktförmige Einzelstrukturen mit geringem Kontrast handelt, wird zu deren Beurteilung eine wesentlich bessere MTF notwendig. Das Mammographiesystem muss den 3fachen Frequenzwert (Periode pro s) bzw. die 3fache Periodenlänge (Lp/mm) von 7,5 Lp/mm noch übertragen können. Dieser Wert bildet die Basis für die Forderung der Bundesärztekammer nach einer Mindestauflösung von 8 Linienpaaren pro mm.

Betrachtungsbedingungen

Es wird häufig vergessen, dass bildqualitätsverbessernde Maßnahmen nicht nur das Bild erzeugende System, sondern ebenso die Betrachtungsbedingungen einschließen. Betrachtungsbedingungen und Betrachtungsgerät müssen auf das menschliche Sehen abgestimmt sein. Wichtige Faktoren hierbei sind die Sehschärfe und die Art des Wahrnehmens von unterschiedlichen Leuchtdichten. In höheren Leuchtdichtebereichen ist die Sehschärfe höher, da die volle Aktivität der Rezeptoren erst ab einer bestimmten Leuchtdichte entfaltet ist.

Die Leitlinien der Bundesärztekammer (BÄK), die sich in diesem Punkt weitgehend mit den Europäischen Leitlinien decken, haben auf dieser Basis ihre Anforderungen an die Betrachtungsbedingungen formuliert.

BÄK-Leitlinien

- Betrachtungsraum nur schwach beleuchtet (50 lx),
- Betrachtungsgerät:
  - soll eine gleichmäßige Ausleuchtung haben (maximale Abweichung von der Mitte bis zum Rand 30%),
  - soll einheitliche Farbe besitzen,
  - soll funktionsfähige Blenden haben,
  - Möglichkeit zur Grell-Licht-Betrachtung sollte gegeben sein,
  - Leuchtdichte mindestens 2000 cd/m^2 für D 1,2 – D 2,2,
  - 4000 – 5000 cd/m^2 für D größer D 2,2,
  - die Größe der Betrachtungsfläche muss mindestens 2 Röntgenbilder des größten verwendeten Filmformats fassen,
- Möglichkeit zur Lupenbetrachtung mit 2- bis 4facher Vergrößerung muss gegeben sein,
- regelmäßige Reinigung der Innen- und Außenflächen (wobei kein Zeitraum angegeben ist; sinnvoll wäre sicherlich mindestens jährlich).

Europäische Leitlinien (EUREF)

- Jährliche Erneuerung der Leuchtstoffröhren,
- Verwendung von Leuchtstoffröhren desselben Herstellers, um Farbunterschiede zu vermeiden,
- regelmäßige Reinigung der Innen- und Außenflächen,
- Leuchtdichte zwischen 2000 cd/m^2 und 6000 cd/m^2,
- Abweichung in der Leuchtdichte von der Mitte bis zum Rand maximal 30%,
- der Unterschied in der Leuchtdichte zwischen den Betrachtungsgeräten in einem Institut darf maximal um 15% differieren.

3 Technische Parameter

Mammographieanlage

Die Mammadiagnostik stellt große Anforderungen an die Aufnahmetechnik. Da kleinste Kontrastunterschiede erfasst werden sollten, wird mit einer „weichen" Strahlung im Spannungsbereich zwischen 25 und 30 kV gearbeitet.

Röntgengenerator

Heizspannung und Röhrenspannung

Der Generator als wichtiger Faktor zur Erzeugung einer hohen Strahlenqualität liefert die notwendige elektrische Energie für die Röntgenröhre – zum einen als *Heizspannung* für die Kathode und zum andern als einstellbare *Röhrenspannung* zur Beschleunigung der Elektronen, die aus der Kathode emittieren. Der Röhrenstrom (mA) beeinflusst die „Menge" der austretenden Elektronen; die Röhrenspannung (kV) reguliert die Härte der entstehenden Strahlung und damit die Strahlenqualität (folglich auch den Strahlenkontrast). Zusammen mit der Belichtungszeit üben Röhrenspannung und Röhrenstrom Einfluss auf die Dosis aus. Im Hinblick auf die Strahlenhygiene muss der Generator in der Lage sein, den Röhrenspannungswert schnell auszuliefern und bei Erreichen der Dosis ohne Verzögerung abzuschalten. Die Toleranzwerte für die Schaltgenauigkeit von Röhrenspannung, Röhrenstrom und Belichtungszeit liegen bei den heutigen Konvertergeneratoren unter 5%.

Frühere konventionelle Generatoren lagen in ihrer Toleranz zwischen 15% und 20%. Auch hinsichtlich der Stabilität (± 0,5 kV) und Reproduzierbarkeit sind Hochfrequenzgeneratoren den konventionellen Generatoren weit überlegen.

Welligkeit des Generators und ihre Auswirkung auf Dosisausbeute (Dosisleistung), Belichtungszeit und Strahlenqualität

Für jede Aufnahmetechnik wurde vom Bundesamt für Arbeit und der Kassenärztlichen Bundesvereinigung die Generatorleistung festgelegt. Für die Mammographie wird als Mindestanforderung ein 1-kW-Generator vorausgesetzt. *Stand der Technik* ist jedoch eine Generatorleistung von *5 kW*. Nach DIN 6822 ist die Leistungsangabe eines Generators genormt. Es gilt folgende Definition:

> **!** Ein Generator, der die Röntgenröhre bei einer Gleichspannung von 100 kV mit 10 mA betreibt, wird als 1-kW-Generator bezeichnet (10 mA multipliziert mit 100 kV = 1000 W = 1 kW.)

Werden Generatoren verwendet, die mit geringer Welligkeit arbeiten (z. B. Konvertergeneratoren), kann aufgrund der niedrigen Spannungsdifferenzen im Frequenzgemisch die Stromstärke (Dosisleistung) erhöht werden, wodurch sich die *Schaltzeiten* merklich verkürzen. Nach EUREF soll die *Belichtungszeit* für Mammographien mit 45 mm Plexiglas bei $< 1{,}5\,s$ liegen. Neben der Reduktion der Bewegungsunschärfe tritt jedoch gleichzeitig auch eine Minderung der Strahlenqualität auf, da die Interaktion zwischen Röntgenstrahlung und Brustgewebe geringer ist. Um den gleichen Strahlenkontrast wie bei früheren Generatoren zu erzielen, muss im Spannungsbereich zwischen 25 und 30 kV etwa 2 kV weniger belichtet werden.

Die Welligkeit eines Generators wird folgendermaßen berechnet:

$$W = \frac{U_{max} - U_{min}}{U_{max}} \times 100\%$$

Zweipulsgeneratoren haben eine Welligkeit von 100%, da jede Halbwelle auf U_{min} = Null absinkt; bei gleichbleibender Amplitudenhöhe (reine Gleichspannung) liegt die Welligkeit bei 0% ($U_{max} = U_{min}$) (Abb. 3.**1**).

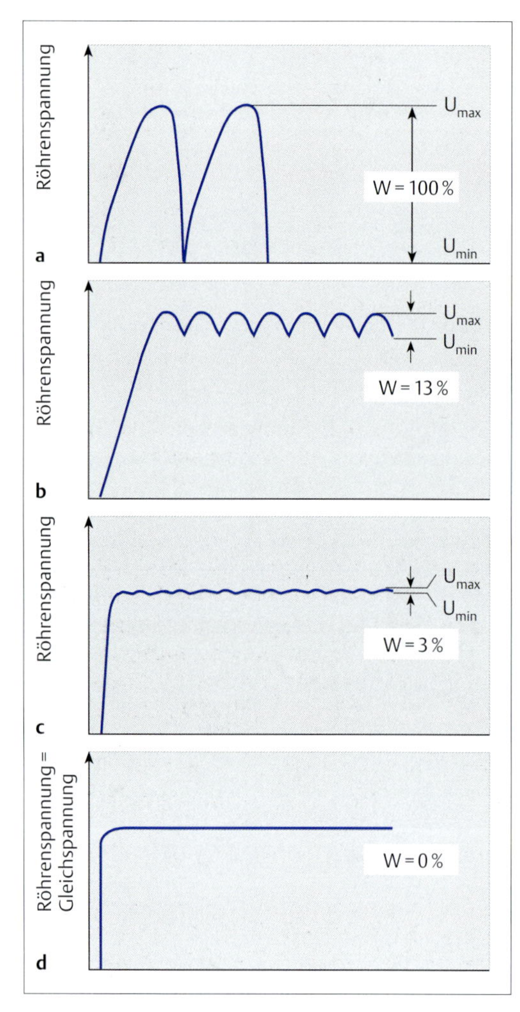

Abb. 3.**1 a–d** Welligkeit.
a Welligkeit eines 2-Puls-Generators W = 100 %.
b Welligkeit eines 6-Puls-Generators W = 13 %.
c Welligkeit eines Konvertergenerators W = 3 %.
d Gleichspannung W = 0 %.

Spannung für den Antrieb der Drehanode

Neben der Bereitstellung der Heiz- und Röhrenspannung liefert der Generator auch die Spannung für die Drehanode. Seit dieser Erfindung ist die Anodenoberfläche weniger gefährdet (Brennfleckbahn) und kann deshalb mit einer höheren Dosisleistung belastet werden. Die im Brennfleck umgesetzte Röhrenleistung ist von der Brennfleckgröße abhängig; zusammen mit anderen Faktoren des Gesamtsystems bestimmen sie die Detailerkennbarkeit.

Anforderungen an den Generator

Folgende Anforderungen werden an den Generator gestellt:

- hohe Stromstärken (hohe Dosisleistung),
- Belichtungszeiten < 1,5 s für 45 mm PMMA (nach DIN < 2 s),
- mAs in 10%-Schritten regelbar, um eine optimale Anpassung der Schwärzung an Hochkontrastfilme zu ermöglichen,
- Schaltgenauigkeit für Röhrenspannung, Röhrenstrom und Belichtungszeit (Toleranz < 5 %),
- Stabilität und Reproduzierbarkeit der Röhrenspannung ± 0,5 kV,
- Stabilität und Reproduzierbarkeit des mAs-Produkts (maximale Abweichung zum Mittelwert in der optischen Dichte von D ± 0,1).

Röntgenröhre

Prinzip

Die Röntgenröhre besteht aus einem evakuierten Glaskolben, in dem sich die vom Röhrenstromkreis aufgeheizte Kathode (mA) und der Anodenteller befinden. Zwischen Glühkathode und Anode wird eine Hochspannung (kV) angelegt, sodass die aus der Kathode austretenden Elektronen gelöst und zur Anode hin beschleunigt werden. Dort wird die Elektronenenergie in Röntgenstrahlung und Wärme umgewandelt.

Brennfleck

Um die Abbildungsgeometrie zu erhöhen, ist eine Fokussierung der Elektronen (Bündelung) an der Kathode notwendig. Dadurch wird der Auftreffpunkt der Elektronen an der Anodenoberfläche im sog. *elektronischen (thermischen oder wahren) Brennfleck* klein gehalten und eine scharfe Brennfleckbegrenzung erreicht. Für die Wiedergabe feinster Verkalkungen im Mammogramm wäre ein punktförmiger *optisch wirksamer Brennfleck* ideal. Dies würde jedoch die Anodenoberfläche stark belasten, da der Anodenteller durch die freiwerdende Wärmeenergie bis zum Glühen erhitzt wird. Zur „Schonung" der Anode wird bei Übersichtsaufnahmen mit Brennfleck-Nennwert 0,3 mm und bei Ziel- und Vergrößerungsaufnahmen mit Mikrofokus (Brennfleck-Nennwert 0,1 mm) gearbeitet.

Moderne Röntgenröhren sind mit Drehanoden ausgestattet, bei denen die Elektronen aufgrund der Drehbewegung immer eine andere Stelle treffen. Aus dem punktförmigen Brennfleck wird eine Brennfleckbahn, wodurch die Wärme auf ein größere Fläche verteilt und die „Lebenszeit" der Anoden verlängert wird. Heutige Mammographieröhren sind mit *Doppelfokusröhren und zwei Brennfleckbahnen* mit unterschiedlicher Materialbeschaffenheit (Molybdän/Rhodium oder Molybdän/Wolfram) ausgestattet, die mit unterschiedlichem Filtermaterial (Molybdän und Rhodium) je nach Brustdicke und -dichte kombiniert werden können.

Eine weitere Maßnahme, die Auswirkungen auf die Anodenbelastung hat, ist die Änderung des *Anodenneigungswinkels*. Mit nahe am rechten Winkel stehender Anodenfläche (kleiner Anodenwinkel) ist der elektronische Brennfleck groß und es wird bei kleinem optisch wirksamen Brennfleck eine höhere Dosisleistung mit kürzeren Belichtungszeiten und geringerer geometrischer Unschärfe möglich (Abb. 3.**2**, 3.**3**).

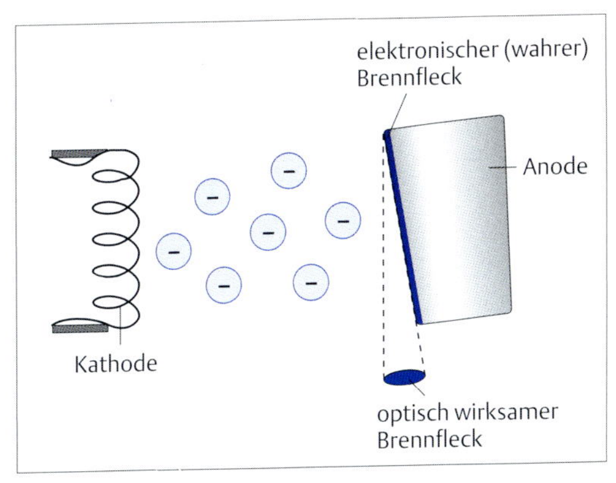

Abb. 3.**2** Elektronischer und optisch wirksamer Brennfleck bei kleinem Anodenneigungswinkel.

Heel-Effekt

Ebenfalls von der Neigung der Anode abhängig ist die *Eigenabsorption* der Röntgenstrahlung am Anodenmaterial. Muss die Röntgenstrahlung eine größere „Wegstrecke" durch das Anodenmaterial zurücklegen, wird sie stärker geschwächt. Dies ist bei kleinem Anodenneigungswinkel der Fall, was anodenseitig zu einem Abfall der Dosisleistung führt. Diese unterschiedliche Ausbeute und Aufhärtung der Strahlung wird als *Heel-Effekt* bezeichnet (Abb. 3.**4**). Mammographieröhren sind so gebaut, dass die Kathodenseite des Strahlenkegels (höhere Dosisleistung) brustwandnah liegt, und damit in dem Bereich, in dem die Drüsenläppchen am zahlreichsten vorhanden sind. Mit den Mammographiegeräten der neuen Generation ist die

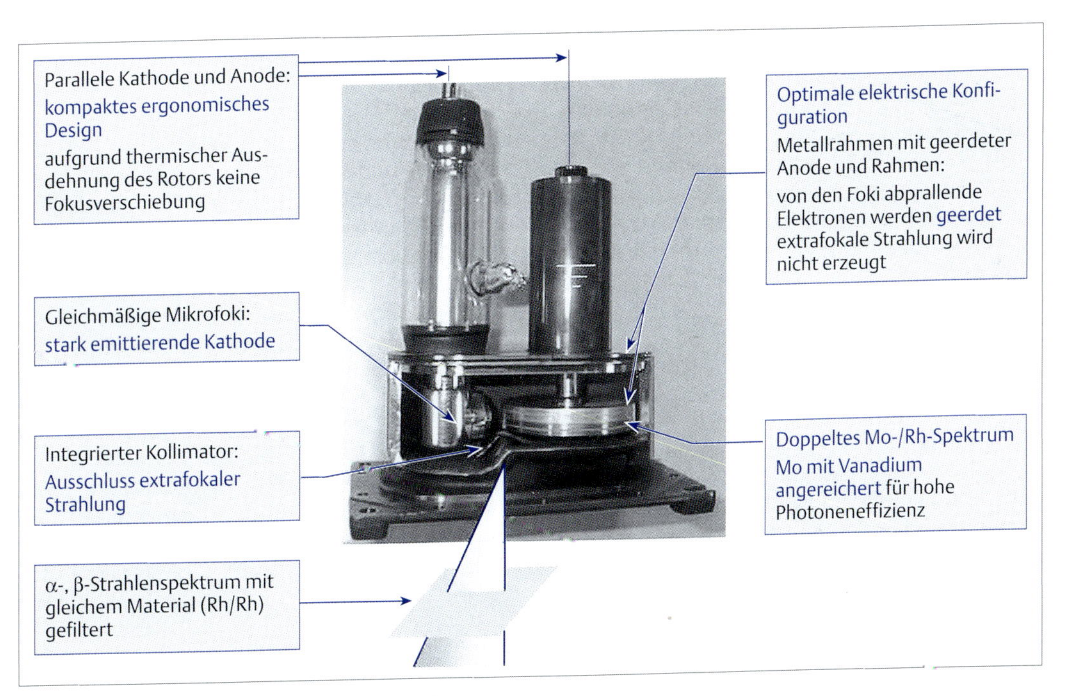

Abb. 3.**3** Mammographieröhre des Senograph DMR.

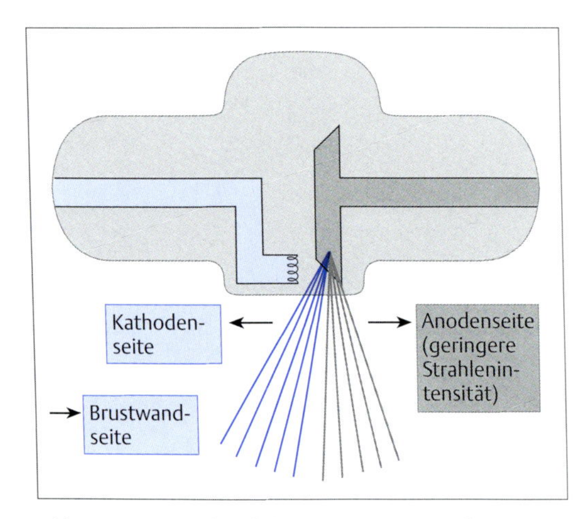

Abb. 3.**4** Unterschiedliche Intensitätsverteilung beim Heel-Effekt.

durch den Heel-Effekt bedingte Differenz in der optischen Dichte zwischen Brustwand und Mamille wesentlich geringer als bei älteren Anlagen.

Anoden- und Filtermaterial

Früher übliche Wolframanoden machten eine Senkung der Aufnahmespannung unter 30 kV aufgrund der hohen Strahlenbelastung durch Energien unter 15 keV nicht möglich. Heutige Röhren arbeiten mit einer Aufnahmespannung zwischen 25 und 30 kV, was erst durch Molybdän und Rhodium möglich wurde. Abhängig von Objekt- und Filmkontrast wird die geeignete Anoden- und Filterkombination mit dem Ziel, Strahlenkontrast und Dosis zu optimieren, gewählt (s. Kap. 5).

Molybdän

Molybdän hat mit 2893 °K einen höheren Schmelzpunkt als Rhodium (2233 °K) und weist ein Energiespektrum zwischen 17,4 und 19,6 keV auf. Bei einer mittleren Strahlenabsorption wird dieses Energiespektrum auch in der Filmebene wirksam, wodurch eine kontrastreiche Darstellung bei akzeptabler Dosis erreicht wird. Bei sehr dicken und/oder sehr dichten Mammae trägt nur noch die Hälfte der Strahlung im Energiebereich 17 – 20 keV zum Bildaufbau bei (nach Messungen von Prof. Friedrich/Dr. Küchler). Die restliche Strahlung wird von härteren Strahlungsanteilen oberhalb 22 keV geliefert. Dies hat zur Folge, dass bei erhöhter Strahlenbelastung der Kontrast sinkt.

Rhodium

Die Energien der charakteristischen Rhodiumlinien liegen bei einer mittleren Strahlenabsorption zwischen 20,1 und 22,7 keV, das bei dicken und/oder dichten Mammae auch in der Filmebene noch teilweise wirksam wird. Die Strahlenbelastung ist bei gutem Strahlenkontrast geringer als mit Molybdän (nach Prof. Friedrich/Dr. Küchler).

Strahlenaustrittsfenster

Das *Berylliumfenster* lässt die charakteristische Strahlung fast ungehindert austreten – im Gegensatz zu den früher verwendeten Glasfenstern, die aufgrund ihrer Gitterstruktur die Röntgenstrahlung zu stark aufgehärtet haben.

Anforderungen an die Mammographieröhre

Folgende Anforderungen werden an die Mammographieröhren gestellt:

- gute Fokussiereinrichtung, um eine scharfe Brennfleckbegrenzung zu erreichen (erzielt durch zusätzliche Elektrode mit Negativspannung gegenüber der Kathode, nach dem Prinzip der Abstoßung gleichpoliger Ströme; dadurch wird eine Bündelung des Elektronenstrahls erreicht),
- hohe Dosisleistung, um Belichtungszeiten kurz halten zu können,
- Vermeidung extrafokaler Strahlung (Erdung abprallender Elektronen, Kollimation),
- gute Abschirmung (geringe Strahlungslecks),
- gute Übereinstimmung von Nutzstrahlenfeld und Bildempfänger,
- zwei Brennfleckbahnen mit unterschiedlichem Anodenmaterial,
- Brennfleck-Nennwert 0,3 mm und Mikrofokus mit 0,1 mm,
- Molybdän- und Rhodiumfilter,
- geringer Heel-Effekt.

Raster

Ein Raster dient zur Kontrastoptimierung. Die Kontrastverbesserung wird im Vergleich zu Röntgenaufnahmen ohne Raster mit dem Kontrastverbesserungsfaktor K angegeben. In der Mammographie werden Weichstrahlraster – aus dünnen Bleilamellen und einem wenig absorbierenden Schachtmedium wie Papier – mit einem Schachtverhältnis r 4 oder r 5 und einer Linienzahl N von 27 eingesetzt. Das Schachtverhältnis r gibt das

Verhältnis Bleilamellenhöhe zur Dicke des Schachtmediums an. Abhängig vom Schachtverhältnis r verändert sich – durch die Reduzierung des Streustrahlenanteils – die Belichtungszeit, was durch den Belichtungsverlängerungsfaktor oder *Buckyfaktor B* ausgedrückt wird. Der Buckyfaktor B gibt also an, um welchen Faktor die Einfallsdosis bei der Belichtung mit Raster erhöht werden muss, damit die gleiche Filmschwärzung (optische Dichte) wie ohne Raster erreicht werden kann. Bei einem Schachtverhältnis r 4/N 27 ist mit einem 2,5fachen Dosisbedarf zu rechnen. Um störende Rasterstreifen zu vermeiden, werden heute *Schwing- oder Pendelraster* eingesetzt, die über eine 4-Feder-Aufhängung geführt werden. Die Vorspannung wird durch einen Motor erzeugt (ca. 30 V). Ist die höchste Geschwindigkeit erreicht, erfolgt die Schussauslösung. Rasterstreifen können beseitigt werden, in dem:

- der Umkehrpunkt weit nach hinten verschoben und/oder
- die Geschwindigkeit verändert bzw. Schussauslösung und Geschwindigkeit optimal aufeinander abgestimmt werden.

Kompressionsvorrichtung

Eine optimale Positionierung ist nur möglich, wenn neben der manuellen Kompression die Möglichkeit besteht, die Komprimierung mittels Fußschalter vornehmen zu können.

Um *reproduzierbare* Aufnahmen zu gewährleisten, sind *Anzeigen für Kompressionsdruck* und komprimierte *Objektdicke* notwendig. Die automatische *Kompressionsunterbrechung* ist eine sinnvolle Einrichtung und macht die Mammographieuntersuchung für Frauen (und für Männer) angenehmer. In regelmäßigen Zeitabständen sollte die automatische Kompressionsunterbrechung und die Gleichmäßigkeit der Kompressionskraft überprüft werden.

Belichtungsautomatik

Die Steuerung der Belichtungsautomatik erfolgt durch den Generator mit Hilfe von externen Messkammern. Die MTRA kann dabei einzelne Parameter (z.B. kV, Filter- und Anodenmaterial) selbst vorgeben oder mit Programmautomatik arbeiten.

Messprinzip

Die Bildqualität hängt stark vom Messprinzip der Belichtungsautomatik ab. Mammographiegeräte der älteren Generation arbeiten nach dem *Ionisationsprinzip*; sie sind lediglich in der Lage, die Quantität der Strahlung zu bestimmen. Die strahlentransparente *Ionisationskammer* – vor der Kassette gelegen – arbeitet nach dem Prinzip der *Dosisleistungsmessung*. Dies bedeutet, dass die Quantität der Strahlung (Solldosis) über den gemessenen Ionisationsstrom erfasst wird. Die Abschaltzeit wird über den Vergleich Istdosis zu Solldosis geregelt. Bei dicken Mammae ist der Streustrahlenanteil höher als bei leeren Mammae; Der Sollwert wird somit früher erreicht, da der Belichtungsautomat die Gesamtdosis einschließlich der Streustrahlung misst. Die Aufnahme zeigt dadurch eine geringere Schwärzung als gewünscht. Dies muss die MTRA durch eine zusätzliche Schwärzungskorrektur ausgleichen.

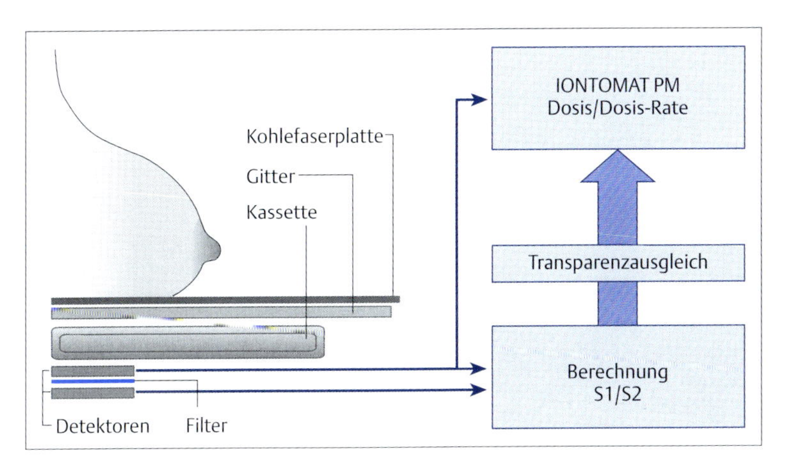

Abb. 3.**5** Belichtungsautomatik (Mammomat 3000).

Heutige moderne Mammographieanlagen sind mit *mikroprozessor-gesteuerten* Belichtungsautomaten ausgestattet und messen neben der *Quantität* der Strahlung ebenfalls die *Strahlenqualität*. Die Belichtungsautomatik befindet sich hinter der Kassette und besteht aus zwei Halbleiterdetektoren, zwischen denen ein Filter liegt (Abb. 3.**5**). Die Absorption im Filter ist vom jeweiligen Strahlenspektrum abhängig; somit können über den Absorptionskoeffizienten Rückschlüsse auf die Strahlenqualität gezogen werden. Dadurch ist die Automatik in der Lage, die variable Transparenz der Brust zu erfassen und so die erforderliche Anpassung des Dosis-Sollwerts vorzunehmen. Dies bedeutet, dass Schwärzungskorrekturen (Transparenzsausgleich) selbständig und präzise ausgeführt werden. Bei älteren Mammographiegeräten, denen ein „Transparenzausgleich" fehlt, kann eine Messung der optischen Dichte in Abhängigkeit zu Spannung und komprimierter Objektdicke hilfreich sein.

Einige Mammographieanlagen ermitteln die Belichtungsparameter über einen Probeschuss. Abhängig von der gewünschten Belichtungstechnik (Kontrasttechnik, Standard- oder dosisorientierte Belichtungstechnik) wird bei Arbeiten mit Vollautomatik eine automatische kV-Anpassung vorgenommen und das jeweilige Anoden- und Filtermaterial gewählt. Andere Mammographiegeräte ermitteln die Belichtungsparameter über den Kompressionsdruck und den zurückgelegten Kompressionsweg. Parameter wie Kompressionsdicke, kV, Anode und Filter sind in verschiedenen Programmen hinterlegt.

Anforderungen an die Belichtungsautomatik

Folgende Anforderungen werden an die Belichtungsautomatik gestellt:

- Belichtungsdatenanzeige: als Strahlenschutzmaßnahme und zur Reproduzierbarkeit der Aufnahmen.
- Aufbelichtungskamera: zur Aufzeichnung von Kompressionsdruck, kV, mAs, Anoden- und Filtermaterial, um die Reproduzierbarkeit von Mammographieaufnahmen zu erleichtern.
- Regelbarkeit der Schwärzung in 10-%-Stufen: Filme mit steiler Gradation reagieren auf kleinste Belichtungsänderungen bereits mit einer erkennbaren Schwärzungsänderung; um diese Filme optimal belichten zu können, sind feine Abstufungen notwendig.
- Programmierbarkeit der aktuellen Filmkurve schafft eine zusätzliche Belichtungsgenauigkeit; dabei ist zu beachten, dass vor der Programmierung die Filmverarbeitung stabil ist und die Filme in den Toleranzen der Herstellerangaben liegen.
- Geringe Abweichungen in der optischen Dichte (maximale Abweichung zum Mittelwert von ± D 0,1 (für 2 – 6 cm Kompressionsdicke).
- Kleine Messkammern, um sie optimal platzieren zu können.
- Verschiebbarkeit der Messkammer von der Brustwand bis zur Mamille: Dadurch wird eine optimale Belichtung auch bei sehr großen und sehr kleinen Mammae möglich gemacht.
- Variationsmöglichkeiten in der Belichtungstechnik: Die MTRA sollte die Möglichkeit haben, die Belichtung in Voll- oder Programmautomatik, Halbautomatik und in manueller Belichtungstechnik (z.B. für Implantate und bei sehr kleinen Mammae) durchführen zu können.

Film-Folien-System

Der heute in der Röntgendiagnostik eingesetzte Film wird entweder mit einem Folienpaar oder einer Einzelfolie (als Rückfolie) verwendet. Der Folienfilm wird vorwiegend durch das Fluoreszenslicht der Verstärkerfolie belichtet, da er auf Fluoreszenslicht bedeutend empfindlicher reagiert als auf Röntgenstrahlen.

Die Schärfe eines Röntgenbilds wird ganz wesentlich durch die eingesetzte Verstärkerfolie bestimmt. Dies wird schon daran deutlich, dass das Folienkorn bedeutend größer ist als das Filmkorn – im ungünstigsten Fall um den Faktor 10. Der Film selbst, die Beugung und Streuung an den Bromsilberkristallen (Diffusionslicht) und die Reflexion des Lichts an den Grenzflächen von Schichtträger und Emulsion (Reflexionslicht) nehmen ebenfalls Einfluss auf die Schärfe. Bei doppelseitig beschichteten Filmen, kombiniert mit einem Folienpaar kommt es zur Rückreflexion von Streulicht an der Oberfläche von Vorder- und Rückfolie und im Film selbst zum *Cross-Over-Effekt* oder *Durchdringungseffekt*. Er wird durch den Teil des Fluoreszenslichts ausgelöst, der nicht in der direkt an der Folie anliegenden Emulsionsschicht absorbiert wird, sondern diese durchdringt und die auf der andern Seite der Filmunterlage befindliche Emulsionsschicht belichtet. Infolge des längeren Wegs kommt es zu einer Verbreiterung des Lichtkegels und zu einer Abbildung mit erhöhter Unschärfe. Durch die Überlagerung der relativ scharfen Abbildung in der anliegenden Emulsion und der unscharfen Darstellung in der gegenüberliegenden photographischen Schicht kommt es zu einer Verdopplung des Kontrasts und zu einer Erhöhung der Empfindlichkeit.

Durch die heutige Flachkristalltechnologie wird der Cross-Over-Effekt weitgehend unterdrückt – jedoch mit dem Preis erhöhter Filmkörnigkeit.

Mammographiefilm

Das Gütekriterium eines Mammographiefilms ist seine Zeichenschärfe (Auflösung). Deshalb werden vorwiegend einseitig-beschichteteFilme in Kombination mit einer Einzelfolie eingesetzt.

Filmaufbau des einseitig beschichteten Films

Schichtträger aus Polyester

Schichtträger aus Polyester haben eine glatte Oberfläche und hohe Reißfestigkeit, sind wasserabstoßend und nicht entflammbar.

Lichthofschutzschicht (Antihalationsschicht)

Sie dient als lichtabsorbierende Schicht zur Verminderung der Lichtreflexion zwischen Träger und Emulsion (Beseitigung des Reflexionslichthofs).

Substratschicht

Die Substratschicht schafft eine gute Haftung zwischen Emulsion und Schichtträger.

Emulsionsschicht

Die lichtempfindliche Substanz (Filmemulsion) besteht aus AgBr-Bromsilber in Verbindung mit Gelatine und geringfügigen Zusätzen von Sensibilisatoren, Stabilisatoren, Netzmittel, Antischleiermittel etc. Die Gelatine dient als Bindemittel für die Silberhalogenidkristalle und schützt diese vor Druck und Reibung. An die Oberfläche des Kristallgitters werden Gold-Schwefel-Verbindungen als „Störstellen" oder „Reifekeime" angelagert, aus denen sich nach der Belichtung Silberkeimlinge bilden; an diesen Silberkeimlingen beginnt bei der Entwicklung der Umwandlungsprozess vom latenten zum sichtbaren Bild, indem die Entwicklerlösung noch weiteres Silber aus den Silberhalogenidkristallen zufügt und alle belichteten Stellen im Film mit schwarzen metallischen „Silberfiligranfäden" überzieht (s. Kap. 3).

Schutzschicht

Die Emulsionsschicht wird von einer Schutzschicht bedeckt. Neben der Verbesserung physikalischer Eigenschaften dient sie v. a. zum mechanischen und elektrostatischen Schutz (gegen Reiben, Kratzen, Druck).

Einige Mammographiefilme der neuen Generation unterscheiden sich von den bisherigen durch einen mehrschichtigen Aufbau. Sie bestehen aus zwei dünn gegossenen Emulsionen, die sich in Kontrast und Empfindlichkeit unterscheiden. Dies hat den Effekt, dass das Drüsenparenchym in der Hochkontrastemulsion abgebildet wird und alle weniger absorbierenden Strukturen wie Fettgewebe und Kutis in der Niedrigkontrastemulsion. Auf diese Weise wird trotz Kontraststeigerung im Drüsenparenchym der Bildumfang nicht eingeschränkt (s. Abb. 3.**6**).

Filmkontrast

Wie in Kap. 2 beschrieben, sind in der Mammographie Filme mit unterschiedlicher Gradation im Einsatz. Der Filmkontrast ist jedoch keine konstante Größe, sondern kann sich durch Lagerungsbedingungen und Verarbeitungsparameter verändern. Unabhängig vom Filmtyp haben die nachfolgend genannte Faktoren Einfluss auf den Filmkontrast:

- Lagerungsbedingungen und Lagerungszeit,
- Lichtverhältnisse in der Dunkelkammer,
- Verarbeitungsbedingungen wie Entwicklertyp, Aktivität des Entwicklers, Verarbeitungstemperatur und Regenerierrate,
- Dichte der Mammographie, d. h. bei Über- und Unterbelichtung wird die Gradation ebenfalls beeinflusst.

Aufgrund des höheren Detailkontrasts werden heute vorwiegend steile Filme eingesetzt. Sie ermöglichen eine Belichtungstechnik, die bei gutem Kontrast eine *Dosisreduktion* zur Folge hat (s. Kap. 5). Jeder Filmtyp hat jedoch seine spezifischen Vor- und Nachteile:

Steiler Filmkontrast

- Zu hoher Filmkontrast führt zu Informationsverlust,
- er ermöglicht die Exposition in Standardtech-

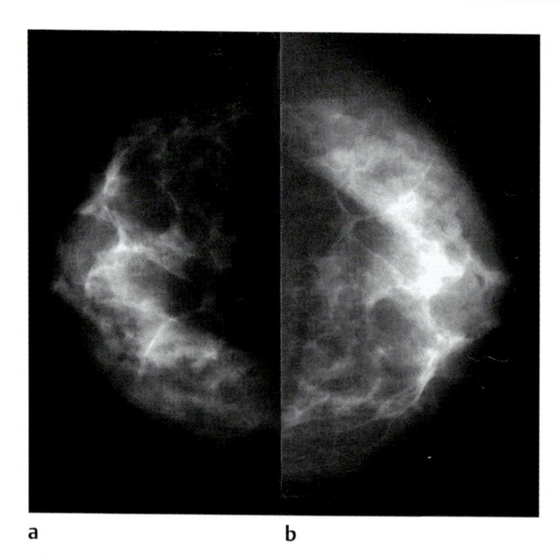

Abb. 3.**6 a, b** Unterschiedliche Filmtypen bei gleicher Belichtungstechnik.
a Hoher Filmkontrast.
b Flacher Filmkontrast.

nik (höhere kV/Rh-Filter, dadurch Dosisreduktion),
- hohe visuelle Schärfe,
- hoher Detailkontrast,
- bessere Differenzierung von Mikrokalk und Rundherden im Drüsenparenchym,
- geringer Belichtungsspielraum,
- geringer Belichtungsumfang (Abb. 3.**6**).

Flacher Filmkontrast

- Zu niedriger Filmkontrast führt zu Informationsverlust,
- flaue Aufnahme mit geringer visueller Schärfe,
- schwierige Differenzierung von Mikrokalk und Rundherden,
- großer Belichtungsspielraum,
- großer Belichtungsumfang.

Lagerung von Mammographiefilmen

Klimatische Bedingungen und Hintergrundstrahlung haben großen Einfluss auf die Alterung von Filmen. Die auffälligste Veränderung besteht in einer Grundschleiererhöhung.

Belichtete Filme sollten sofort verarbeitet werden, da „Liegezeiten“ zu Veränderungen des Bildeindrucks führen.

Unbelichtete Filme sind bei Temperaturen zwischen 15° und 22° und bei einer relativen Luftfeuchtigkeit zwischen 40 und 65% (auch ideal für den Menschen) aufzubewahren. Filmkartons sind nicht liegend, sondern auf der Schmalseite senkrecht stehend zu lagern (Schutz vor Druckartefakten). Die Filme sollten nach Verfallsdatum sortiert werden und mit einem Mindestabstand von 2 m vom Entwickler entfernt stehen, da in Entwickler- und Starterlösung natürliche radioaktive Substanzen wie ^{40}Kalium enthalten sind.

Ein Mammographiefilm reagiert aufgrund seines hohen Silberbromidgehalts empfindlicher und sollte deshalb mit besonders großer Sorgfalt behandelt und gelagert werden.

Sensitometrie

Filmkurve oder Schwärzungskurve (Filmeigenschaften)

Will man die Charakteristik eines Films wie Kontrast, Empfindlichkeit, Dichteumfang, Belichtungsspielraum etc. bestimmen, muss man seine *Schwärzungskurve* aufnehmen.

Belichtung (Strahlenbild als Ursache)

Für diesen Zweck werden bestimmte Aufbelichtungen vorgenommen, deren Belichtungswerte so abgestuft sind, dass sie übersichtliche Zahlenwerte im logarithmischen System ergeben. Dies wird normalerweise dadurch erreicht, dass man die Belichtung von einer Stufe zur andern um lg 0,15 erhöht; 2 Stufen ergeben eine Verdopplung der Belichtung. Die Belichtung wird auf der Abszisse eingetragen und ist das Produkt aus Strahlenintensität und Zeit. Die Bezeichnungen für die Belichtung ist abhängig von der verwendeten Energie:
- log Dosis = Röntgenstrahlung,
- log I × t = Intensität × Zeit (Röntgenstrahlen oder Licht),
- log Bel = Belichtung,
- log E = Empfindlichkeit (Intensität Röntgenstrahlen oder Licht × Zeit),
- Stufe Nr. = Lichtenergie mittels Stufenkeil.

Schwärzung oder optische Dichte (Wirkung im Bild)

Nach der Filmentwicklung wird die zu jeder Stufe gehörende Schwärzung gemessen. Das Auge nimmt Helligkeitsunterschiede in logarithmischen Abstufungen etwa linear wahr; z. B. wird Dichte 2 doppelt so dunkel empfunden wie Dichte 1. Deshalb und auch weil die Zahlen numerisch gleich groß sind werden Dichte und Belichtung logarithmiert. Die Schwärzung wird dann auf der Ordinate eingetragen (Abb. 3.**7**).

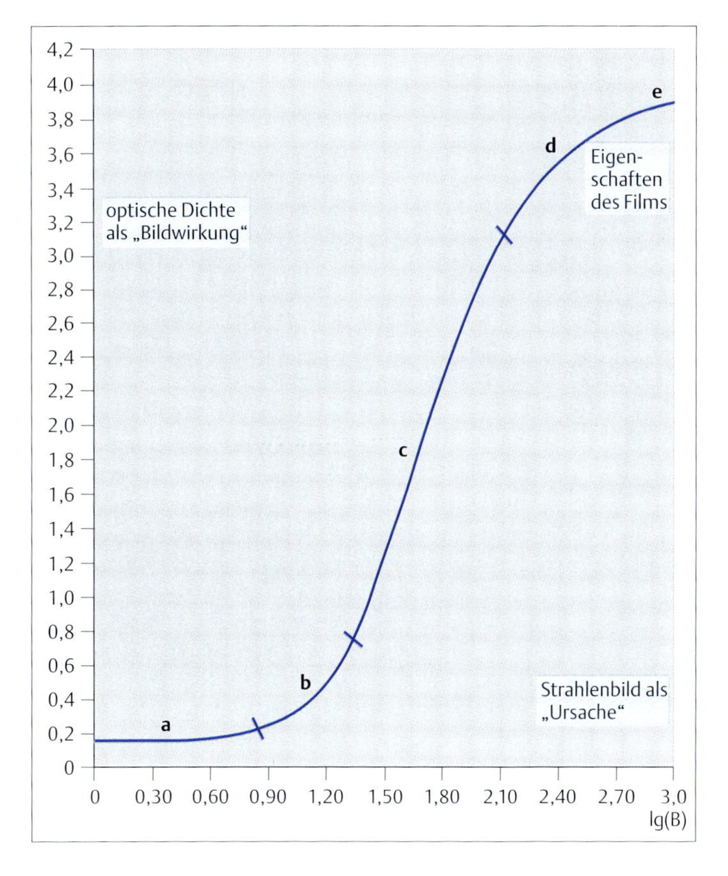

Abb. 3.**7** Schwärzungskurve.
a = Grundschleier
b = Fuß oder Durchhang
c = geradliniger Teil oder Gradation
d = Schulter
e = D_{max} oder Maximalschwärzung

Grundschleier. Unter Grundschleier versteht man die Gesamtdichte eines unbelichteten entwickelten Films. Er kommt größtenteils durch die *Lichtabsorption* in der blau eingefärbten Filmunterlage zustande. Der andere Teil – nämlich der photographische Schleier – beruht auf der Tatsache, dass in einer unbelichteten photographischen Schicht stets ein Teil der Bromsilberkörner mitentwickelt werden. Durch äußere Einflüsse wie unkorrekte Filmlagerung, Fremdbelichtungen, hohe Verarbeitungstemperaturen, chemische Einflüsse etc. kann der Grundschleier an Dichte zunehmen. Dies kann sich auf Kontrast und Empfindlichkeit auswirken (Abb. 3.**8**).

Fuß. Der Fußbereich gibt die dichtesten Anteile eines abgebildeten Organs wieder.

Geradliniger Teil (Gradation oder Bereich der richtigen Belichtung). Im unteren Teil der Gradation befinden sich Drüsen- und Bindegewebe und im oberen Teil das Fettgewebe.

Schulter. Dieser Teil der Kurve repräsentiert den Hautsaum.

Empfindlichkeit

Es gibt unsensibilisierte und sensibilisierte Filmemulsionen. Unsensibilisierte Emulsionen sind für Ultraviolett und Blau empfindlich. Setzt man einer Emulsion bei der Herstellung bestimmte Farbstoffe, sog. Sensibilisatoren, zu, so kann man sie auch noch für andere Farben empfindlich machen. Dadurch erhält man z. B. orthochromatische Filme, die für alle Farben außer Rot empfindlich sind; panchromatische Emulsionen sind für alle Farben empfindlich.

Bestimmung der relativen Empfindlichkeit. Die Bestimmung der Empfindlichkeit – eine relative Angabe, die nur im Vergleich zu einer anderen Emulsion gesehen werden kann – wird bei Röntgenfilmen bei Dichte 1 über Schleier gemessen. Von diesem Wert geht man waagrecht zum Schnittpunkt der Dichtekurve und fällt ein Lot auf

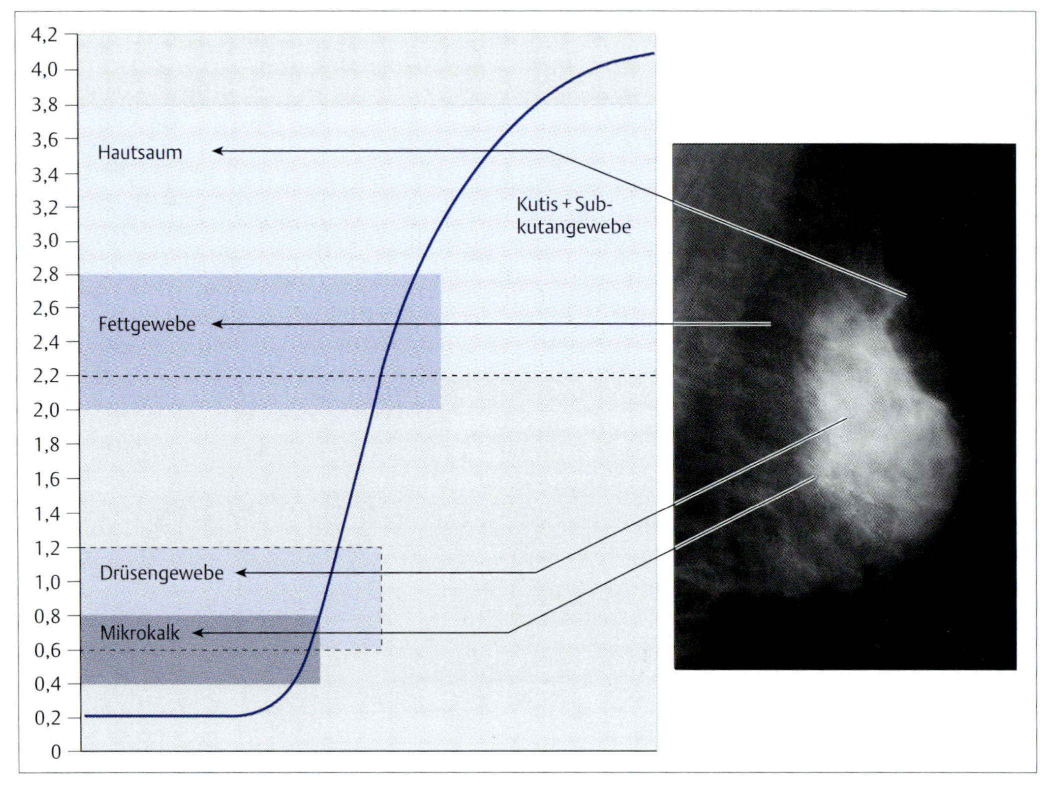

Abb. 3.**8** Befundrelevante Strukturen in der Filmkurve und im Mammogramm.

die Belichtungsachse. Die dort abgelesene Empfindlichkeit ist relativ. Hat man zwei Filme im Vergleich, so wird aus der Differenz (Delta) beider Empfindlichkeitszahlen die *Empfindlichkeitsdifferenz* ermittelt, entweder prozentual oder in Belichtungspunkten (Abb. 3.**9**).

Kontrastgebung

Unter Kontrastgebung einer Emulsion versteht man die Art, wie sie die Kontraste im Bild wiedergibt. Eine „kontrastreiche" Emulsion gibt die Mehrzahl der Kontraste im Objekt beträchtlich erhöht wieder; man spricht dann von einer steilen charakteristischen Kurve. Bei einer „weichen" Emulsion werden die Kontraste reduziert wiedergegeben und die Schwärzungskurve hat somit einen flachen Verlauf. In der Mammographie werden Emulsionen mit einem mittleren Gradienten zwischen G 2,8 und 3,8 verwendet, wobei Hochkontrastfilme aus den bereits beschriebenen Gründen (s. Kap. 2) verstärkt im Einsatz sind.

Bestimmung des mittleren Gradienten. Oberer Gradientenpunkt: $2{,}00 + D_{min}$, unterer Gradientenpunkt: $0{,}25 + D_{min}$,

mittlerer Gradient: $\frac{\Delta \text{ Dichte}}{\Delta \text{ log Beleuchtung}}$ (Abb. 3.**10**)

Bestimmung des Fuß-Gradienten. Neben dem mittleren Gradienten ist der Fußkontrast eine wichtige Größe (bezüglich der Darstellung von dichten Strukturen im Mammogramm):

Oberer Gradientenpunkt: $1{,}0 + D_{min}$
Unterer Gradientenpunkt: $0{,}1 + D_{min}$

Gradient Fuß: $\frac{\Delta \text{ Dichte Fuß}}{\Delta \lg (B)}$ (Abb. 3.**11**)

Belichtungsspielraum

Der Kontrast eines Röntgenfilms hat, wie in Kap. 2 beschrieben, Auswirkungen auf den Belichtungsspielraum. Je kontrastreicher eine Emulsion ist, desto kleiner ist der Belichtungsspielraum und desto höher sind die Anforderungen an die Belich-

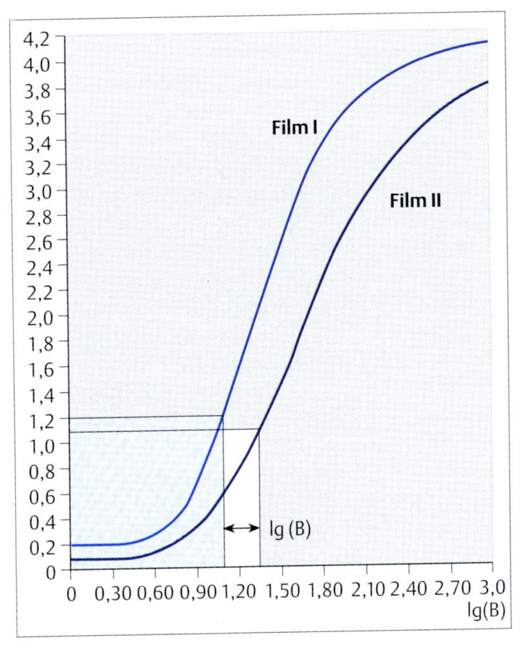

Abb. 3.**9** Bestimmung der relativen Empfindlichkeit bei Röntgenfilmen (Film II hat eine niedrigere relative Empfindlichkeit).

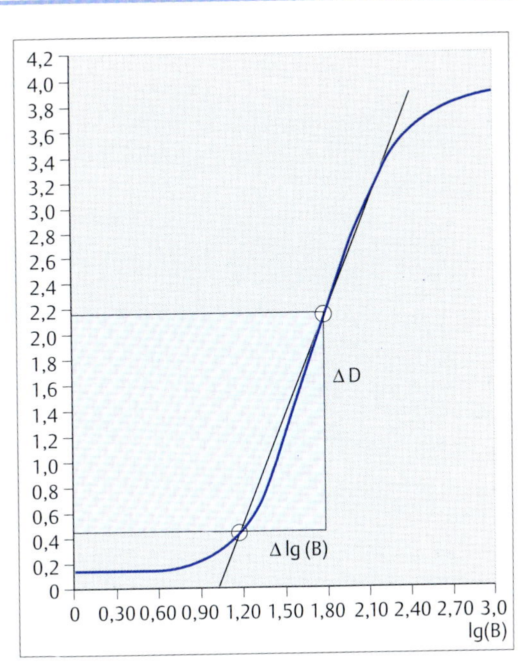

Abb. 3.**10** Filmkurve mit Bestimmung des mittleren Gradienten.

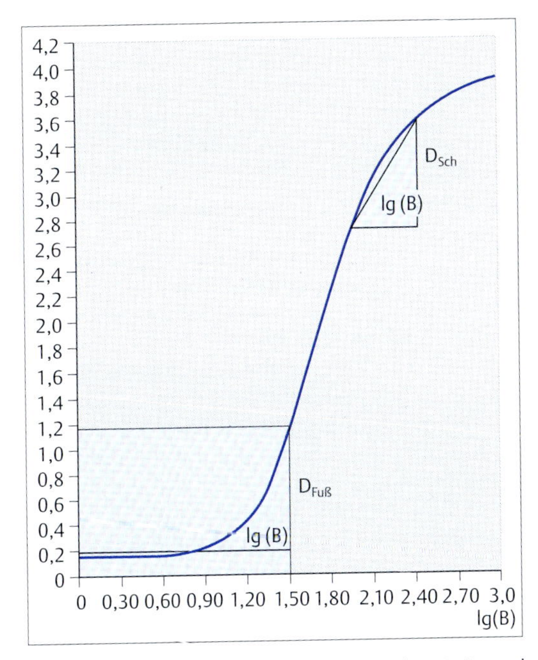

Abb. 3.**11** Filmkurve mit Bestimmung des Fuß- und Schulterkontrasts.

tungstechnik, da bereits kleinste Belichtungsänderungen große Schwärzungsänderungen (Änderungen der optischen Dichte) bewirken (Abb. 3.**12**).

Der Belichtungsspielraum wird ebenfalls von der *Gewebedichte* beeinflusst. Bei einer dichten Brust erscheint er kleiner und bei einer „leeren" Mamma größer.

Verstärkerfolie

In der Mammographie wird mit einer Einzelfolie (als Rückfolie) in Kombination mit einem einseitig beschichteten Film gearbeitet. Die Verstärkerfolie hat einen mehrschichtigen, im Folgenden beschriebenen Aufbau.

Folienunterlage

Die Folienunterlage oder Trägerschicht besteht aus Polyester, einer Absorptionsschicht oder je nach Verstärkung aus einer Reflexionsschicht. Bei niedrigem Verstärkungsfaktor wird dieser Schicht

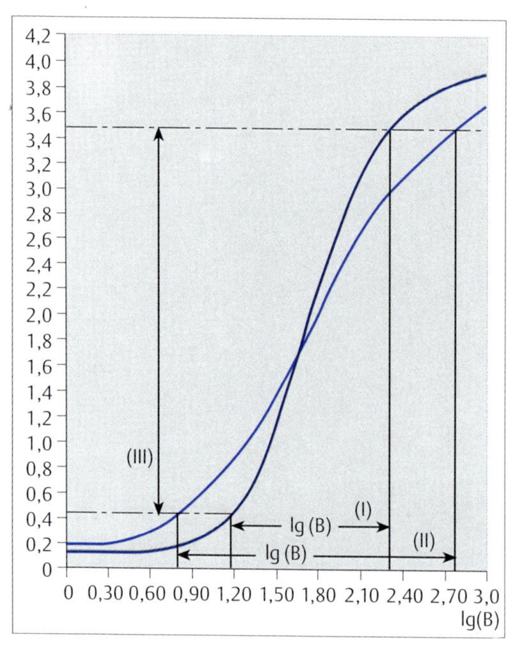

Abb. 3.**12** Flacher und steiler Film, ihr Belichtungsspielraum und ihr Objektumfang.
I = Objektumfang und Belichtungsspielraum steiler Film
II = Objektumfang und Belichtungsspielraum flacher Film
III = auswertbarer Bildumfang

schwarzer oder roter Farbstoff beigefügt, um das Streulicht zu absorbieren. Eine Reflexionsschicht soll bei Folien mit höherer Verstärkung das Fluoreszenslicht in Filmrichtung lenken, deshalb wird sie mit weißem Farbstoff versehen; dies bewirkt eine Reduktion der Patientendosis, jedoch mit dem Nachteil der höheren Folienunschärfe.

Leuchtschicht

Die Leuchtschicht besteht vorwiegend aus Seltene-Erden-Verbindungen (Leuchtstoff: Gadoliniumoxisulfid), eingebettet in ein Bindemittel aus Gelatine oder Kunstharz. Die Homogenität der Leuchtdispersion ist die Voraussetzung für eine gleichmäßige Abgabe von Fluoreszenslicht und somit für eine gleichmäßige Belichtung des Films.

Die Dichte des Phosphors, seine Korngröße (etwa 10fache Größe eines Bromsilber-Korns im Film) und das Verhältnis Phosphor zu Bindemittel beeinflussen die Folienunschärfe (s. Kap. 2). Die *spezifische Dichte des Phosphors* hat Einfluss auf die Ausbeute an Fluoreszenslicht. Mit Zunahme der Dichte steigt die Absorption in der Folie, die Ausbeute an Fluoreszenslicht sowie die Folienunschärfe. Nimmt die Korngröße zu, wird die Folie empfindlicher und es kommt wiederum zum Anstieg der Unschärfe.

Die *Emulsionsdicke* als Verhältnis des Phosphors zum Bindemittel hat direkt Einfluss auf die Bildschärfe. Ist der Anteil des Phosphors zum Bindemittel höher, kann die Emulsion dünner aufgetragen werden und die Schärfe der Folie steigt.

Für die Empfindlichkeit des Film-Folien-Systems ist es wichtig, dass die *spektrale Empfindlichkeit* des Films an das Emissionsspektrum des Phosphors (grünes oder blaues Licht) angepasst ist. Wird diese Voraussetzung nicht eingehalten, sinkt die Empfindlichkeit und das System überträgt weniger Informationen.

Schutzschicht

Die Schutzschicht als oberste Folienschicht besteht aus Kunstharz und kann durch ihre Beschaffenheit und ihre Schichtdicke Einfluss auf die Schärfe der Folie ausüben. Eine zu raue Oberfläche erhöht die Folienunschärfe und beeinflusst das Folienrauschen. Aufgabe der Schutzschicht ist es, die empfindliche Phosphorschicht vor Feuchtigkeit und mechanischen Schädigungen zu schützen; außerdem ermöglicht sie das gleichmäßige Entweichen der eingeschlossenen Luft in der Kassette und schafft dadurch einen guten Kontakt zwischen Film und Folie, was sich ebenfalls auf die Schärfe auswirkt.

Reinigung von Mammographiefolien

Artefakte wie Staub- und Schmutzpartikel erschweren die Interpretation einer Mammographieaufnahme. Es ist deshalb ratsam, die Folien täglich zu reinigen. Da Seltene-Erden-Phosphore hygroskopisch sind, sollten sie keinesfalls mit Wasser gereinigt werden, da es sonst zu einer Verfärbung der Schutzschicht und damit zu einer verminderten Lichtabgabe sowie einem Verlust an Empfindlichkeit kommen kann. Eine weitere Folge der Bindung des Wassers an die Phosphore kann die Zerstörung der Folienoberfläche mit daraus resultierenden Artefakten in Form von kleinen Punkten und Sternchen sein.

Vorgehensweise

- Staub mit einem weichen Pinsel entfernen.
- Tief eingedrungenen Schmutz mit einem fusselfreien Tuch (wie Brillenputztuch), das mit einem speziellen Folienreinigungsmittel angefeuchtet wurde, entfernen.
- Die Folie sollte mindestens 15 min *offen* nachtrocknen. (Sind die Folien bei Einlegen des Films noch nicht vollständig abgetrocknet, kommt es zur Artefaktbildung in Form von kleinen schwarzen Punkten.)
  Sie sollte *nicht* mit einem trockenem Tuch nachgerieben werden, da durch Reibung oder Druck elektrostatische Aufladungen der Folienoberfläche entstehen, die sich dann zum Film hin entladen und „Blitzfiguren" in verschiedenen Formen wie Flecke, Punkte oder Blitze auf dem Film erzeugen.
- Um ein Nachleuchten und dadurch ein Vorbelichten des Films zu verhindern, sollte der Film erst nach kurzzeitigem Schließen des Kassettendeckels eingelegt werden.

Mammographiekassette

Die Kassette als lichtdichter Behälter für Verstärkerfolie und Film ist mit ausschlaggebend für einen engen und ganzflächigen Film-Folien-Kontakt. Bei einem optimalen Anpressdruck wird ein in der Folie erzeugter Lichtpunkt als vergleichbarer Punkt auf dem Film dargestellt. Ist der Kontakt schwach, wird dieser Lichtpunkt eine unscharfe Abbildung erzeugen.

Um bei den heute verwendeten, weniger formstabilen Kunststoffkassetten einen optimalen Anpressdruck zu haben, sollte zwischen Beladen und Belichten etwa 10 min Wartezeit liegen, da die eingeschlossene Luft langsamer entweicht als bei den früher verwendeten Metallkassetten. Wird mit Tageslichtsystemen entwickelt, ist die *Geschwindigkeit*, mit der ein optimaler Kontakt zwischen Film und Folie erzeugt wird, ein wichtiges Gütekriterium.

Damit Unregelmäßigkeiten exakt zugeordnet werden können, ist es unbedingt notwendig, alle Kassetten einschließlich der Folien so zu beschriften, dass die entsprechende Kassettennummer auf dem belichteten Film erkennbar ist.

Anforderungen an eine Mammographiekassette

Folgende Anforderungen werden an eine Mammographiekassette gestellt:

- Geringe Distanz zwischen Filmkante und äußerem Kassettenrand zum Ausschluss von brustwandnahen Abbildungsverlusten.
- Geringe Absorption des Kassettenmaterials, um die Aufhärtung der Röntgenstrahlung zur Röhrenseite hin so niedrig wie möglich zu halten.
- Die Kassette sollte einfach zu öffnen und zu schließen sein, jedoch muss die Verschlusssicherheit gewährleistet sein.
- Ein Filmindikator erleichtert die Handhabung und unterstützt den Strahlenschutz.

Filmverarbeitung

Optimale Ergebnisse bei der Verarbeitung von Mammographiefilmen können nur erreicht werden, wenn die Verarbeitungsbedingungen an den Mammographiefilm angepasst sind. Dies ist in vielen Abteilungen nicht gegeben, da die Anzahl der angefertigten Mammographieaufnahmen für eine spezielle eigene Filmverarbeitung nicht ausreicht.

Verarbeitungsprozess

Bei der Belichtung des Röntgenfilms werden im Kristallgitter des Silberhalogenids Elektronen abgespalten, die sich an Störstellen (Gold- und Schwefelverbindungen an der Oberfläche des Kristallgitters, die die Kristallstruktur unterbrechen) anlagern. Diese Störstellen oder *Reifekeime* werden zu Negativzentren, die die Silberionen anziehen und entladen, so dass eine Reduktion zu elementarem Silber eintreten kann. An den Stellen, die von Lichtphotonen mit genügend hoher Energie getroffen werden, bilden sich aus den Reifekeimen entwickelbare Silberkeime. Auf diese Weise entsteht in der Emulsionsschicht ein noch unsichtbares latentes Bild.

Entwicklung

Die Entwicklung ist der Vorgang, bei dem dieses latente Bild durch Reduktion zu metallischem Silber sichtbar gemacht wird. Dafür benötigen die Entwicklersubstanzen ein alkalisches Milieu, das mit Hilfe von Pufferlösungen erreicht wird. Der typische pH-Bereich von frischem Entwickler liegt zwischen pH 9,5 und pH 10,5; durch Interaktion mit der Filmemulsion sinkt der pH-Wert etwas ab.

Entwicklerlösung

Es gibt energische, weiche und normal arbeitende Entwickler, die zu unterschiedlichen Ergebnissen in der wirksamen Empfindlichkeit (von Belichtungs- und Entwicklungsbedingungen abhängige Empfindlichkeit) und in der Gradation führen.

Die kontrastreichen Entwickler bewirken meistens eine Verstärkung des Körnigkeitseindrucks.

Bestandteile der Entwicklerlösung

Entwicklersubstanzen. Im medizinischen Entwickler verwendet man eine Mischung von Entwicklersubstanzen, v. a. die Kombination Phenidon-Hydrochinon. Die Kombination beider Substanzen hat eine vielfach höhere Aktivität als jeweils eine Einzelne dieser Substanzen. Diesen Effekt nennt man *Super-Additiv-Effekt*.

Pufferlösung oder Beschleuniger. Pufferlösung oder Beschleuniger sind alkalisch reagierende Substanzen wie Natriumkarbonat (Soda), Kaliumkarbonat (Pottasche), Borax etc., die die Funktion haben, den pH-Wert konstant zu halten. Nur in alkalischem Milieu sind Entwicklersubstanzen aktiv. Durch Alkali quillt die Gelatine auf und der Entwickler kann eindringen. Zu viel Alkali erhöht den Grundschleier, da auch unbelichtete Silberbromidkörner mitentwickelt werden.

Konservierungsmittel. Konservierungsmittel wie Natriumsulfit verhindern das Oxydieren des Entwicklers beim Kontakt mit dem Sauerstoff in der Luft und damit die Zersetzung des Entwicklers; sie verlängern dadurch die Aktivitätszeit des Entwicklers.

Härtemittel. Härtemittel gerben die Gelatine und setzen die Quellfähigkeit herab. Der Film nimmt damit weniger Wasser auf und schafft dadurch die Voraussetzungen für die maschinelle Entwicklung.

Antischleiermittel. Antischleiermittel werden der Entwicklerflüssigkeit zugesetzt und durch Interaktion mit dem Film während des Entwicklungsprozesses gebildet (z. B. Kaliumbromid). Das Ziel ist es, dass der Entwickler nur auf die Körner der Emulsion wirkt, die durch die Belichtung in ein latentes Bild umgewandelt wurden. Tatsächlich aber erfahren auch unbelichtete Körner – wenn auch in geringem Maße – eine Entwicklung. Die sich daraus ergebende relative Schwärzung nennt man *Entwicklungsschleier*.

Bei Zusatz eines Antischleiermittels bildet sich ein solcher Schleier langsamer als das zu entwickelnde Bild. Auch wird die Entwicklung von Bromsilberkristallen, die nur sehr wenig angeregt wurden, verhindert oder verzögert.Unter der Voraussetzung einer „normalen" Entwicklungszeit ist dieser Schleier kaum wahrnehmbar; bei verlängerter Entwicklungszeit kann er störend wirken.

Verarbeitungszeit

Die Verarbeitungszeit ist unbedingt auf den jeweiligen Filmtyp, den Entwicklungsmaschinentyp, die Temperatur und die Chemie abzustimmen. Bei *Verlängerung* der Entwicklungszeit steigt bis zu einer gewissen Zeit der Kontrast an; darüber hinaus nimmt der Schleier stark zu und der Kontrast sinkt. Die wirksame Empfindlichkeit und die Körnigkeit erhöhen sich mit der Verlängerung der Entwicklungszeit. Infolge des Kontrastanstiegs nimmt der Belichtungsspielraum ab.

Durch eine *Verringerung* der Entwicklungszeit tritt eine gegenteilige Wirkung ein, nämlich eine Abnahme der Empfindlichkeit, der Körnigkeit und des Kontrastfaktors bei gleichzeitiger Erhöhung des Belichtungsspielraums.

Bei früheren Mammographiefilmen war eine Verlängerung der Entwicklungszeit angezeigt. Dies brachte folgende *Vorteile:*

- höhere Empfindlichkeit und Mehrinformationen im Fußbereich,
- höheren Kontrast,
- geringere Dosis, was v. a. bei dichten Mammae vorteilhaft war,
- kürzere Belichtungszeiten,
- geringere Bewegungsunschärfe,
- längere Haltbarkeit der Röntgenröhre.

Der *Nachteil* einer Verarbeitungsverlängerung ist eine Erhöhung des Grundschleiers.

Auch ist in vielen Abteilungen eine Langzeitentwicklung aus wirtschaftlichen Gründen nicht möglich.

Verarbeitungstemperatur

Jeder Entwickler hat einen systemtypischen Arbeitsbereich, der in den Herstellerangaben ausgewiesen ist. Dies bedeutet, dass ein Entwickler so zusammengesetzt ist, dass er mit einem bestimmten Filmtyp, einem bestimmten Entwicklungsmaschinentyp, einer bestimmten Verarbeitungszeit und einer bestimmten Temperatur eine bestimmte Bildqualität (Schleier, Körnigkeit, Empfindlichkeit, Kontrast) erzielt.

Temperatursenkung bei gleichen Verarbeitungsbedingungen bewirkt:

- Empfindlichkeitsminderung,
- Kontrastminderung,
- Schleiererniedrigung.

Bei zu niedrigen Temperaturen verliert die Emulsion an Härtung und ist somit empfindlicher gegen mechanische Einflüsse wie Rollenabdrücke etc.

Eine *Temperaturerhöhung* bei gleichen Verarbeitungsbedingungen bewirkt:

- Empfindlichkeitserhöhung,
- Kontrasterhöhung,
- leichten Schleieranstieg.

Bei zu hohen Temperaturen verschlechtert sich die Bildqualität erheblich, da sich Empfindlichkeit und Kontrast nur noch unwesentlich erhöhen, die Schleierbildung jedoch enorm zunimmt, was zu einem deutlichen Kontrastverlust führt. Des Weiteren verstärkt sich der Körnigkeitseindruck des Films.

Fixierung

Die Fixierung in der Entwicklungsmaschine läuft im sauren Bereich zwischen pH 4,2 und pH 4,8 ab. Sie hat die Aufgabe, das Bild zu klären, indem sie die unbelichteten, in Wasser unlöslichen Silberbromidkörner in ein leicht lösliches Salz, das Silberthiosulfatsalz, umwandelt. Dabei steigt die Silbersalzkonzentration im Fixierbad an, mit der Folge, dass sich – je höher die Konzentration ist – die Klärzeit (Fixierzeit) verlängert. Ist die Konzentration zu hoch (Messung mit Silberprüfpapier, die Grenze liegt bei 6 g/l), wird der Film nur ungenügend fixiert; die unbelichteten Stellen sind nicht klar, sondern trüb und die Haltbarkeitszeit ist nicht mehr gewährleistet.

Wässerung

Das Ziel der Wässerung ist das vollständige Auswaschen der Silbersalze. Dabei sind 2 Faktoren von Wichtigkeit:

- eine gute Wasserzirkulation und
- eine ständige Wassererneuerung, damit so viele Silbersalze wie möglich herausgelöst werden können. Bei Spülwasser mit hoher Silbersalzkonzentration ist dies nur bedingt möglich. Verbleiben zu viele Salze in der Emulsion, beginnt das Bad sich zu zersetzen, der Film wird nach kurzer Zeit gelb und die vorgeschriebene Archivierungszeit ist nicht erfüllbar.

Eine gute Wasserzirkulation und eine ständige Wassererneuerung hilft neben dem Einbau von Wasserfiltern das organische Wachstum im Wassertank zu reduzieren.

Trocknung

Bei diesem Arbeitsgang ist die *Härtung* der Emulsion von großer Bedeutung. Beim Transport zwischen den Walzen unterliegt die Filmemulsion einem sich ständig ändernden Druck. Bei zu hohem Walzendruck wird die Oberfläche des Films verletzt und die Artefakte im Mammogramm erhöhen sich. Dies erschwert die Befundung erheblich.

Stabilität in der Filmverarbeitung

Um eine gleichbleibend gute Bildqualität zu haben, sind konstante Verarbeitungsbedingungen Voraussetzung (Abb. 3.**13**). Das Maximum an Stabilität kann jedoch nur erreicht und gehalten werden, wenn Mammographiefilme in einer separaten Entwicklungsmaschine verarbeitet werden. Dies ist darin begründet, dass jede Emulsion ihre eigene Technologie hat und somit ihre eigenen Verarbeitungskonditionen benötigt. Weitere wichtige Faktoren für die Stabilität der Verarbeitung sind die Auslastung der Maschine (Verhältnis Tankvolumen zu Anzahl der verarbeiteten Filme) und die Aktivität des Entwicklers, also sein Kaliumbromidgehalt und sein pH-Wert.

Mit einer bestimmten *Regenerator- und Startermenge* wird die Aktivität, die sich während des Verarbeitungsprozesses verändern würde, stabil gehalten.

Regenerator

Während des Verarbeitungsprozesses „verbraucht" sich der Entwickler. Dieser Aktivitätsverlust wird durch den Zufluss von Regenerat, einer Entwicklersubstanz mit hoher Konzentration und wenig (oder ohne) Kaliumbromid, ausgeglichen. Die Aktivität kann jedoch nicht unendlich durch Regenerator kompensiert werden, da ab einem

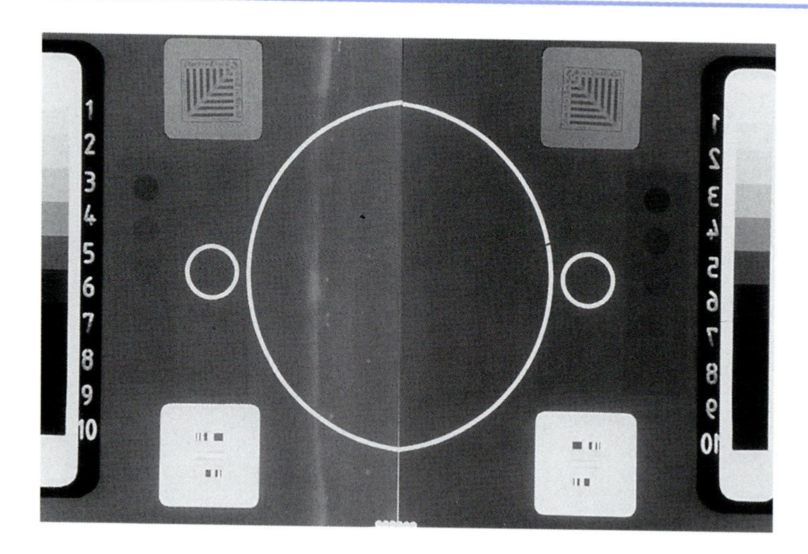

Abb. 3.**13** Phantomaufnahme als Beispiel für optimale und für unzureichende Verarbeitungsbedingungen.
Belichtung: am selben Mammographiegerät. Verarbeitung: bei gleichen Verarbeitungsparametern, jedoch mit unterschiedlichen Entwicklungsmaschinen und unterschiedlicher Auslastung.

bestimmten Verhältnis eine Grundschleiererhöhung eintritt, die einen Neuansatz in der Maschine nötig macht. Auch nimmt aufgrund der Zunahme von Kaliumbromid die Körnigkeit des Films zu und Auflösungsvermögen und Detailerkennbarkeit nehmen ab.

Die Regeneriermenge wird auf die Verarbeitungsbedingungen wie Einzugsgeschwindigkeit, Einlauflänge des Films, Filmmenge pro Tag, Filmart, Chemieart und Filmzusammensetzung (nur Mammographiefilme oder mit verschiedenen Filmsorten zusammen und zu welchem Anteil) abgestimmt.

Starterlösung

Die Starterlösung mit ihrem hohen Kaliumbromid- und Kaliumjodidgehalt beeinflusst den Schleier und durch pH-Wert-Änderung die Empfindlichkeit. Beim Neuansatz mit frischer Entwicklerlösung (ohne Kaliumbromid) ist die Aktivität des Entwicklers sehr hoch. Ziel ist, auch nach Neuansatz durch Zugabe von Starter den Normalzustand in puncto Empfindlichkeit und Schleier wieder herzustellen. Die Schwierigkeit ist, dass dieser Zustand nicht allgemeingültig definiert werden kann, sondern von der verwendeten Chemie, der Filmsortierung und vom Filmtyp abhängig ist. Je weiter die Technologie der zusammen verarbeiteten Filme auseinander liegt – z. B. Mammographiefilme und Laserfilme – desto schwieriger wird es, korrigierend einzugreifen. Im Grunde genommen würde jeder Filmtyp seinen eigenen Starter benötigen, was in Praxis jedoch nicht durchführbar ist.

Entwicklungsmaschine für Mammographiefilme

Mammographiefilme reagieren sehr schnell auf Schwankungen in der Filmverarbeitung und – aufgrund ihrer dickeren Emulsionsschicht – sehr empfindlich auf mechanische Einwirkungen. Um eine optimale Bildqualität zu erhalten, sollten zur Filmverarbeitung spezielle Entwicklungsmaschinen eingesetzt werden. Folgende Parameter sind dabei zu beachten:

- Eine *separate* Verarbeitung für Mammographiefilme, um Chemietyp, Starter, Regeneriermenge, Entwicklungszeit, Entwicklungstemperatur und den Walzenandruck auf den Mammographiefilm abstimmen zu können, ist notwendig.
- Ein Tageslichtsystem wäre von Vorteil, um Artefakte, die durch Fingerabdrücke verursacht werden, auszuschließen und Staubartefakte zu reduzieren.
- Zur Gewährleistung der Stabilität der Verarbeitung ist eine automatische, an die jeweilige Situation angepasste Regenerierung (*jog cycle*) sinnvoll.
- Materialbeschaffenheit und Anordnung der Walzen sollten auf die Bedürfnisse einer hochempfindlichen Emulsion abgestimmt sein.
- Es sollte eine Entwicklungsmaschine mit Racks verwendet werden.
- Zu kleine (*table-top*) Geräte sind für die Stabilität ungeeignet.

Dunkelkammerbedingungen

Sensibilisierung

Silberbromid ist für die Farben Blaugrün, Blau, Violett und Ultraviolett empfindlich. Dies bedeutet, dass Wellenlängen von ca. 530–350 nm registriert werden. Enthält das Licht längerwellige Anteile als 530 nm, werden Emulsionen benötigt, die für diese Wellenlänge empfindlich gemacht werden, d. h. sensibilisiert werden müssen. Dies wird durch die Anlagerung von Farbstoffen an das Silberbromid erreicht, die das langwellige Licht so transformieren, dass der Photoeffekt in Gang gesetzt wird.

Calciumwolframat liegt genau im Bereich der natürlichen Empfindlichkeit von Silberbromid; somit können unsensibilisierte Emulsionen verwendet werden. Auch die Blau leuchtenden Seltene-Erden-Folien haben ihr Emissionsmaximum zwischen 400 und 500 nm.

Für *Grün leuchtende Seltene-Erden-Folien,* die vorwiegend bei Mammographiesystemen Verwendung finden, werden orthochromatisch sensibilisierte Emulsionen eingesetzt. Dies bedeutet, dass ihre spektrale Empfindlichkeit bis etwa 600 nm erweitert werden muss und dass diese Emulsionen zusätzlich die Farben Grün und Gelb registrieren. Für Rot sind sie blind, sodass sie unter rotem Dunkelkammerlicht verarbeitet werden können.

Dunkelkammerbeleuchtung

Es sollte eine *Hellbeleuchtung* (aktinische) und eine *Dunkelbeleuchtung* (inaktinische) zur Verfügung stehen. Die Hellbeleuchtung wird sinnvollerweise über der normalen Schulterhöhe angebracht und wird für Reinigungsarbeiten und Reparaturen benötigt. Die Dunkelbeleuchtung muss auf das jeweilige Spektrum des Films abgestimmt sein. Bei grünempfindlichen Mammographiefilmen sollte mit einem roten Filter und einem roten Licht (z. B. Kodak GBX-2 mit einer Glühbirne von 7,5–15 W) und einem Abstand von 1,20 m von der Arbeitsfläche gearbeitet werden.

Da jede noch so gute Dunkelkammerbeleuchtung noch aktinische Lichtanteile enthält, muss unter Berücksichtigung der Einwirkzeit ein Kompromiss zwischen großer Sicherheit und starker Helligkeit gefunden werden. Nach jedem Eingriff in die Beleuchtungstechnik (Glühbirnen- oder Filterwechsel) und mindestens einmal jährlich (EUREF halbjährlich) sollte ein Lichtsicherheitstest (s. Kap. 7) durchgeführt werden. Vor dem Lichtsicherheitstest sollte Störlicht beseitigt werden:

- Fehler in der Abdichtung des Türrahmens, Schlüsselloch, Mauerritzen sowie Löcher in der Verdunklungsanlage können *weißes Licht* eindringen lassen.
- Nicht abgedeckte Signallampen enthalten oft Glimmlampen oder andere Lichtquellen mit starkem UV-Anteil. Die farbigen Abdeckungen sperren die kurzwelligen Anteile oft nur bis Blau aus, lassen aber das *aktinische UV-Licht* ungehindert durch und sollten deshalb abgedeckt werden.
- Die Dunkelbeleuchtung ist zu hell, da
  - der Abstand zur Arbeitsfläche zu gering ist,
  - die Glühbirne zu hell ist,
  - Risse im Filter sind,
  - eine Glasscheibe zerbrochen ist,
  - sonstige Defekte des Lampengehäuses vorliegen.

Belüftung und Entlüftung der Dunkelkammer

Die Dunkelkammer ist oft nicht gerade der angenehmste Ort – auch was das Raumklima betrifft. Dies ist dadurch nicht besser geworden, dass in vielen Abteilungen mit Tageslichtsystemen gearbeitet wird und die Dunkelkammer „nur noch" für Mammographieaufnahmen, Sonographie- und Duplikatfilme und/oder Sonderformate genutzt wird. Da die Arbeit mit Chemikalien und die Maßnahmen, die eine Dunkelkammer lichtsicher machen, zu erheblichen Einschränkungen in der Luftzirkulation führen, sollte für eine gleichmäßige Zu- und Abluft gesorgt werden. Die Lufttemperatur sollte zwischen 20 °C und 23 °C und die Luftfeuchtigkeit zwischen 40 % und 65 % liegen.

Vorbeugende Maßnahmen zur Verringerung von Artefakten

Folgende Maßnahmen können helfen, Artefakte zu verringern:

- Trennung von Nass- und Trockenarbeitsplatz: Der Dunkelkammertisch und der Eingabetisch der Entwicklungsmaschine sollte nicht mit Feuchtigkeit wie Wasser und Chemie in Berührung kommen, da dies auf unverarbeiteten Filmen zu deutlich sichtbaren Fehlern auf dem Röntgenbild führen kann. Verunreinigung vor der Belichtung führen zu „hellen" Artefakten; Verunreinigung nach der Belichtung ergeben „dunkle" Artefakte.

- Staubfreie Dunkelkammer: Staub erschwert die Differenzierung von Mikrokalk, deshalb:
  - keine Kartons oder Papier lagern,
  - wenig Regale und kein Teppichboden,
  - kein Aschenbecher mit Asche,
  - täglich den Fußboden nass wischen,
  - Dunkelkammer- und Filmeingabetisch täglich mit antistatischem Reinigungsmittel säubern.
- Das Tageslichtsystem sollte nicht als Ablage benutzt werden.
- Luftfeuchtigkeit zwischen 40% und 65%; bei zu trockener Luft ist mit einem vermehrten Auftreten von elektrostatischen Entladungen zu rechnen!
- Tägliche Reinigung der Umlenkrollen
  - unter fließendem Wasser mit weichem Schwamm,
  - jeden Abend den Deckel querstellen, damit Dämpfe keinen Niederschlag auf den Walzen bilden können,
  - morgens Reinigungsfilme durchgeben, damit die restlichen Ablagerungen entfernt werden und gleichzeitig als Kontrolle, ob die Umlenkrollen richtig eingesetzt sind; nicht entfernter Schmutz auf den Walzen kann zu *Druckschleiern* auf dem Mammogramm führen!
- Vorsicht beim Ölen der Zahnräder, v.a. im Entwicklerrack! Ölflecke erscheinen in Form von kleinen, weißen, punktförmigen Artefakten im Röntgenbild.
- Austausch defekter Walzen: Sie können Schichtausrisse bewirken! Schichtausrisse zeigen sich als hell leuchtende, klare, scharfberandete Strukturen – im Gegensatz zu Staub, der sich etwas dunkler und in der Randbegrenzung leicht „zurückgenommen“ darstellt. Defekte Walzen können auch elektrostatische Entladungen auslösen.
- Beim Folienwechsel in bestehende Kassetten beachten:
  - exaktes Einkleben,
  - spezielle Klebestreifen verwenden,
  - Klebestreifen an der richtigen Stelle anbringen: Der Klebestreifen kann zu einer vermehrten Absorption hinter der Folie führen, was eine geringere Reflexion der Strahlung und an dieser Stelle ein Artefakt zur Folge haben könnte.
- Tägliche Reinigung der Folien, dabei ist zu beachten:
  - nicht trocken reiben (Entstehung von elektrostatischen Entladungen),
  - vollständig abtrocknen lassen (Vermeidung von schwarzen, punkförmigen Artefakten).
- Kassetten nach dem Entwickeln schließen und nicht geöffnet lagern (Artefakte durch Staub und mechanische Verletzungen der Folie).
- Sorgfältiges Filmhandling:
  - Film nur an der äußersten Filmkante anfassen, um Druckbelichtungen zu vermeiden. Das Silberhalogenid wird „zur Seite gedrückt“ und es entsteht eine helle Stelle im Röntgenbild (bei Fingerabdrücken vor der Belichtung).
  - Film sorgsam einlegen! Schwenken des Films veruracht helle Streifen.
  - Fingernägel kurz halten, um Kratzer auf Folie und Film zu vermeiden.
  - Filmpackungen stehend und nicht liegend lagern, um Druckartefakte zu vermeiden.
  - Filmpackungen nach Verfallsdatum lagern. Bei langen Lagerzeiten kann es zur Grundschleiererhöhung kommen.
  - Filme vor Fremdbelichtung wie Röntgenstrahlen und Hitze schützen (Grundschleiererhöhung!)
  - Filme trocken lagern (Artefakte in Form von schwarzen Punkten).

Test zur Ursachenfindung bei Artefakten

Ausschluss bzw. Ursache Folie

- Folie wird bei Tageslicht auf Verunreinigung überprüft,
- Folie und Kassetteninnenraum mit Folienreiniger vorsichtig reinigen,
- bei geöffneter Kassette trocknen lassen,
- Kassettendeckel schließen, kurz warten (Nachleuchten) und dann erst Film einlegen,
- Kontrollaufnahme mit Plexiglasplatten oder Prüfkörper ohne Strukturplatte.

Ausschluss bzw. Ursache Entwicklungsmaschine

- Zwei Mammographiefilme mit Tageslicht belichten,
- ersten Film mit Schichtseite nach unten entwickeln,
- zweiten Film mit Schichtseite nach oben entwickeln,
- Filme im abgedunkelten Raum am eingeblendeten Leuchtkasten beurteilen,
- Artefakte? Überprüfung der Entwicklungsmaschine durch die Technik.

Verarbeitungsfehler und mögliche Ursachen

Die technische Grundausstattung für die Verarbeitung von Mammographieaufnahmen ist sehr unterschiedlich. In einigen Abteilungen wird mit Mammographie-Tageslichtsystemen gearbeitet; andere Abteilungen verarbeiten Laserfilme, konventionelle Filme und Mammographiefilme in der selben Maschine oder die „Notfall-Duka-Maschine" wird für Mammographieaufnahmen, Sonographiefilme, Duplikatfilme, Sonderformate und Thoraxaufnahmen der Intensivstation genutzt.

! Aus diesem Grunde soll in diesem Kapitel auch auf Fehler eingegangen werden, die bei einer mammographieoptimierten Tageslichtentwicklung nicht mehr auftreten.

Röntgenaufnahme dunkel

- Entwicklertemperatur zu hoch,
- kein Starter nach Neuansatz,
- Entwickleransatz zu konzentriert,
- Regenerierung zu hoch eingestellt.

Röntgenaufnahme hell

- Neuansatz stark verdünnt,
- zu viel Starter im Neuansatz.

Röntgenaufnahme flau

- Fixierbad wurde in den Entwickler verschleppt,
- Reinigungschemikalien wurden nicht neutralisiert,
- Regenerierung wurde zu niedrig eingestellt,
- Film wurde vor Erreichen der Solltemperatur eingegeben und dadurch unterentwickelt,
- ungenügend fixierte Filme wurden nochmals durch das Fixierbad, Wässerung und Trocknung geschickt,
- Umwälzpumpe ausgefallen,
- zu wenig Entwicklerlösung im Tank,
- zu niedrige Entwicklertemperatur.

Röntgenaufnahme milchig

- Ungenügend fixiert, da Film vor Erreichen der Solltemperatur eingegeben wurde,
- Fixierbad übersäuert,
- Silbergehalt im Fixierbad zu hoch,
- Schlusswässerung zu selten gewechselt, deshalb hoher Silbersalzgehalt und dadurch ungenügende Wässerung
- zu geringer Wasserzufluss, (Wasserhahn nicht aufgedreht, ungenügender Wasserdruck, genereller Druckabfall in der Hauswasserversorgung),
- Fixierbad wird nicht umgewälzt, da Umwälzpumpe ausgefallen.

Röntgenaufnahme nass

- Ungenügende Fixierung, da Film vor Erreichen der Solltemperatur eingegeben wurde oder Temperatur des Fixierbads zu niedrig,
- Trocknungstemperatur zu niedrig,
- zu schwacher Rollenandruck, dadurch zu geringes Abquetschen der Filme, Trocknung reicht nicht aus,
- zu wenig Härter in den Bädern, dadurch vermehrte Quellung der Gelatine und vermehrte Wasseraufnahme, Trocknung reicht nicht aus,
- zu hohe Bädertemperatur, dadurch vermehrte Gelatinequellung und vermehrte Wasseraufnahme, Trocknung reicht nicht aus,
- defekter Gebläsemotor, dadurch ungenügende Luftzirkulation und ungenügende Trocknung,
- Konzentrate falsch gemischt, zu viel Wasser zugefügt oder ein Teil vergessen.

Röntgenaufnahme verschmutzt

- Rollen nicht gereinigt, angetrocknete Gelatine-, Kalk- und Algenablagerungen lösen sich nach und nach,
- zu unregelmäßige Wartungen, um Algenbildung, Gelatine- und Kalkablagerungen zu entfernen,
- fehlender oder verstopfter Wasserfilter: Schwebeteilchen werden nicht entfernt,
- organisches Wachstum ist erhöht, da aufgrund von Schwankungen in der Mischanlage zu heißes Wasser in die Maschine gelangt,
- Chemikalienflecke, da keine Trennung von Trocken- und Nassarbeitsplatz und z.B. „gebrauchtes" silberhaltiges Fixierbad den Dunkelkammertisch und anschließend die Filme verschmutzt,
- Maschine über Nacht nicht geöffnet, dadurch Oxidationsniederschläge auf den Walzen und somit auf den Filmen,
- Schlusswässerung wird nur selten entleert und dadurch verstärkte Algenbildung.

Röntgenaufnahme gelb-bräunlich

- Ungenügende Fixierung aufgrund von zu niedriger Fixierbadtemperatur oder zu hoher Silbersalzgehalt,
- zu geringer Rollenanpressdruck und dadurch Verschleppung von Fixier in die Wässerung,
- verschleppter Entwickler ins Fixier durch zu geringen Rollenanpressdruck, daraus resultieren gelbe Schleier.

Röntgenaufnahme mit erhöhtem Grundschleier

- Vorbelichtung durch:
  - falsche Filmlagerung (Röntgenstrahlen, feuchte Räume, zu nahe an der Heizung, am Sonnenfenster oder zu nahe an den Chemikalien, zu hohe Raumtemperatur),
  - ungeeignete Dunkelkammerbedingungen wie falsches Dunkelkammerlicht, poröse Stellen in Verdunklungsanlage, undichte Tür, defektes Filter, zu geringer Abstand zwischen Dunkelkammerlampe und Arbeitsfläche, zu helle Dunkelkammerbeleuchtung,
  - undichte Filmkartons bzw. Vorratsmagazin,
- zu hohe Entwicklertemperatur,
- zu hohe Entwicklerkonzentration,
- zu seltener Neuansatz und ständiges Ausgleichen der Aktivität durch Regenerator,
- Nachleuchten der Folie nach Öffnen der Kassette in hellem Licht und sofortigem Einlegen des Films,
- Filme zu alt zu lange gelagert.

Röntgenaufnahme mit Druckschwärzungen

Ungereinigte Umlenkrollen: Nach längerer Zeit entstehen Erhebungen auf den Rollen, die zu Druckschwärzungen führen.

Röntgenaufnahme mit Druckschleier

- Defekte Walzen,
- Abdrücke durch Fingerkuppen,
- liegende statt stehende Filmlagerung.

Röntgenaufnahme mit Streifenbildung

- Defekte Rollen,
- zu starker Walzenandruck,
- Umwälzpumpe im Entwickler kaputt, dadurch keine Bewegung des Films am Anfang der Entwicklung,
- Schwenken des Films beim Einlegen.

Röntgenaufnahme schleierig, hell, kontrastarm, u.U. bräunlich

Der Entwickler kann mit sauren Substanzen verunreinigt sein.

Röntgenaufnahme mit erhöhter Körnigkeit

- Zu langes Auffrischen des Entwicklers mit Regenerator (zu seltener Neuansatz),
- zu hohe Entwicklungstemperatur,
- zu kontrastreiche Entwicklerlösung,
- Lagerung zu nahe an der Heizung oder in der Sonne, zu warme Raumtemperatur.

4 Vorüberlegungen zur Mammographie

Vertrauensverhältnis schaffen

Wichtigste Voraussetzung für eine optimale Einstelltechnik ist neben einer guten Patientenaufklärung bezüglich Untersuchungsvorgang, Notwendigkeit und Vorteile einer guten Kompression die Fähigkeit der MTRA, innerhalb kurzer Zeit eine Atmosphäre des Vertrauens schaffen zu können. Die Patientin sollte sich als individuelle Persönlichkeit respektiert, behandelt und angenommen fühlen. Aufmerksames Zuhören und Achten auf die Körpersprache des Gegenübers kann „fühlbar" machen, was die jeweilige Frau benötigt, um sich locker und ohne Angst der Untersuchung unterziehen zu können.

Es sollte dabei bedacht werden, dass eine klinische Patientin mit anderen Ängsten behaftet ist als eine Frau, die ohne Krankheitssymptome zur Vorsorgemammographie kommt.

Diese Ängste zu erspüren, sie mit psychologischem Geschick und einfühlsamer Gesprächsführung abbauen zu können, zeichnet eine gute MTRA aus. Der Erfolg zeigt sich in der Mammographieaufnahme, denn nur entspanntes Brustgewebe kann vollständig in die Filmebene gezogen werden, wodurch auf der c/c-Aufnahme die brustwandnahe Abbildung des Pektoralmuskels möglich wird. Bei der Schrägaufnahme zeigt sich ebenfalls deutlich, ob der Brustmuskel unter Anspannung aufgenommen wurde oder bei Anfertigung der Aufnahme entspannt war. Bei entspannter Muskulatur zeigt sich die vordere Begrenzung leicht nach außen (konvex) gewölbt.

Ein weiterer wichtiger Aspekt ist, dass bei lockerer Muskulatur höhere Kompressionsdrucke erzielt werden können – und dies bei deutlich weniger Beschwerden.

Schmerzen bei der Mammographie

Um Schmerzen bei der Mammographie zu vermeiden, sollten folgende Faktoren beachtet werden:

- Einbestellung der Patientinnen bis zum 10. Zyklustag, damit die Brust weich und besser komprimierbar ist.
- Angst abbauen, um eine entspannte Muskulatur zu erreichen. Einen „harten" Brustmuskel zu komprimieren, verursacht starke Schmerzen.
- Die Brust sollte *mit der gesamten Hand* angefasst werden und nicht nur mit den Fingerspitzen (Abb. 4.**1**).
  - Brust mit beiden Händen am Brustansatz anfassen; die Hände sind ausgestreckt, sodass die Brust in den Handflächen ruht. Die Fingerspitzen greifen an die Brustwand und ziehen unteres Brustgewebe vollständig in die Filmebene.
  - Brust zwischen beide Handflächen nehmen; die Fingerspitzen der unteren Hand reichen bei der Schräg- und Seitaufnahme bis in die Axillarlinie, um den axillären Brustausläufer vollständig in die Filmebene ziehen zu können (bei c/c-Aufnahmen: Fingerspitzen unterhalb des Brustansatzes bis an die Thoraxwand, um unteres Brustgewebe vollständig zu erfassen). Die obere Hand streicht an der Thoraxwand entlang und liegt auf der Brustoberseite. Die Brust liegt nun zwischen beiden Handflächen und wird von der Brustwand weggezogen, mindestens 2 cm hochgehoben und in die Filmebene gezogen. So werden Zug- und Druckkräfte gleichmäßig auf die gesamte Brust verteilt und ein schmerzfreies Mammographieren ist möglich.
- Filmhalter in Höhe Inframammärfalte: Befindet sich der Filmhalter nicht in dieser Höhe, vergrößert sich der Zug auf Haut und Gewebe der weniger mobilen Brustoberseite, was dann zu Schmerzen führt.

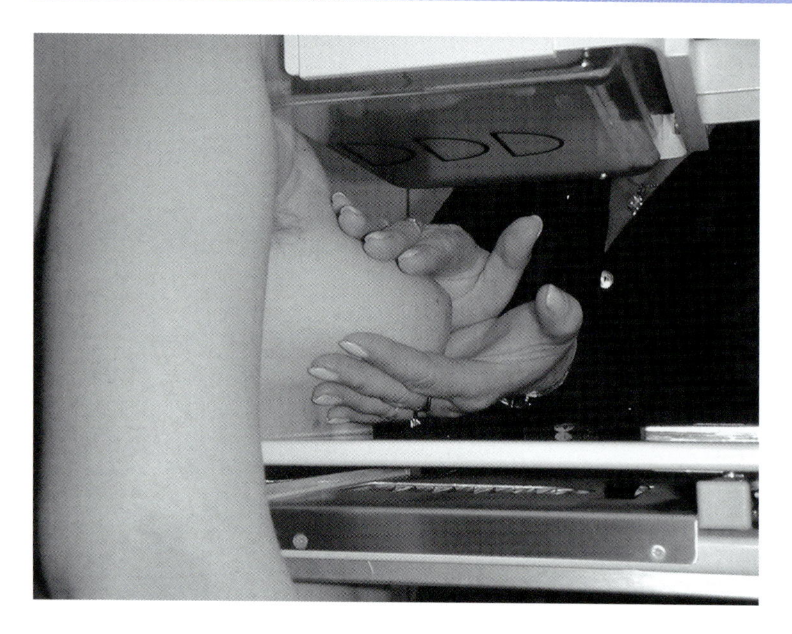

Abb. 4.1 „Schmerzfreies Anfassen" der Brust.

- Einklemmen von Brustgewebe zwischen Brustwand und Filmhalter vermeiden, indem die Brust mindestens 2 cm hochgehoben wird.
- Überängstlichen Frauen das Nachkomprimieren mittels Fußschalter (nach Fixieren der Brust durch die Kompression) selbst überlassen.

Anatomische Situation, gerätetechnische Voraussetzungen und Positionierungstechnik

Das Ursprungsfeld des M. pectoralis major befindet sich medial am Sternum und am inneren Teil der Klavikula; von dort zieht er zum oberen Ende des Humerus und bildet mit seinem Unterrand die vordere Achselfalte. Die *mittlere Schnittebene (Längsachse)* des Drüsenkörpers, dessen Ausläufer sich bis in die Axilla erstrecken, verläuft parallel zum Pektoralmuskel und steht bei senkrechter Röhrenstellung zwischen 45° und 60° (abhängig vom Körperbau der Patientin) zum Auflagetisch (zur Horizontalen).

Bedeutung für die Wahl der Projektionsebene

Wird bei der Schrägaufnahme (Oblique-Aufnahme) der Auflagetisch dem Verlauf des M. pectoralis angepasst und die Brust und deren Ausläufer so weit wie möglich in die Filmebene gezogen, stellt sich der Drüsenkörper unverkürzt dar und die axillären Brustausläufer werden vollständig im Mammogramm erfasst. Mediale Anteile werden bei bestimmten Körperformen u. U. nicht komplett erfasst.

Aufgrund der Thoraxkonvexität, der geraden Kante des Auflagetisches und der Schräglage des Drüsenkörpers sind bei der kraniokaudalen Projektionsebene evtl. Teile des hinteren unteren Brustausläufers nicht vollständig abgebildet (z. B. bei sog. *tail of spence*, wo der axilläre Ausläufer des Drüsenkörpers von dorsomedial um den Rand des Pektoralmuskels zieht). Eine zusätzliche Kleopatra-Aufnahme (verlängerte c/c-Aufnahme) ist in diesen Fällen hilfreich.

Bei der 90°-Seitaufnahme wird aus oben genannten Gründen der Drüsenkörper verkürzt dargestellt und bei bestimmten Körperformen hintere axilläre Ausläufer u. U. nur teilweise im Mammogramm erfasst.

! Die *Schrägaufnahme* gibt den vollständigsten Überblick über alle befundrelevanten Strukturen. Die rein seitliche Aufnahmetechnik (mediolateral oder lateromedial – abhängig von der Lage des Befunds) ist nach wie vor unentbehrlich, v. a. wenn exakte Lagebestimmungen notwendig werden.

Bedeutung für die Einstelltechnik

In 50% der Fälle treten Brusterkrankungen *brustwandnah und im äußeren oberen Quadranten* auf, also in den Bereichen, die aufgrund der anatomischen Verhältnisse und der begrenzten gerätetechnischen Möglichkeiten schwierig zu erfassen sind (Abb. 4.**2**).

! Die Wahl der Projektionsebene sollte an die anatomischen Gegebenheiten angepasst werden.

Im Folgenden sind einige Beispiele genannt:

- Bei *kongenitalen Anomalien* wie bei einer Trichterbrust sind anstelle der Schrägaufnahme zwei getrennte Aufnahmen zu empfehlen: eine hocheingestellte Schrägaufnahme zur vollständigen Darstellung des äußeren oberen Quadranten und eine lateromediale Aufnahme zur Darstellung der medialen und unteren Brustgewebsanteile. Die lateromediale Projektionsebene bietet sich deshalb an, da die seitliche Kante des Filmhalters in die Ausbuchtung des Sternums gelegt werden kann und so die medialen Brustanteile komplett dargestellt werden.
- Bei einer *dezentral liegenden Mamille* ist in vielen Fällen eine zusätzliche Zielaufnahme der Retromamillärregion notwendig.
- Individuelle Besonderheiten: Bei *sehr kleinen festen Brüsten oder bei männlichen Patienten* ist es schwierig, brustwandnahes Gewebe und den äußeren oberen Quadranten in der kraniokaudalen Ebene vollständig zu erfassen; eine kaudokraniale Projektionsebene unter Verwendung einer schmalen Kompressionsplatte kann die Positionierung erleichtern.

Abbildung eines fraglichen Befunds abhängig von der Projektionsebene

Zeigt sich auf dem kraniokaudalen Mammogramm eine auffällige Struktur, so ist es hilfreich zu wissen, in welchem Bereich der Schräg- und Seitaufnahme er am wahrscheinlichsten anzutreffen ist (Abb. 4.**3**).

Stellt sich der Befund im Zentrum der kraniokaudalen Aufnahme dar, findet er sich auf der Schräg- und Seitaufnahme ebenfalls im Zentrum oder leicht oberhalb oder unterhalb der Mamille.

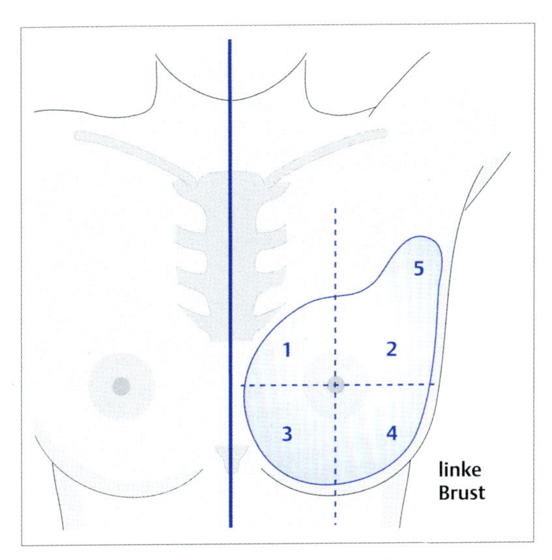

Abb. 4.**2** Einteilung der Brust in 4 Quadranten:
1 = medialer oberer Quadrant
2 = lateraler oberer Quadrant
3 = medialer unterer Quadrant
4 = lateraler unterer Quadrant
5 = axilläre Brustausläufer

Zeigt sich eine verdächtige Struktur auf der c/c-Aufnahme im lateralen Teil des unteren Quadranten, so projiziert er sich auf der Schrägaufnahme oberhalb der Mamille und auf der Seitaufnahme ins Zentrum oder leicht unterhalb der Mamille.

Findet sich der fragliche Befund auf der c/c-Aufnahme im medialen oberen Quadranten, so ist er auf der Schrägaufnahme im unteren Teil und auf der Seitaufnahme im Zentrum oder etwas unterhalb der Mamille dargestellt.

Visuelle Beurteilung der Brust

Zum Ausschluss von Artefakten auf der Haut wie kalkdichte Substanzen in Bodylotions, Deodorant oder Gel- und Zellstoffreste von der vorausgegangenen Ultraschalluntersuchung ist es sinnvoll, die Brust vor der Mammographie mit Alkohol oder einem entfettenden Spray zu reinigen. Ein schöner Nebeneffekt ist das angenehmere Handling bei der Positionierung. Beim Entfetten der Haut kann die Brust gleichzeitig auf sichtbare Veränderungen wie Narben und Warzen untersucht werden; das Eintragen ihrer Lage in ein Formblatt erleichtert die Differenzierung zwischen Narben- und Tumorgewebe (Abb. 4.**4**).

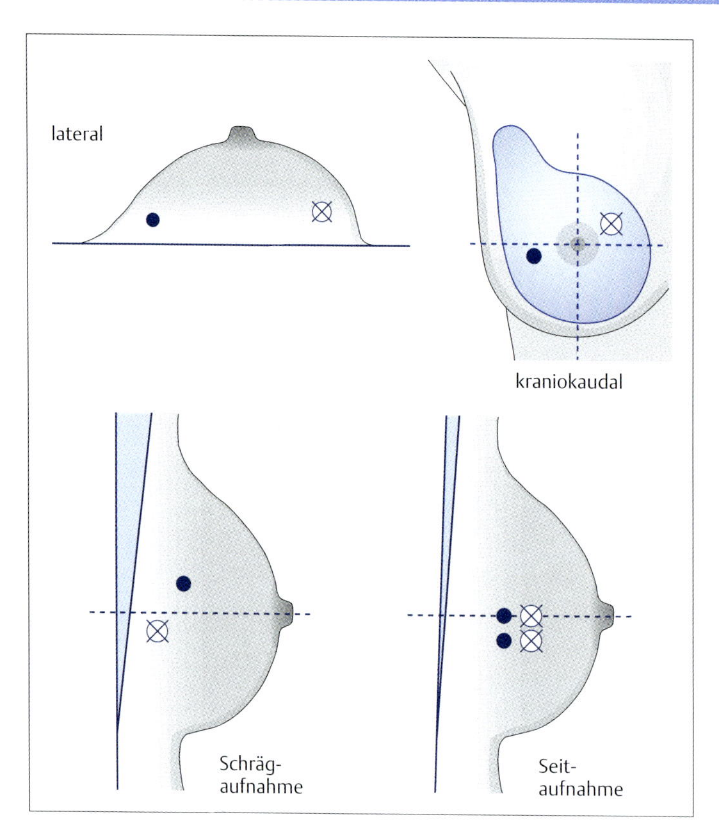

Abb. 4.**3** Schematische Darstellung der Lage eines Befunds auf kraniokaudaler Aufnahme, Schräg- und Seitprojektion.

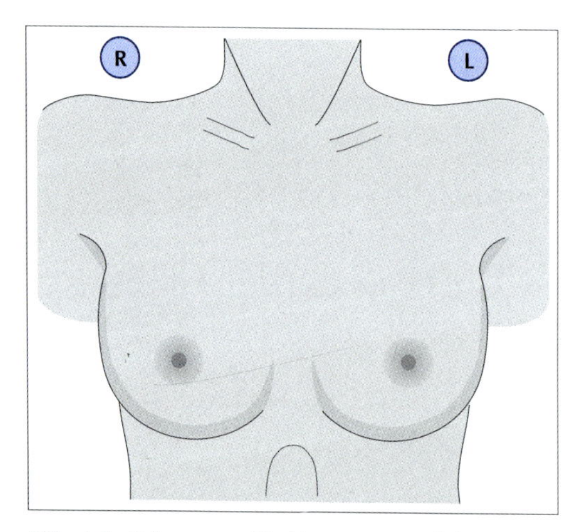

Abb. 4.**4** Schema zur Markierung von sichtbaren Veränderungen.

Kompression der Brust

Eine optimale Kompression (bei Vorsorgepatienten ohne klinische Symptomatik bis die Haut straff gespannt ist – ca. 15 kp) ist nur zu erreichen, wenn die Patientin über Notwendigkeit und Vorteile der Kompression aufgeklärt wird und die Positionierung mit Sorgfalt durchgeführt wird (Angst nehmen, schmerzfreies Anfassen der Brust, richtige Filmhalterhöhe, gesamtes Brustgewebe in die Filmebene ziehen, kein Einklemmen von Brustgewebe, s. Kap. 4).

Vorteile einer guten Kompression

Folgende Argumente können hilfreich sein:

- *Geringere Strahlenbelastung*, da geringere Absorption.
- *Höhere Schärfe* durch
  - Reduktion der geometrischen Unschärfe aufgrund der Verkleinerung des Objekt-Film-Abstands,
  - Reduktion der Bewegungsunschärfe.

- *Höherer Kontrast* durch Verringerung des Streustrahlenanteils: Durch Verringerung der Objektdicke kann die Spannung reduziert werden, was eine zusätzliche Kontrasterhöhung bewirkt.
- Durch Dehnen der Gewebsstrukturen sind Veränderungen im Brustgewebe besser erkennbar und frühzeitiger therapierbar. Die Darstellung von pathologischen Veränderungen wird dadurch noch verbessert, dass sich gesundes Gewebe – im Gegensatz zu Tumorgewebe – leicht zur Seite schieben lässt.
- *Automatische Dekomprimierung:* Bei Geräten der neuen Generation muss die Patientin nur noch sehr kurze Zeit im komprimierten Zustand verharren, da nach Schussauslösung sofort automatisch dekomprimiert wird.

Körperbaubedingte Schwierigkeiten bei der Kompression

Bei *der kraniokaudalen Projektionsebene*:
- Patientinnen mit kleinen Brüsten,
- kyphotische Patientinnen,
- Patientinnen mit Herzschrittmachern,
- männliche Patienten.

Schmale Kompressionsplatten, eine Kompression von kaudal (kaudokraniale Projektion) sowie ein sanftes Herunterdrücken der Schulter auf der betreffenden Seite erleichtern die Erfassung brustwandnahen Gewebes und die Durchführung der Kompression.

Bei Seitaufnahme und Schrägaufnahme:
- Patientinnen mit einem stark ausgeprägten äußeren oberen Quadranten, oder
- mit sehr dicken Oberarmen:

Hier liegt die Kompressionsplatte oft nur auf dem äußeren oberen Quadranten auf; die mittleren und unteren Brustabschnitte werden ungenügend komprimiert. In diesen Fällen ist es ratsam, anstelle von einer Aufnahme zwei getrennte Aufnahmen anzufertigen:

a) äußerer oberer Quadrant bis einschließlich Mamille und
b) mittlere und untere Brustabschnitte ebenfalls mit Mamille.

Kennzeichnung der Röntgenbilder

Zur korrekten Identifizierung sind Seitenzeichen, Angaben zum Strahlengang sowie bei individueller Anpassung des Auflagetisches die eingestellten Winkel auf dem Mammogramm zu erfassen (nicht nachträglich aufkleben!).

Aufzeichnung der Belichtungsparameter

Um die Reproduzierbarkeit zu gewährleisten sind alle für die Belichtung notwendigen Faktoren zu dokumentieren:
- Spannung (kV),
- mAs-Produkt,
- Anoden- und Filtermaterial,
- Kompressionsdruck,
- Kammerstellung.

Ist keine Aufbelichtungskamera vorhanden, müssen die Parameter manuell erfasst werden. Dafür nachfolgend einige Vorschläge:
- System „Tüte in der Tüte“ (Abb. 4.**5**): Mammographieuntersuchungen des jeweiligen Untersuchungstags werden in einer separaten Tüte verwahrt, auf die die Belichtungsparameter notiert werden. Vorteil: geringer Zeitaufwand beim Suchen der Voraufnahmen und der Belichtungsparameter.
- Belichtungsparameter werden mittels Aufkleber auf dem jeweiligen Mammogramm dokumentiert (Tab. 4.**1**):
- Belichtungsparameter als Beilage zum Krankenblatt oder in die Röntgentüte (Abb. 4.**6**).

Tabelle 4.**1** Belichtungsparameter

Mo/Mo	Mo/Rh	Rh/Rh	Lcc	kV	mAs	45°/50°/55°/60°	kp	cm
Mo/Mo	Mo/Rh	Rh/Rh	Lobl	kV	mAs	45°50°/55°/60°	kp	cm

(Oder bei Siemens W/Rh anstelle Rh/Rh)

Name:	
Geb.-Datum:	Datum:

	Film-Folien-System	**kV**	Schwärzung	**mAs**	Filter/Anode	Kompression kp	Kammer 1 2 3
Rcc							
Lcc							
Lmlo							
Rmlo							
Lml							
Rml							

Abb. 4.**5** Belichtungsparameter, System „Tüte in Tüte“.

Spannung kV	**Stromstärke** mAs	**Messkammer** 1 2 3	**Kompressionsdruck** kp	**Anode + Filter** Mo/Mo Mo/Rh Rh/Rh

Spannung kV	**Stromstärke** mAs	**Messkammer** 1 2 3	**Kompressionsdruck** kp	**Anode + Filter** Mo/Mo Mo/Rh W/Rh

Abb. 4.**6** Belichtungsparameter als Beilage zum Krankenblatt.

5 Belichtungstechnik

Mammographiegeräte der neueren Generation verleiten aufgrund ihrer Programmautomatik zu der Annahme, dass an die Belichtungstechnik keine Gedanken mehr „verschwendet" werden müssen, da die Automatik ja alles alleine regelt.

Dieses Kapitel soll anregen, über die Einflussfaktoren der Belichtungstechnik neu nachzudenken und Möglichkeiten zu entdecken, durch aufmerksame Beobachtung und gute Kombinationsgabe die Bildqualität positiv zu beeinflussen. Es wird versucht, auf ältere Mammographiegeräte mit den früher üblichen Ionisationskammern und deren spezielle Probleme sowie auf die Belichtungstechnik bei den Mammographieanlagen der neueren Generation mit Halbleiterdetektoren und unterschiedlichem Anoden- und Filtermaterial einzugehen.

Überlegungen zu den wichtigsten Belichtungsparametern

Kontrast und Detailerkennbarkeit einer Mammographieaufnahme werden neben anderen Faktoren durch die Eigenschaften des Generators und der Beschaffenheit der Mammographieröhre bestimmt. Neuere Anlagen arbeiten mit Molybdän- und Rhodiumfiltern und Molybdän-/Rhodiumanoden oder Molybdän-/Wolframanoden, die abhängig von Dichte und Dicke der Brust so kombiniert werden können, dass das optimalste Verhältnis zwischen Kontrast und Dosis erreicht wird.

Generatorparameter wie Röhrenspannung (kV), Röhrenstrom (mA) und Belichtungszeit (s) beeinflussen zusammen die Dosis.

Der Brennfleck bestimmt neben der Detailerkennbarkeit die zulässige Leistung, aus der der Röhrenstrom ermittelt wird und steht so in direkter Beziehung zur Belichtungszeit (d. h. Abnahme der Fokusgröße/Verlängerung der Belichtungszeit).

Röhrenspannung

Die Röhrenspannung sagt etwas über die *Härte* der Strahlung und ihre *Durchdringungsfähigkeit* aus, bestimmt den Grad der Wechselwirkung mit Materie und beeinflusst somit den Strahlenkontrast. Je niedriger die kV sind, desto größer ist die Interaktion mit dem Gewebe und desto höher ist der Kontrast. Um kleinste Kontrastunterschiede in der Brustdrüse darstellen zu können, wird mit Weichstrahltechnik in einem Spannungsbereich zwischen 25 und 30 kV gearbeitet. Die kV sind an Dichte und Dicke der Brust (Objektkontrast), an den jeweiligen Filmtyp und die Fragestellung anzupassen (s. Kap. 5). Dabei ist zu bedenken, dass in diesem Spannungsbereich eine kV-Stufenänderung bereits eine sichtbare Kontraständerung bewirkt.

Röhrenstrom und Belichtungszeit

Der Röhrenstrom oder die Stromstärke regelt die Intensität der Strahlung und bewirkt dadurch die Filmschwärzung. Da der Röhrenstrom und die Belichtungszeit zusammen proportional die Dosis beeinflussen, wird bei den meisten Mammographiegeräten die Elektrizitätsmenge – *das mAs-Produkt* – geschaltet.

Einige Anlagen haben eine *variable mA-Wahl*; hier könnte (bei einem entsprechenden Generator) eine Verlängerung der Belichtungszeit aufgrund der kleineren Fokusgröße über eine Erhöhung der mA ausgeglichen werden. Andere Mammographiegeräte arbeiten mit Feststrom und regulieren die Intensität ausschließlich über die Belichtungszeit (Zeitabschaltung), da die Ausgangsleistung des Generators limitiert ist. In diesem Fall sollte ein ganz besonderes Augenmerk auf die Kompression gelegt werden.

Die Belichtungszeit sollte nach Empfehlung der BÄK 2 s (EUREF < 1,5 s) nicht überschreiten.

Anoden- und Filtermaterial

Um das Verhältnis Dosis zu Kontrast optimieren zu können, werden bei den neueren Mammographiegeräten Molybdän-/Rhodiumanoden oder Molybdän-/Wolframanoden und Molybdän-/Rhodiumfilter eingesetzt (s. Kap. 2 u. 3).

Ziel der Belichtungstechnik

Kleinste Dichtedifferenzen sollten kontrastreich und gut sichtbar im Mammogramm dargestellt werden, um Brusterkrankungen im frühestmöglichen Stadium zu entdecken und Brust erhaltend therapieren zu können.

Folgendes sind Kriterien einer gut belichteten Mammographie:

- kontrastreiche Darstellung des Drüsenkörpers,
- optimale Auflösung im Niedrigkontrastbereich,
- optimale Abbildung punktförmiger Strukturen,
- scharfe Wiedergabe des Parenchyms, der Cooper-Ligamente,
- gute Beurteilung der Kutis und des Subkutangewebes (u. U. mit Grell-Lampe).

Weg zum optimal belichteten Mammogramm

Folgende Punkte gewähren ein optimal belichtetes Mammogramm:

- Optimierung der Filmverarbeitung (s. Kap. 3),
- Anpassung des Film-Folien-Systems an die Belichtungsautomatik mit einer mittleren optischen Dichte von D 1,4, bei modernen steilen Filmen mit D 1,5 bis D 1,8,
- Anpassung der Strahlenqualität (s. Kap. 5) an
  - Filmtyp,
  - physiologische Gegebenheiten,
  - Fragestellung.
- Wahl der Messkammer abhängig von der physiologischen Situation (s. Kap. 5),
- optimale Kompression.

Belichtungstechnische Möglichkeiten

Es gibt 3 Möglichkeiten der Belichtungstechnik:

- Kontrasttechnik,
- Standardtechnik,
- dosisorientierte Belichtungstechnik.

Die Entscheidung, welche Technik eingesetzt wird, orientiert sich am verwendeten Filmtyp, an der Fragestellung und den individuellen physiologischen Gegebenheiten.

Kontrasttechnik

Bei neueren Mammographiegeräten mit Konvertergeneratoren wird eine Brust *mittlerer* Strahlenabsorption mit einer Spannung von 25 kV/26 kV (ältere Anlagen mit Generatoren höherer Welligkeit 27 – 28 kV)/Molybdänanode und -filter aufgenommen (Abb. 5.**1**, 5.**2**). Bei einer sehr *dichten* Brust (die in der Absorption einer komprimierten Dicke von mehr als 7 cm entspricht) wird eine Molybdänanode und ein Rhodiumfilter verwendet und die Spannung auf 27 – 28 kV erhöht.

Standardtechnik

Soll eine Brust *mittlerer* Strahlenabsorption in Standardtechnik belichtet werden, erfolgt die Einstellung von 27 – 28 kV, Molybdänanode und Rhodiumfilter (Generatoren höherer Welligkeit 29 – 30 kV).

Dosisorientierte Belichtungstechnik

In diesem Belichtungsmodus wird ausschließlich mit Rhodium- oder Wolframanode, Rhodiumfilter und 30 kV gearbeitet (Generatoren der früheren Generation 32 kV).

Anpassung der Belichtungstechnik an Filmtyp, physiologische Situation und Fragestellung

Moderne Filme mit *steiler Gradation* stellen befundrelevante Strukturen mit einem höheren Detailkontrast dar als flache Filme; die Erkennung von Mikrokalk und Rundherden ist somit besser. Dies ermöglicht es, Mammogramme in Standardtechnik belichten zu können (Dosisreduktion!).

Werden *flache Filme* eingesetzt, sollte die Erstuntersuchung prinzipiell in Kontrasttechnik durchgeführt werden. Liegt eine „leere" Brust vor, kann bei der nächsten Untersuchung Standardtechnik gewählt werden. Bei Verwendung flacher

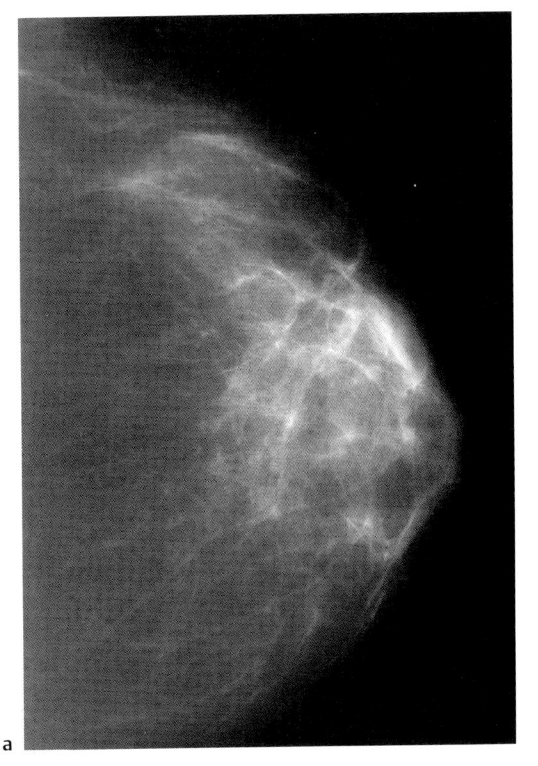

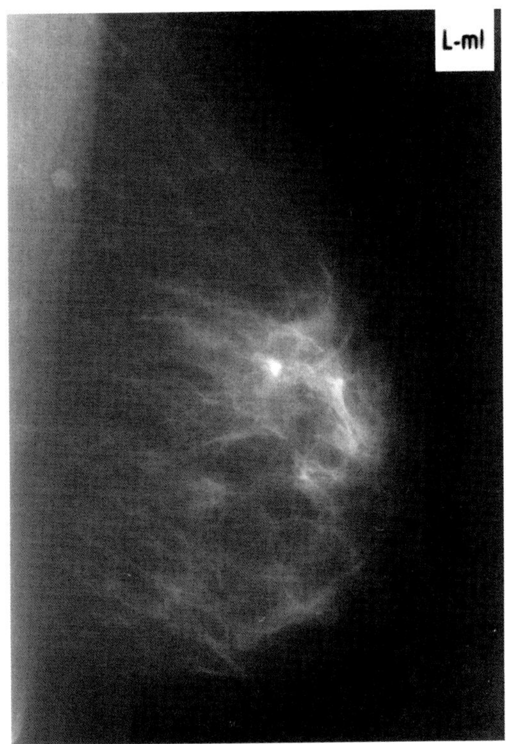

Filme ist zu empfehlen, dichte Mammae generell in Kontrasttechnik zu belichten.

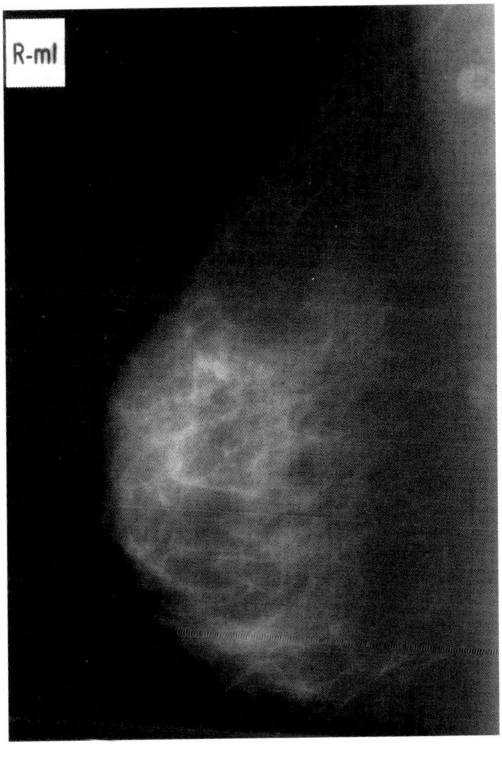

Die dosisorientierte Belichtungstechnik ist nur dann zu empfehlen, wenn eine bereits bekannte Diagnose mit gut erkennbarem Befund engmaschig kontrolliert werden muss.

Wird bei sehr *dichter Brust* die Kombination *steiler Film* und *hoher Strahlenkontrast* (weiche Strahlung/Molybdän/Molybdän) gewählt, sind niedrige Dichten zwar mit hohem Kontrast dargestellt, das dichte Drüsengewebe wird jedoch ungenügend durchstrahlt – mit dem Resultat eines Informationsverlusts. Ein optimaler Bildkontrast könnte dann entweder durch den Einsatz eines flacheren Films oder durch eine härtere Strahlung (kV-Erhöhung/Molybdän/Rhodium) erreicht werden (Abb. 5.**3**).

Ist der gewählte Strahlenkontrast für den vorliegenden Objektkontrast und den verwendeten

Abb. 5.**1 a–c** Leere Brust.
a Kontrasttechnik.
b Standardtechnik.
c Dosisorientierte Belichtungstechnik.

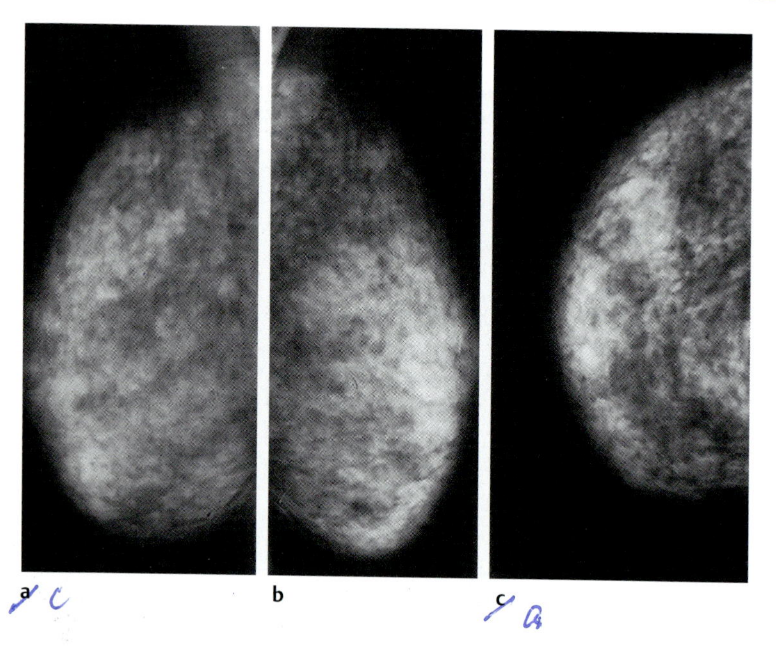

Abb. 5.**2 a–c** Mammogramm bei dichter Brust.
a Kontrasttechnik.
b Standardtechnik.
c Dosisorientierte Belichtungtechnik.

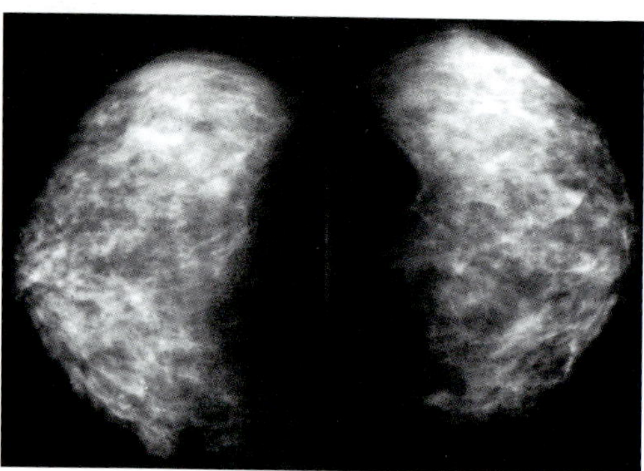

Abb. 5.**3** Zu hoher Strahlenkontrast bei hohem Filmkontrast.

Filmtyp zu niedrig (hohe kV/Rhodium- oder Wolframanode/Rhodiumfilter) tritt ebenfalls ein Informationsverlust (Kontrastverlust) auf (Abb. 5.**4**, 5.**5**).

Steuerungstechnische Möglichkeiten

Die Belichtung kann – abhängig von Physiologie, Fragestellung und Mammographieanlage – in Voll- oder Programmautomatik, Halbautomatik (1-Punkt-Technik) oder in freier Belichtungstechnik (2-Punkt-Technik/manuell) durchgeführt werden.

Programmautomatik

Bei dieser Technik erfolgt die Belichtung in *Vollautomatik*. Das gewünschte Programm (Kontrast-, Standard- oder Dosisprogramm) wird gewählt und die Belichtungsparameter werden mittels Probeschuss oder über Kompressionskraft und Kompressionsweg ermittelt.

1-Punkt-Technik

Beim Arbeiten mit *Halbautomatik* werden Röhrenspannung (kV), Anoden- und Filtermaterial manuell eingestellt. Die Regelung der Schwärzung (mAs) erfolgt über die Belichtungsautomatik.

2-Punkt-Technik

Die *manuelle* Einstellung der kV, mAs, Brennfleckgröße sowie des Anoden- und Filtermaterials ist in folgenden Fällen sinnvoll:

- bei sehr kleinen Mammae, die von der Messkammer nicht vollständig bedeckt sind,
- bei Implantaten,
- bei Zielaufnahmen von randständigen Befunden.

Wahl der Messkammer

Die Schwierigkeit bei der Messkammerwahl liegt in der individuellen Ausbildung und Verteilung des Drüsenparenchyms. Deshalb ist es ratsam, vor

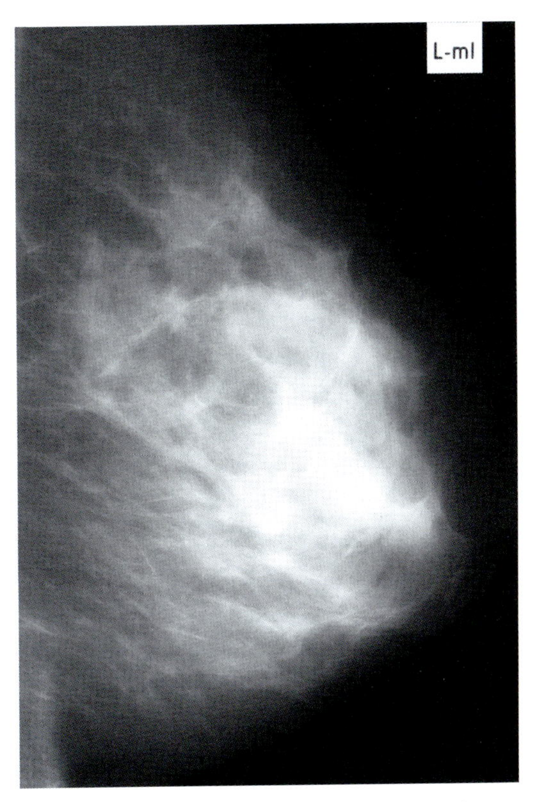

Abb. 5.**4** Zu niedriger Strahlenkontrast bei niedrigem Filmkontrast.

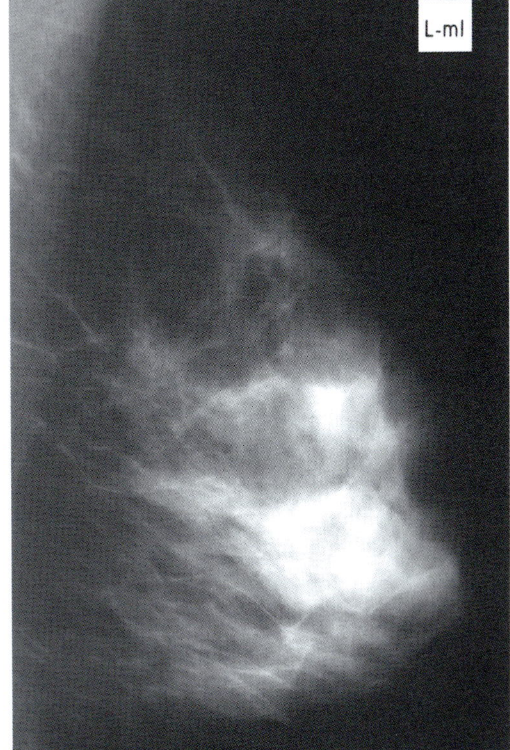

Abb. 5.**5** Gute Anpassung des Strahlenkontrasts an Film- und Objektkontrast.

Anfertigung der Mammogramme die Voraufnahmen anzusehen und die Messkammer in den dichtesten Bereich zu legen. Sind keine Voraufnahmen vorhanden, ist Folgendes durchzuführen:

- Die Messkammer ist 2 Querfinger retromamillär zu setzen.
- Die kraniokaudalen Aufnahmen sind zu belichten und zu entwickeln.
- Die c/c-Aufnahmen werden angesehen.
- Liegt die Messkammer nicht vollständig im dichten Bereich, kann vor Anfertigung der Schräg- und/oder Seitaufnahmen noch eine Korrektur vorgenommen werden.
- Kann die Messkammer nicht optimal in den dichten Bereich gelegt werden (z.B. bei einer partiellen Involution), da das Drüsengewebe *exzentrisch* liegt, sollte dies durch eine zusätzliche Schwärzung ausgeglichen werden (Abb. 5.**6**). Bei einer fortgeschrittenen Involution mit nur noch wenig Drüsengewebe retromamillär, wäre es aufgrund der höheren Dichte des Pektoralmuskels ratsam, bei der Schrägaufnahme die brustwandnahe Kammer einzustellen (s. Kap. 1).

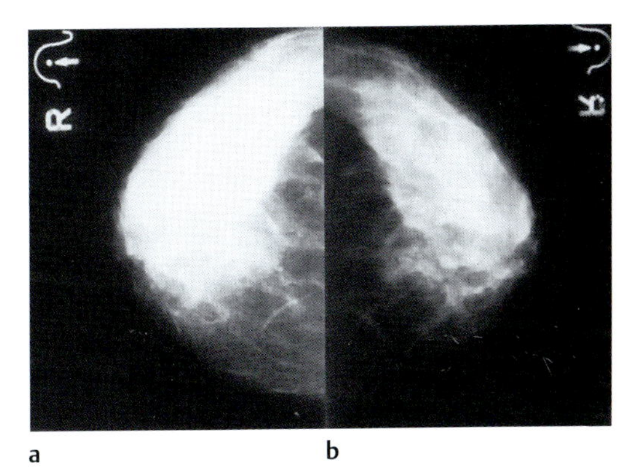

Abb. 5.**6 a, b** Messkammerlage bei Involutionsmamma mit exzentrisch liegendem Drüsengewebe. Beide Aufnahmen: Messkammer 2 Querfinger retromamillär, gleiche Strahlenqualität.
a Ohne Zusatzschwärzung.
b Mit Zusatzschwärzung von 1 BP.

- Sehr kleine Mammae, die von der Messkammer nicht vollständig bedeckt werden, sind mit manuelle Belichtungstechnik (freie Einstellung von kV/mAs/Anode/Filter) anzufertigen.

- Bei Mammae mit Implantaten ist ebenfalls die freie Belichtungstechnik anzuwenden, da mit Belichtungsautomatik das Brustgewebe aufgrund der hohen Absorption des Implantats überstrahlt werden würde.

Optimale Kompression

Zur Optimierung der Belichtungstechnik ist eine gute Kompression unerlässlich (Abb. 5.**7**):

- Gewebsstrukturen werden gedehnt,
- Streustrahlung wird verringert,
- Kontrast und Schärfe werden erhöht,
- Strahlenbelastung wird reduziert (s. Kap. 4).

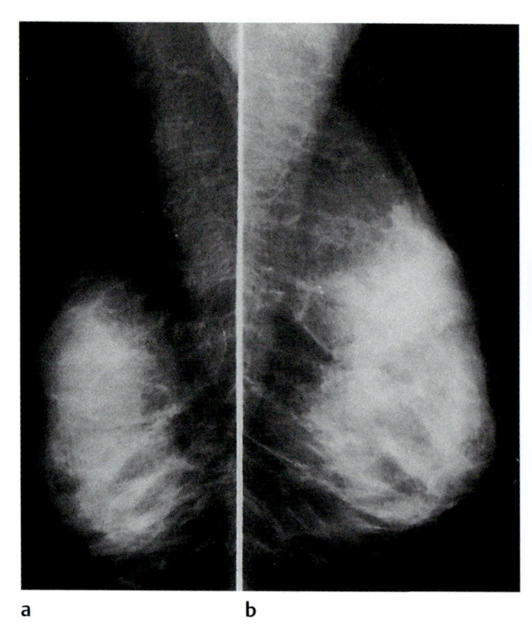

Abb. 5.**7 a, b** Mammographie.
a Mit ungenügender Kompression.
b Mit guter Kompression.

Belichtungstechnik bei Mammographiegeräten mit Ionisationskammern und unzureichender Röhrenspannungs- und Dickenkompensation

Zu der bereits erwähnten Vorgehensweise bei der Belichtung einer Mammographie sind bei oben erwähnten Geräten noch zusätzliche Faktoren zu beachten, auf die im Folgenden eingegangen wird.

Erstellen einer Schwärzungstabelle

Belichtungsautomaten mit Ionisationskammern sind nur in der Lage, die *Quantität* (nicht die Qualität) der Strahlung zu bestimmen. Es ist deshalb nur begrenzt möglich, eine konstante optische Dichte – unabhängig von Spannung, Dicke und Objektdichte – zu schalten (s. Kap. 3). Zur korrekten Einstellung der jeweiligen Schwärzung ist es hilfreich, mit verschieden dicken Plexiglasplatten bei unterschiedlicher Spannung die optische Dichte zu messen und eine Schwärzungstabelle zu erstellen (s. Kap. 8).

Berücksichtigung der Anamnese und der individuellen physiologischen Verhältnisse

Brustgröße

Bei großen Brüsten ist die Streustrahlung hoch. Sie wird durch Rückreflexion (Reflexionsmessung) in die Ionisationskammer mit in die Messung einbezogen, so dass die Belichtung zu früh unterbrochen wird und die Mammographieaufnahmen unterbelichtet und aufgrund der vermehrten Streustrahlung kontrastarm sind. In diesen Fällen macht es Sinn, die kV nur unwesentlich oder gar nicht zu erhöhen und eine zusätzliche Schwärzungsstufe zu wählen.

Patientin nach Strahlentherapie

Bestrahlte Areale sind oft dicker und schwieriger zu komprimieren, deshalb ist eine zusätzliche Schwärzungsstufe notwendig.

Nach chirurgischen Eingriffen

Mammae mit Ödemen, Hämatomen und Narbengewebe benötigen eine zusätzliche Schwärzungsstufe.

Paget-Karzinom („Krebsekzem“ des Warzenhofs)

Die Aufnahmen sollten mit weniger kV und geringerer Schwärzung durchgeführt werden.

Geringe Kompressionsfähigkeit

Kann die Brust nur wenig komprimiert werden, muss dies durch eine zusätzliche Schwärzung ausgeglichen werden.

Fehler und ihre möglichen Ursachen

Flaue, kontrastarme Aufnahmen

Flaue, kontrastarme Aufnahmen sind ein Zeichen schlechter Anpassung von Strahlenqualität, Filmkontrast und Objektkontrast (zu harte Strahlenqualität oder zu flacher Film).

Unterbelichtete Aufnahmen

- Optische Dichte ist zu niedrig,
- Messkammer ist nicht vollständig bedeckt,
- falsche Folientaste,
- falsche Folie,
- falsche Messkammerlage,
- keine Zusatzschwärzung bei exzentrisch gelegenem Drüsengewebe eingestellt.

Überbelichtete Aufnahmen

- Optische Dichte ist zu hoch,
- falsche Folientaste,
- falsche Folie.

Schwarzweißaufnahme

Schwarzweißaufnahmen sind charakteristisch für schlechte Anpassung von Strahlenqualität, Filmkontrast und Objektkontrast (zu weiche Strahlenqualität oder zu steiler Film).

Unscharfe, kontrastarme Aufnahmen

Unscharfe, kontrastarme Aufnahmen resultieren aus ungenügender Kompression.

Unscharfe Aufnahmen

- Bewegungsunschärfe,
- zu geringer Anpressdruck zwischen Folie und Film,
- Lufteinschlüsse zwischen Film und Folie (zu kurze Wartezeit zwischen Einlegen des Films und Belichtung).

6 Einstelltechnik der Brust

Der Mammographie-Arbeitsplatz ist bei der RTA nicht unbedingt der beliebteste Arbeitsplatz. Die Gründe dafür sind vielschichtig. Diese Hemmschwelle abzubauen, ist lohnenswert, da optimale Ergebnisse nur dann erzielt werden können, wenn die Untersuchung mit Engagement und Sorgfalt durchgeführt wird. Frauen, denen aufgrund der frühzeitigen Erkennung des Karzinoms eine Brustamputation erspart wurde, werden es danken.

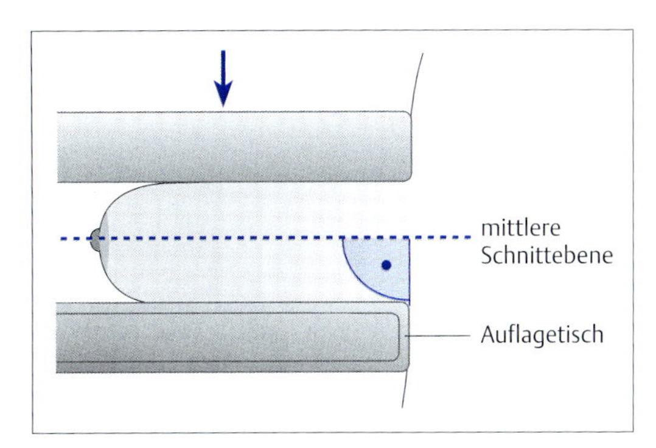

Abb. 6.**1** Längsachse filmparallel bei c/c- Projektion.

Ziel der Einstelltechnik

Ziel ist es, das gesamte Drüsengewebe zu erfassen und unverkürzt mit hoher Schärfe darzustellen. Um dies zu erreichen, ist die Einhaltung folgender Grundprinzipien notwendig:

- **Filmparallele Lagerung**: Die mittlere Schnittebene (Längsachse) muss parallel zum Auflagetisch verlaufen. Das *Kriterium* für eine filmparallele Lagerung ist die Abbildung der *Mamille im Profil* (ausgenommen kongenitale Anomalien mit exzentrisch liegender Mamille).
  Kraniokaudale Aufnahmetechnik:
  - *Richtige Filmhalterhöhe* (Abb. 6.**1**): Filmhalter wird auf das Niveau der Inframammärfalte eingestellt, so dass die Längsachse rechtwinklig zur Thoraxwand steht. Es ist zu berücksichtigen, dass aufgrund der größeren Mobilität der Brustunterseite sich die untere Umschlagsfalte beim Hochheben der Brust verschiebt. Zur besseren Beurteilung sollte die RTA medial von der aufzunehmenden Seite stehen. Stimmt die Filmhalterhöhe nicht, wird das brustwandnahe Gewebe unvollständig erfasst. Gleichzeitig verstärkt sich der Zug auf die Brustoberseite und die Haut, was beim Anbringen der Kompression Schmerzen bereitet.
  - Unteres Brustgewebe vollständig in die Filmebene ziehen.

  Schräg-(Oblique-)Aufnahme:
  - Einstellung des richtigen Winkels,

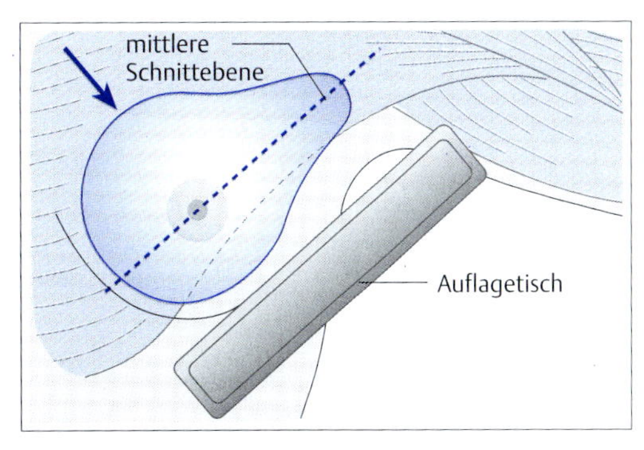

Abb. 6.**2** Längsachse filmparallel bei Schrägprojektion (oblique).

  - Filmhalter muss parallel zum Pektoralmuskel verlaufen (Abb. 6.**2**),
  - Brustgewebe vollständig in die Filmebene ziehen (einschließlich der axillären Ausläufer).
- **Exakte Zentrierung**: Mamille ist in Kassettenmitte zu lagern.
- **Objekt-Film-Abstand** so klein wie möglich (optimale Kompression) zur Reduktion der geometrischen Unschärfe.

Kraniokaudale Aufnahmetechnik

Es gibt verschiedene Varianten der kraniokaudalen Projektionsebene, die abhängig von Fragestellung und Körperform eingesetzt werden können (s. Kap. 4 u. 6). Für die Screening-Mammographie sollte die Standard-c/c angewendet werden.

Fehler der kraniokaudalen Aufnahmetechnik sind der Tab. 6.**1 a** zu entnehmen.

Standard-kraniokaudale Aufnahmetechnik

Zur c/c-Aufnahme s. Abb. 6.**3** u. 6.**4**.

Durchführung an der rechten Brust

Bei c/c-Aufnahmen an der rechten Brust ist Folgendes zu beachten:

- Die Röntgenröhre steht senkrecht in Nullstellung, Seitenzeichen „R cran-caud" wird in die Filmebene eingeschoben.
- Die Patientin steht aufrecht und ca. 5 cm vom Auflagetisch entfernt.
- Der Körper ist leicht (ca. 10°) nach *medial* gedreht, so dass der mediale Rand der Brust vollständig und vom lateralen Ausläufer so viel wie möglich erfasst wird. Die Arme liegen entspannt vor dem Bauch oder dem Körper an.
- Die MTRA steht *medial* und bringt den Filmhalter in Höhe der Inframammärfalte; die Längsachse durch die Brust steht rechtwinklig zur Thoraxwand; Brust wird mit beiden Händen mindestens 2 cm hochgehoben (s. Kap. 4) (Abb. 6.**5**).
- Die Brust mit dem gesamten Brustgewebe wird möglichst mit beiden Händen weit in die Filmebene gezogen (die 4 Finger beider Hände fassen an die Brustwand und ziehen unteres Brustgewebe bewusst von der Brustwand weg und nach vorne) (Abb. 6.**6**).
- Die Patientin wird gebeten, sich mit dem Oberkörper weit ins Gerät zu lehnen. Die rechte Brust wird mit der linken Hand fixiert, so dass

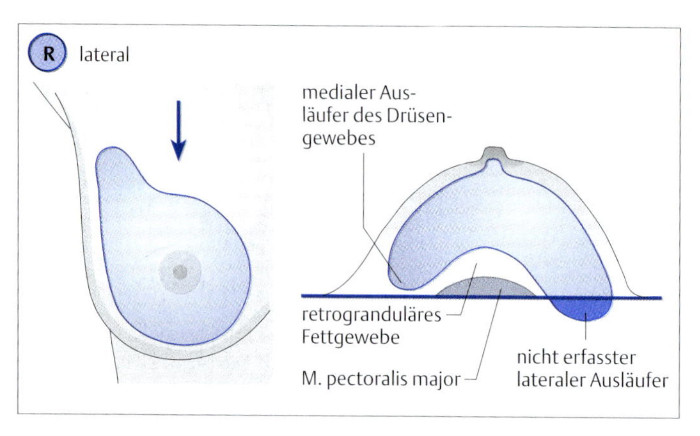

Abb. 6.**3** Schematische Darstellung der Projektionsebene bei mittiger Einstellung der Mamille. Um vom lateralen Ausläufer so viel wie möglich zu erfassen, sollte der Körper leicht nach medial gedreht werden.

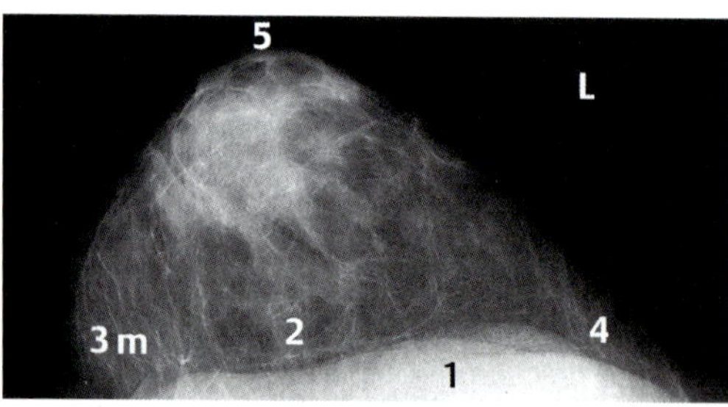

Abb. 6.**4** Mammogramm in Standard-c/c-Projektion mit Abbildung von:
1 = M. pectoralis major,
2 = retroglandulärem Fettgewebe,
3 = medialem Anteil des Drüsengewebes (vollständig),
4 = lateralem Anteil des Drüsengewebes,
5 = Mamille außerhalb des Brustgewebes und im Profil.

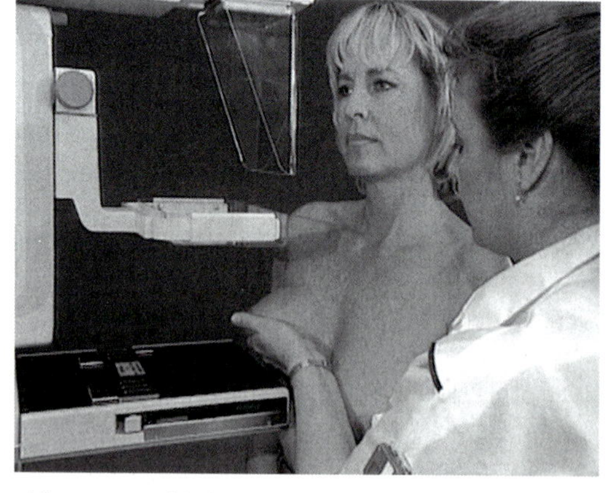

Abb. 6.**5** Hochheben der Brust bei der c/c-Aufnahme.

sie nicht verrutschen kann; mit dem rechten Arm umfasst die MTRA die Patientin und legt die rechte Hand auf ihre Schulter. Dies verhindert ein Zurückweichen während der Kompression und ermöglicht es, *überschüssige* Haut zurückziehen und während der Kompression unter Spannung halten zu können (rechte Hand auf der Schulter und linke Hand auf der Brustoberseite), um so Hautfalten zu glätten. Außerdem schafft dieses „Im-Arm-Halten" Nähe und gibt Sicherheit (Abb. 6.**7**).

- Die Kompressionsplatte liegt eng an der Brustwand an; die Brust wird langsam und gleichmäßig mittels Fußschalter unter Festhalten soweit komprimiert, bis sie nicht mehr verrutschen kann (Abb. 6.**8**).
- Die Hand wird unter *Ausstreichen* der Brust in Richtung Mamille unter der Kompressionsplatte hervorgezogen (Abb. 6.**9**).
- Nun wird nachkomprimiert, bis die Haut straff angespannt und der optimale Kompressionsdruck erreicht ist. Sehr sensible Frauen ziehen während der Kompression die Schultern hoch; dadurch wird Brustgewebe aus der Filmebene gezogen. Die Schulter sollte deshalb sanft nach unten gedrückt werden. Überängstliche Frauen können das Nachkomprimieren mit dem Fußschalter (nicht manuell!) selbst übernehmen; dadurch wird häufig ein unerwartet hoher Kompressionsdruck erreicht (Abb. 6.**10**). Nach Wahl der richtigen Messkammer wird die Belichtung bei *Atemstillstand* vorgenommen und die Belichtungsparameter, Kompressionsdruck und Kammerwahl werden anschließend notiert (sofern keine Aufbelichtungskamera vorhanden ist).

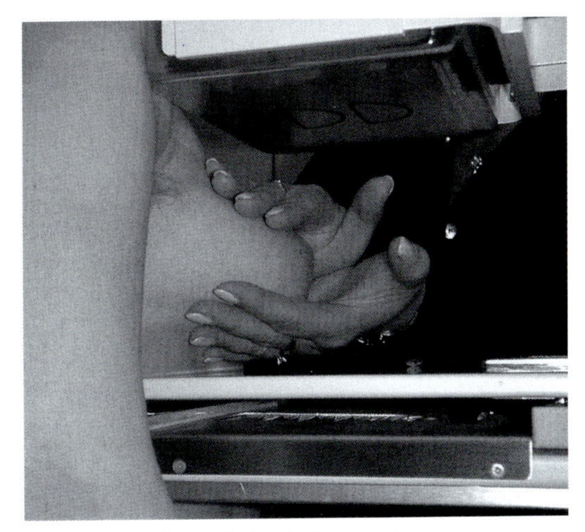

Abb. 6.**6** „Schmerzfreies Anfassen" der Brust.

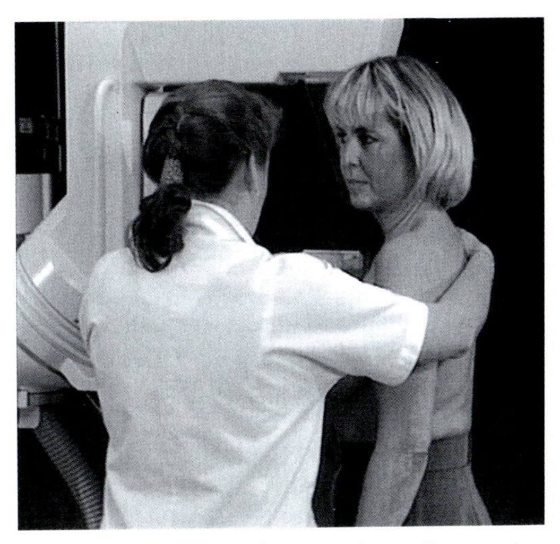

Abb. 6.**7** Vorbereitung der Patientin zur Kompression bei der c/c-Aufnahme.

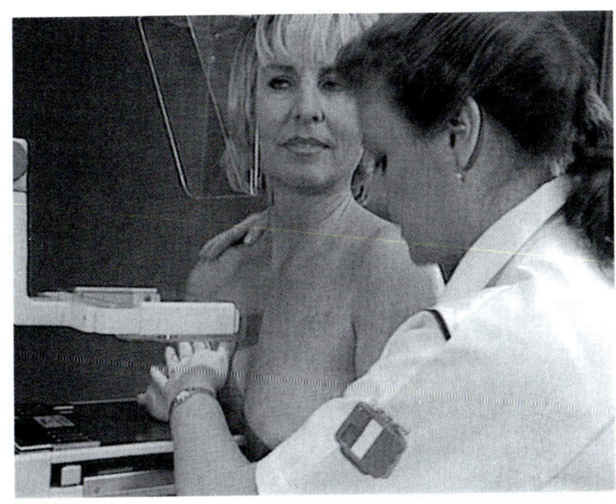

Abb. 6.**8** Fixierung der Brust während des Kompressionsvorgangs bei der c/c-Aufnahme.

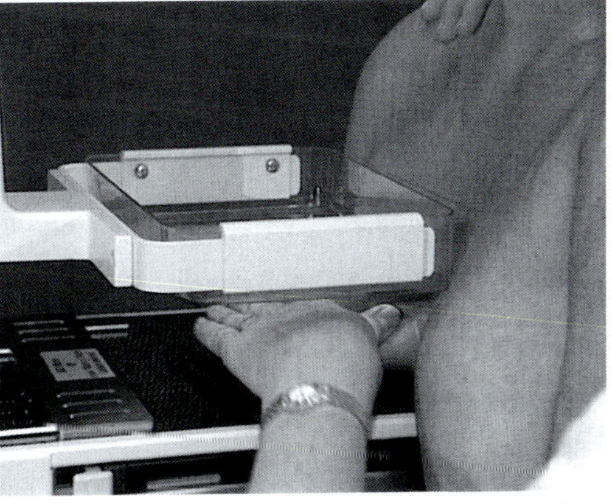

Abb. 6.**9** Hervorziehen der Hand unter Ausstreichen der Brust bei der c/c-Aufnahme.

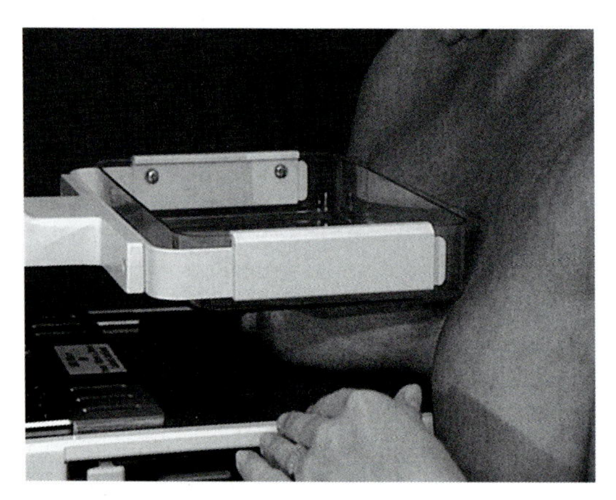

Abb. 6.**10** Nachkompression bei der c/c-Aufnahme.

Indikation

- Fettleibige Frauen, deren Brustgewebe sich weit in die Axilla erstreckt (in Kombination zur medial-orientierten c/c),
- sehr große und breit-ausladende Mammae (in Kombination zur medial-orientierten c/c).

Durchführung

- Patientin steht aufrecht, etwa 5 cm vom Filmhalter entfernt und ca. 20°-30° nach *medial* gedreht. Als Anhaltspunkt für die Drehung dient die äußere Umschlagsfalte. Sie muss vollständig erfasst sein.
- Weitere Vorgehensweise wie unter Standard-c/c-Aufnahme beschrieben.

Lateral orientierte kraniokaudale Aufnahmetechnik

Abbildung 6.**11** zeigt eine schematische Darstellung der Projektionsebene bei der lateral orientierten kraniokaudalen Aufnahme.

Kriterium

- Äußere Umschlagsfalte vollständig erfasst,
- Mamille außerhalb des Brustgewebes und im Profil,
- Mamille zeigt nach medial,
- M. pectoralis major teilweise abgebildet.

Medial orientierte kraniokaudale Aufnahmetechnik

Abbildung 6.**12** zeigt die schematische Darstellung der Projektionsebene bei der kraniokaudalen Aufnahme.

Kriterium

- Innere Umschlagsfalte vollständig erfasst,
- Mamille außerhalb des Brustgewebes und im Profil,
- Mamille zeigt nach lateral,
- M. pectoralis major teilweise dargestellt.

Indikation

Indikation für die medial orientierte kraniokaudale Aufnahme sind sehr breit-ausladende Mammae (als Kombination zur lateral orientierten c/c).

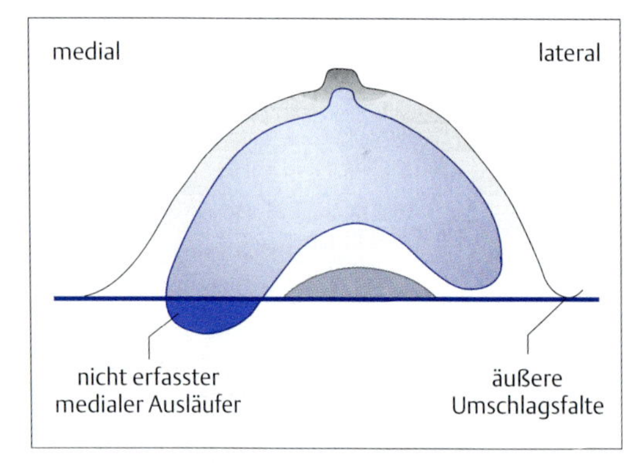

Abb. 6.**11** Schematische Darstellung der Projektionsebene bei lateral orientierter kraniokaudaler Aufnahmetechnik.

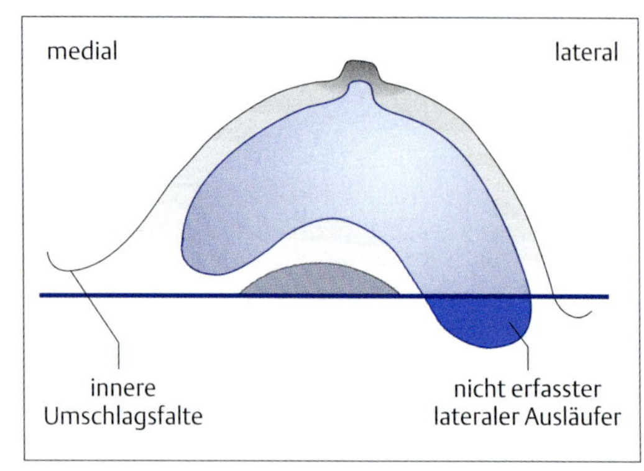

Abb. 6.**12** Schematische Darstellung der Projektionsebene medial orientierter kraniokaudaler Aufnahmetechnik.

Durchführung (rechte Brust)

- Patientin steht ca. 20°-30° nach lateral gedreht am Auflagetisch, Anhaltspunkt für die Drehung ist die vollständige Erfassung der inneren Umschlagsfalte,
- Patientin lehnt sich weit ins Gerät,
- Sternum liegt eng am Auflagetisch an,
- Brust hochheben und mit beiden Händen weit in die Filmebene ziehen,
- mit der linken Hand die Brust in dieser Position halten, während der rechte Arm die Frau umfasst und die rechte Schulter festhält,
- Kompressionsplatte liegt eng an der Brustwand an, unter Fixieren der Brust mit dem Fußschalter komprimieren bis die Brust sich nicht mehr verschieben kann,
- die Hand wird unter Ausstreichen der Brust zur Mamille hin unter der Kompressionsplatte entfernt,
- dann nachkomprimieren bis die Haut straff und der erforderliche Kompressionsdruck erreicht ist.

! Die nicht zu untersuchende Brust sollte von der Patientin zur Seite gezogen werden, damit sich die medialen Anteile beider Brüste nicht überlagern und der Busen gut sichtbar im Mammogramm erfasst werden kann.

Kleopatra-Aufnahme (extended c/c-view)

Es gibt 2 Varianten für die Durchführung der Kleopatra-Aufnahme:

- Kleopatra-Aufnahme mit senkrechtem Zentralstrahl,
- Kleopatra-Aufnahme mit 10° – 30° Kippung (laterale Seite wird angehoben).

Die Kleopatra-Aufnahme mit senkrechtem Zentralstrahl ist aufgrund der exakten Lagebestimmung der gekippten Technik in jedem Fall vorzuziehen, da durch eine Kippung immer eine Verprojizierung eintritt. Die gekippte Aufnahme ist dann hilfreich, wenn Frauen Schwierigkeiten haben, sich weit nach hinten/unten zu drehen.

Indikation

- Erfassung von Befunden, die auf der Schrägaufnahme, jedoch nicht auf der c/c-Aufnahme dargestellt sind,
- axillärer Ausläufer und äußerer oberer Quadrant im c/c-Strahlengang.

Kriterium

- Axillärer Ausläufer des Drüsenkörpers muss vollständig erfasst sein,
- Mamille außerhalb des Brustgewebes und im Profil,
- Mamille zeigt nach medial,
- teilweise Darstellung des M. pectoralis major (Abb. 6.**13**, 6.**14**).

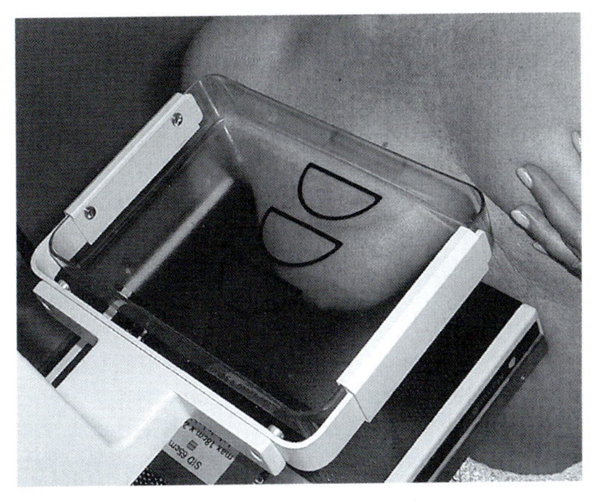

Abb. 6.**13** Einstelltechnik „Kleopatra".

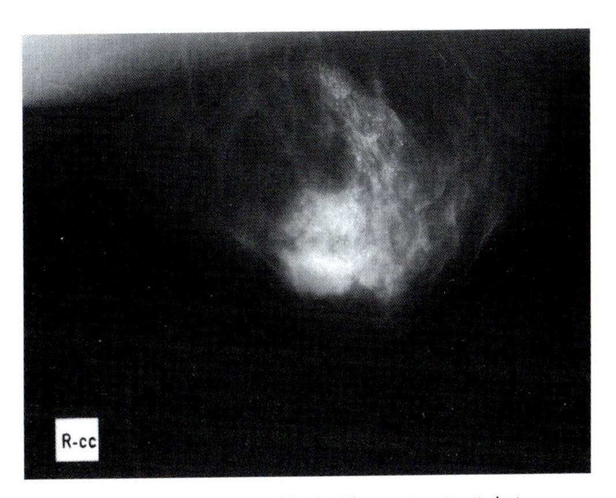

Abb. 6.**14** Mammographie in Kleopatra-Projektion.

Durchführung der Kleopatra-Aufnahme mit senkrechtem Zentralstrahl

- Die Röntgenröhre steht senkrecht in Null-Stellung.
- Die Patientin steht *10°-20° nach medial gedreht* am Auflagetisch.
- Die MTRA steht medial der aufzunehmenden Brust.
- Der Filmhalter wird in Höhe Brustansatz gebracht (Längsachse parallel zum Film und rechtwinklig zur Thoraxwand).
- Die Kante des Auflagetisches liegt eng an der Thoraxwand an.
- Die Patientin wird gebeten, sich nach hinten zu lehnen und den Arm mit der Schulter „schwer" nach unten hängen zu lassen.
- Die MTRA zieht die Brust einschließlich der axillären Ausläufer mit *beiden* Händen in die Filmebene.
- Die MTRA fixiert die Brust mit der einen Hand, umfasst die Frau mit dem andern Arm und legt die Hand auf die Schulter, dabei drückt sie die Schulter sanft nach unten,
- Die Brust bleibt fixiert bis die Kompression so angebracht ist, dass sie nicht mehr verrutschen kann. Dann wird die Hand unter Ausstreichen der Brust unter der Kompressionsplatte herausgezogen und nachkomprimiert, bis der erforderliche Druck erreicht ist.

Die Durchführungsweise mit gekippter Röhre ist bis auf die Kippung von 10° – 30° dieselbe wie bei Kleopatra mit senkrechtem Zentralstrahl (ZS).

Gekippte kraniokaudale Aufnahmetechnik mit 5° – 10° nach lateral und medial

Indikation

Mit der gekippten kraniokaudalen Aufnahmetechnik ist eine Differenzierung zwischen echten Verdichtungen und summationsbedingten Überlagerungen möglich.

Durchführung

Es werden zwei Aufnahmen angefertigt, ohne die Lage der Brust zu verändern; nur die Kassette wird gewechselt.

1. Aufnahme

- Kippung der Röhre auf 5° – 10° nach medial einstellen,
- automatische Dekomprimierung ausschalten,
- Einstelltechnik wie zur c/c-Aufnahme (befundabhängig Standard-c/c, medial oder lateral orientiert), Kompressionsdruck etwas geringer einstellen (ca. 10 kp),
- Aufnahme belichten.

> **!** Rascher Kassettenwechsel ist erforderlich, da die Patientin noch unter Kompression ist!

2. Aufnahme

- Kippung der Röhre auf 5° – 10° nach lateral einstellen,
- Aufnahme belichten und dekomprimieren.

Gerollte Aufnahmetechnik im kraniokaudalen Strahlengang (nach Kimme-Smith)

Indikation

Die gerollte Aufnahmetechnik wird bei fraglichen Überlagerungen, die nur in einer Ebene auffallen zur Differenzierung zwischen echten Verdichtungen und summationsbedingten Überlagerungen angewandt. (Zur *Tiefenlokalisation* von Läsionen, die nur in einer Ebene dargestellt sind, werden heute Sonographie, Stereotaxie oder MRT mit Kontrastmittel durchgeführt.)

Durchführung

Es werden zwei Aufnahmen im kraniokaudalen Strahlengang mit unterschiedlich gelagertem Brustgewebe angefertigt.

1. Aufnahme

- Die Lagerung der Brust erfolgt wie in Kap. 5 beschrieben.
- Die MTRA legt eine Hand auf die Brustoberseite und die andere auf die Brustunterseite.
- Die untere Hand schiebt das untere Brustgewebe sanft nach lateral.
- Die obere Hand rollt das obere Brustgewebe vorsichtig nach medial.

- Die untere Hand wird vorsichtig entfernt, ohne die Lage der Brust zu verändern. Dies gelingt, wenn die obere Hand während des Herausziehens den Druck auf die Brust verstärkt.
- Nun hält die obere Hand die Brust in Position, bis sie durch die Kompressionsplatte (mit Fußschalter) so fixiert ist, dass sie nicht mehr verrutschen kann.
- Zuletzt erfolgt Ausstreichen der Haut in Richtung Mamille und Nachkompression.

2. Aufnahme

Die Vorgehensweise ist dieselbe wie bei der 1. Aufnahme, jedoch wird nun das Brustgewebe in die entgegengesetzte Richtung gerollt. Dies bedeutet: untere Hand nach medial, obere Hand nach lateral.

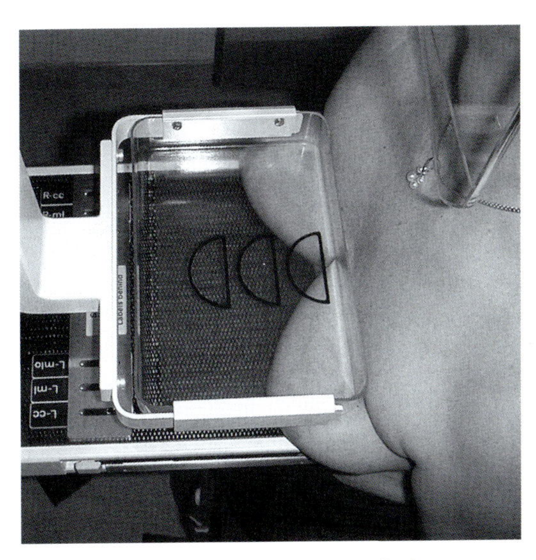

Abb. 6.**15** Lagerung zur „Cleavage"-Aufnahme.

Busen- oder Cleavage-Aufnahme im kraniokaudalen Strahlengang

Indikation

Diese Aufnahmetechnik dient der Darstellung von thoraxwandnahen, medial gelegenen Läsionen, wobei erwähnt werden sollte, dass ihr eine medial orientierte c/c-Aufnahme vorzuziehen ist, da die Cleavage-Aufnahme nur in freier Belichtungstechnik durchgeführt werden kann.

Kriterium

Es werden thoraxwandnahe, mediale Brustgewebsanteile einschließlich der medialen Umschlagsfalte erfasst (Abb. 6.**15**).

Durchführung

- Beide Brüste werden auf den Auflagetisch gelegt und so platziert, dass der Busen nicht von den Brüsten überlagert wird.
- Das *Sternum* liegt der Filmhalterkante eng an.
- Die MTRA bringt den Lagerungstisch in Höhe der Inframammärfalte.
- Jede Brust wird mit *beiden Händen* mindestens 2 cm hochgehoben und mit dem gesamten unteren Brustgewebe in die Filmebene gezogen.
- Kompression wird angebracht.
- Die Belichtung erfolgt in 2 Punkt-Technik (freie Wahl kV/mAs/Anode und Filter), da die Messkammer nicht von Brustgewebe bedeckt ist.

Zielaufnahmen in kraniokaudaler Projektion

Zielaufnahmen können in jeder Projektionsebene angefertigt werden.

Diese Aufnahme wird mit einem Spotkompressorium und einem kleinen Lochblendeneinsatz angefertigt. Damit erreicht man aufgrund einer besseren fokalen Kompression eine Verringerung der geometrischen Unschärfe und durch die ebenfalls auftretende Reduktion von Streustrahlung eine Kontrasterhöhung. Mit dieser Technik lassen sich summationsbedingte Überlagerungen gut von echten Strukturverdichtungen differenzieren, da sich (nach Kimme-Smith et al.) summationsbedingte Überlagerungen wegdrücken lassen (Tab. 6.**1**).

Indikation

- Nähere Abklärung eines verdächtigen Gewebsbereichs,
- Differenzierung zwischen summationsbedingten Überlagerungen und echten Strukturverdichtungen (Abb. 6.**16**, 6.**17**).

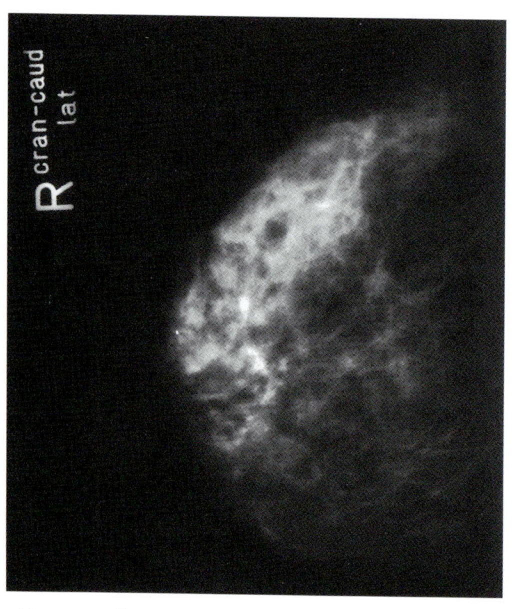

Abb. 6.**16** Übersichtsaufnahme in c/c-Projektion.

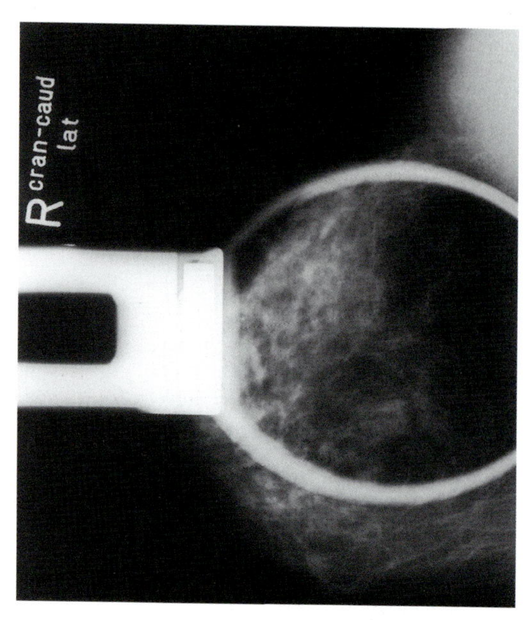

Abb. 6.**17** Zielaufnahme in c/c-Projektion.

Durchführung

- Einsetzen der Spotkompressionsplatte und der passenden Lochblende (s. Abb. 6.**18**),
- mit einem Maßband wird anhand eines Mammogramms die genaue Lage des Befunds ermittelt (Mamille dient als Bezugspunkt) und auf die auf dem Auflagetisch liegende Brust mittels Filzschreiber übertragen (Abb. 6.**19 a** u. **b**).

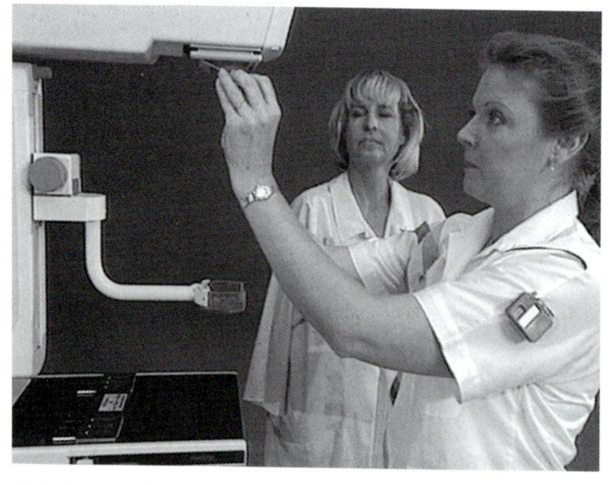

Abb. 6.**18** Einsetzen der passenden Lochblende und der Spotkompressionsplatte.

- Auf diese Markierung wird der Zentralstrahl gerichtet und die Spotkompressionsplatte aufgesetzt (Abb. 6.**20**).
- Die Belichtung wird dann nach Einstellen der richtigen Messkammer durchgeführt bzw. bei randständigen Befunden werden freie Belichtungsparameter gewählt.

Kaudokraniale Aufnahmetechnik

Die kaudokraniale Aufnahmetechnik erfolgt im Stehen oder Liegen. Bei dieser Technik wird die größere natürliche Mobilität der unteren Brustanteile ausgenutzt. Der *Filmhalter* liegt der *Brustoberseite* an, Kompressionsplatte und Strahlengang kommen von kaudal.

Indikation

- Männliche Patienten,
- Frauen mit kleinen Mammae,
- kyphotische Patientinnen,
- Patientinnen mit Herzschrittmacher,
- Patientinnen mit einer Gewebsverdichtung im oberen äußeren Brustquadranten; die kaudokraniale Projektion kann hier die geometrische Unschärfe erniedrigen, da der Objekt-Film-Abstand kleiner ist (Abb. 6.**21**).

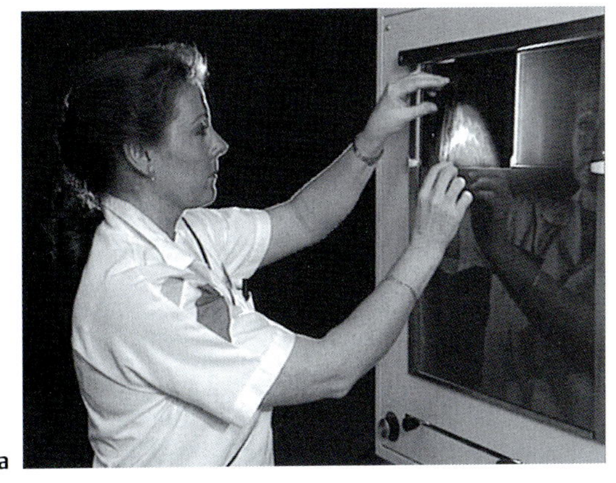

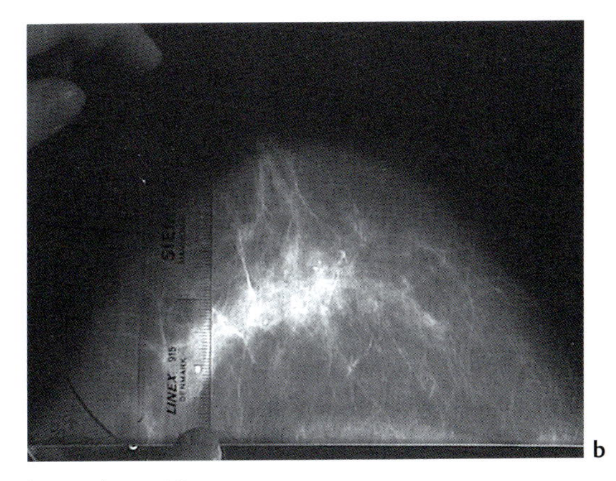

Abb. 6.**19**
a Ermittlung der genauen Lage des Befunds am Röntgenschirm,
b Detailvergrößerung.

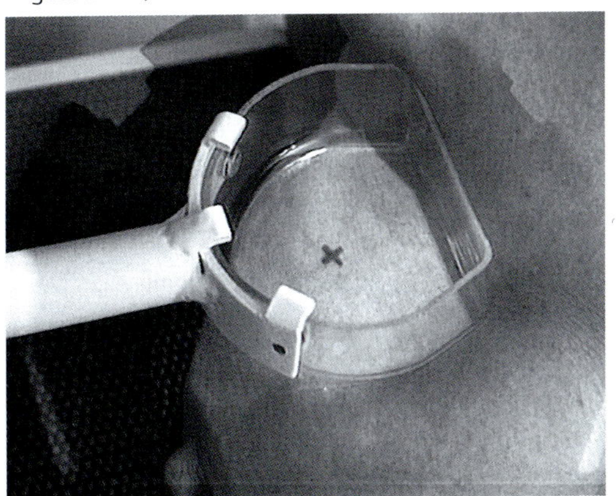

Abb. 6.**20** Ausrichtung des Zentralstrahls auf die markierte Stelle.

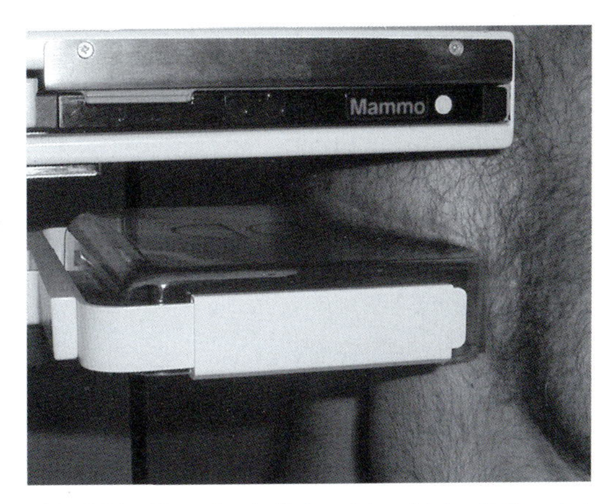

Abb. 6.**21** Einstelltechnik kaudokranial im Stehen bei einem männlichen Patienten.

Durchführung der kaudokranialen Aufnahmetechnik im Liegen

- Die Patientin liegt in *Seitenlage* auf der Trage oder im Bett, die aufzunehmende Seite nach oben (Abb. 6.**22**).
- Sie nimmt die Arme nach oben.
- Die Röntgenröhre wird im Winkel von 90° gedreht.
- Der Filmhalter liegt der Brustoberseite an; der Arm der aufzunehmenden Seite wird hinter den Filmhalter gelegt.
- Die Brust wird nach oben und vorne gezogen.
- Kompression wird angebracht (auf überlagerndes Bauchgewebe achten!).
- Es erfolgt Ausstreichen der Brust, um Hautfalten zu vermeiden.
- Ist die Brust straff und ohne Hautfalten komprimiert, wird die Hand nach vorne herausgezogen und nachkomprimiert.

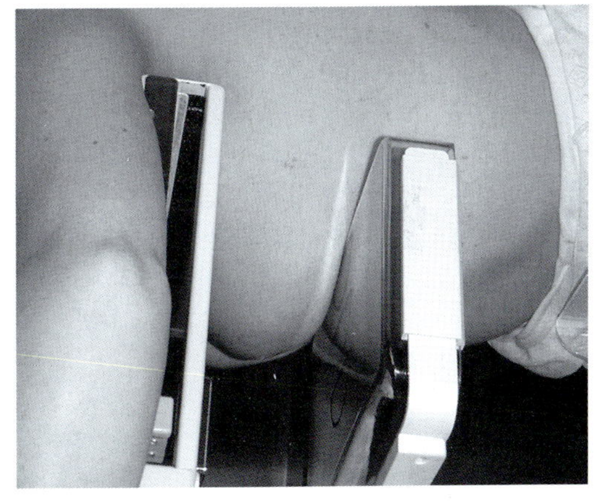

Abb. 6.**22** Einstelltechnik kaudokranial in Seitenlage bei bettlägerigen Patienten (Blick von oben).

Tabelle 6.**1 a** Fehler bei der kraniokaudalen Aufnahmetechnik und ihre Ursachen

Fehler	Mögliche Ursachen	Korrekturen
Mamille nicht außerhalb des Brustgewebes und nicht im Profil	1 Filmhalterhöhe stimmt nicht (Abb. 6.**23**)	Höhe auf Inframammärfalte so einstellen, dass Längsachse rechtwinklig zur Thoraxwand steht
	2 Unteres Brustgewebe zu wenig nach vorne gezogen (Abb. 6.**23**)	Kompression lösen, Brust mit beiden Händen hochheben und in die Filmebene ziehen, unter „Nachfassen" mit Zeige- und Mittelfinger
	3 Kongenitale Anomalie mit exzentrisch gelegener Mamille	Keine Korrektur möglich, evtl. eine zusätzliche Zielaufnahme der retromammillären Region

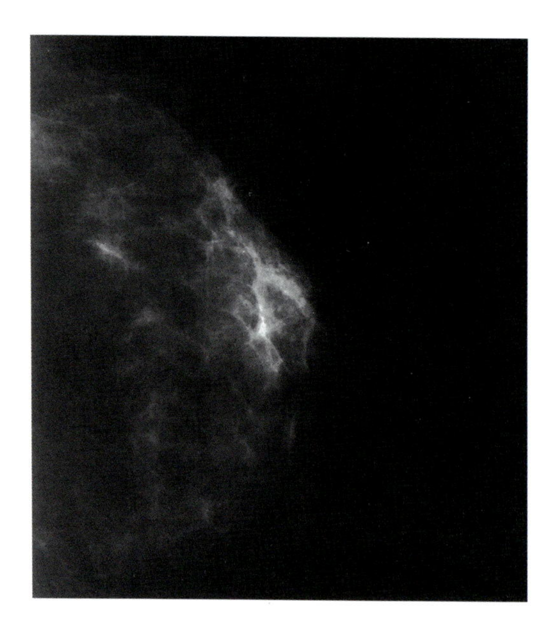

Abb. 6.**23** Mammogramm in c/c-Projektion mit Mamille nicht außerhalb und nicht im Profil.

Ursachen:

- unteres Brustgewebe zu wenig nach vorne gezogen
- Filmhalterhöhe

Tabelle 6.**1 b** Fehler bei der kraniokaudalen Aufnahmetechnik und ihre Ursachen

Fehler	Mögliche Ursachen	Korrekturen
Hautfalten	1 Unteres Brustgewebe nicht weit genug nach vorne gezogen (Abb. 6.**24**)	Kompression lösen, Brust mit beiden Händen hochheben, unteres Brustgewebe mit Zeige-und Mittelfinger weit nach vorne in die Filmebene ziehen
	2 Fettpolster auf dem äußeren oberen Quadranten (Abb. 6.**24**)	Änderung der Armstellung: ➤ Hand auf die Hüfte nehmen lassen ➤ Hand mit Handfläche auf den Bauch legen ➤ Ellbogen beugen, Hand auf die Schulter und abduzieren ➤ Haltung korrigieren, dabei Schulter leicht zurücknehmen lassen, Arm rechtwinklig abduzieren und Kompression anbringen, dann Arm entspannen
	3 Patientin dreht die Schulterpartie zu stark nach medial	Kompression lösen, insgesamt Stellungskorrektur (auch Hüfte und Füße) und Brust neu lagern
	4 Brust liegt leicht verdreht	Kompression lösen, Brust mit beiden Händen hochheben und nach innen ziehen, und zwar so, dass die Brustoberseite mit dem Daumen leicht nach lateral und die Brustunterseite mit Zeige-und Mittelfinger leicht nach medial gezogen wird
	5 Schlaffe Haut an der Brustoberseite	Neu komprimieren, und zwar so, dass Hand auf der Schulter schlaffe Haut zurückzieht, während die Hand auf der Brustunterseite einen Gegenzug bildet

Tabelle 6.1 c Fehler bei der kraniokaudalen Aufnahmetechnik und ihre Ursachen

Fehler	Mögliche Ursachen	Korrekturen
Brustwandnahes Gewebe nicht vollständig abgebildet	1 Patientin nicht entspannt (Abb. 6.**25 a**)	Patientinnenkontakt aufbauen, Vertrauen schaffen, gute Aufklärung
	2 Filmhalterhöhe stimmt nicht, dadurch gehen brustwandnahe Anteile verloren	Höhe auf Inframammärfalte und rechtwinklig zur Thoraxwand einstellen, Brust hochheben und mit gesamtem unteren Brustgewebe in die Filmebene ziehen
	3 Brust nicht genügend nach oben gehoben, dadurch brustwandnahes Gewebe eingeklemmt (Abb. 6.**25 a**)	Brust mindestens 2 cm hochheben, mit Zeige- und Mittelfinger in Richtung Brustwand fassen und bewusst unteres Gewebe vollständig in Filmebene ziehen
	4 Zu wenig gezogen (Abb. 6.**25 a**)	Brust mindestens 2 cm hochheben, mit Zeige- und Mittelfinger in Richtung Brustwand fassen und bewusst unteres Gewebe vollständig in Filmebene ziehen
	5 Sehr kleine feste Brust und dadurch schwierig von der Brustwand wegzuziehen	Patientin lehnt sich weit ins Gerät, ein etwa 5° schräger strahlendurchlässiger Schaumstoffkeil wird mit der hohen Kante brustwandnah gelegt, MTRA fasst mit beiden Händen an die Brustunterseite und zieht die Brust über den Keil; Brust fixieren und vorsichtig komprimieren

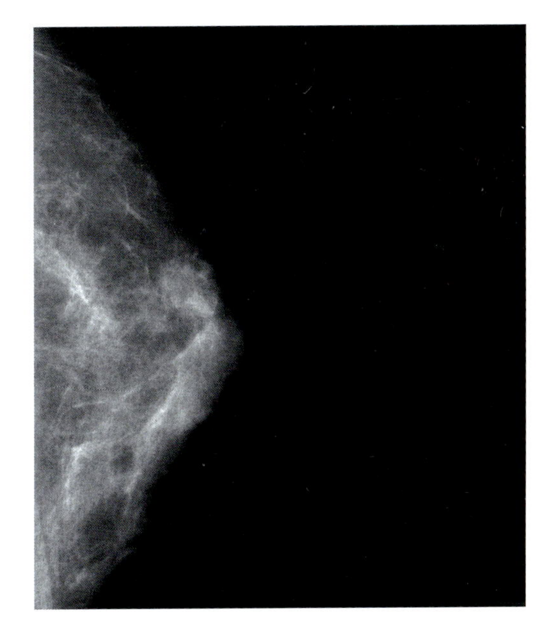

Abb. 6.**24** Mammogramm in c/c-Projektion mit Hautfalten.

Ursachen:

- zu wenig gezogen
- Fettpolster auf dem äußeren oberen Quadranten

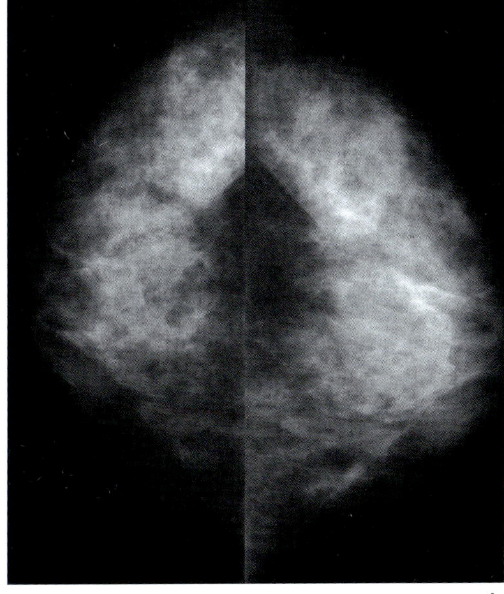

Abb. 6.**25 a, b** Mammogramm in c/c-Projektion mit unvollständiger Abbildung des Brustgewebes in Abb. **a** (**b** = korrekte Lagerung).

Ursachen:

- Patientin nicht entspannt
- brustwandnahes Gewebe eingeklemmt
- zu wenig hochgehoben und nach vorne gezogen

Schrägaufnahme im mediolateralen Strahlengang (mlo)

Die Schrägaufnahme bietet den Vorteil einer guten Darstellung des äußeren oberen Quadranten, des axillären Ausläufers und der Inframammärfalte (untere Umschlagsfalte). Fehler und ihre Ursachen sind Tab. 6.**2** zu entnehmen.

Indikation

Indikation für die Schrägaufnahme im mediolateralen Strahlengang ist die Erfassung der zweiten Standardebene in der Brustkrebsvorsorge-Mammographie.

Kriterium

- Der gesamte Drüsenkörper muss dargestellt sein.
- Die Mamille außerhalb des Brustgewebes wird im Profil dargestellt (Ausnahme: exzentrisch liegende Mamille).
- Die Brust sollte möglichst nicht „hängen", dadurch wird:
  - das retroglanduläre Fettgewebe sichtbar,
  - die Inframammärfalte gestreckt,
  - die Darstellung des Brust-Bauch-Übergangs möglich.
- Der M. pectoralis major sollte als *Dreieck und in einem Winkel von ca. 20°* dargestellt sein; die Muskulatur ist entspannt, so dass die vordere Begrenzungslinie leicht konvex dargestellt wird.
- Der M. pectoralis major sollte mindestens bis Mamillenhöhe reichen. Als Orientierungshilfe dient die horizontale Verbindungslinie zwischen Mamille und vorderer Begrenzung des M. pectoralis major – hintere Mamillenlinie (PNL: Posterior-Nipple-Line) genannt.
- Beide Schrägaufnahmen sollten symmetrisch dargestellt sein.

Abb. 6.**26** zeigt schematisch die *Qualitätskriterien*.

Durchführung

Die schematische Darstellung der Projektionsebene zeigt Abbildung 6.**27**. Die Schrägaufnahme wird mit einem Winkel von 45°–60° durchgeführt, also angepasst an den Verlauf des M. pectoralis major (schmale große Frauen mit kleinen Mammae mit steilem Filmhalter ca. 55°–60°; breitschultrige „fülligere" Frauen mit 45°–50°):

- Das Mammographiegerät ist zwischen 45°–60° gekippt, angepasst an den Verlauf des Pektoralmuskels (Abb. 6.**28**).
- Die Patientin steht rein seitlich am Auflagetisch, Filmhalter wird in Höhe Manubrium eingestellt (Abb. 6.**29**).
- Die Patientin legt den Oberarm *entspannt* auf den oberen Rand des Filmhalters.
- Die MTRA hebt die Schulter der Patientin und platziert den Filmhalter *hinter* die Achselhöhle *vor* die hintere Achselfalte. Die Hüfte ist in Verlängerung des Auflagetisches (*nicht hinter* dem Auflagetisch) gelagert; die laterale Seite liegt dem Filmhalter vollständig an (Abb. 6.**30**).

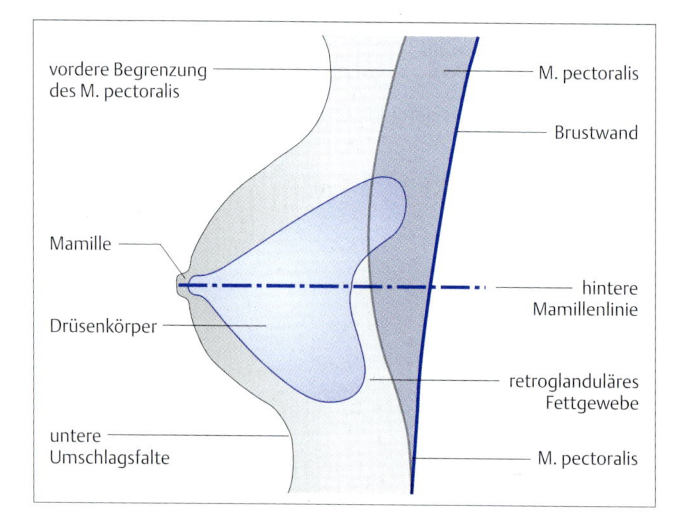

Abb. 6.**26** Qualitätskriterien im Schema.

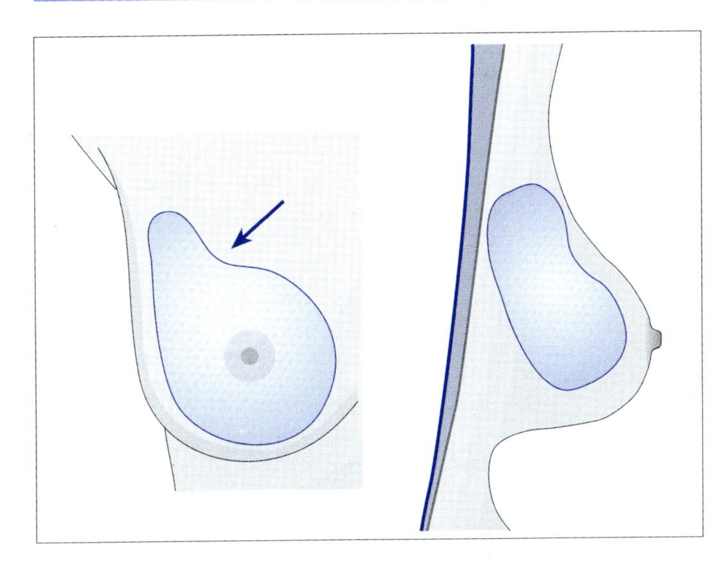

Abb. 6.**27** Schematische Darstellung der mlo-Projektionsebene im mediolateralen Strahlengang.

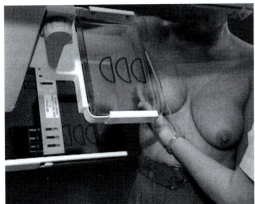

Abb. 6.**28** Anpassung des Mammographiegeräts an den Verlauf des Pektoralmuskels.

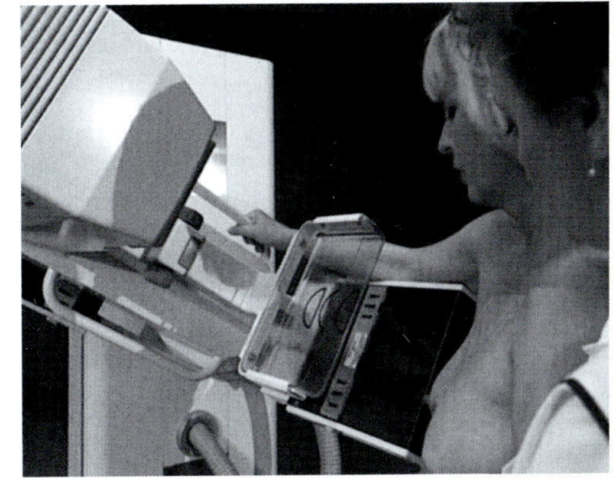

Abb. 6.**29** Einstellen des Filmhalters in Höhe des Manubriums.

- Die Patientin wird mit dem *gesamten Körper* (einschließlich Füße) 45° zum Gerät gedreht (Abb. 6.**31**).
- Das Becken wird zurückgenommen.

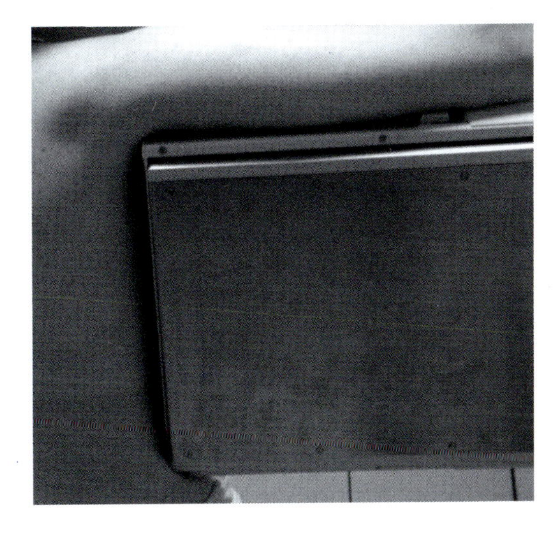

Abb. 6.**30** Filmhalter liegt der lateralen Seite vollständig an.

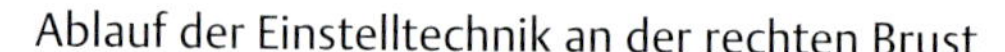

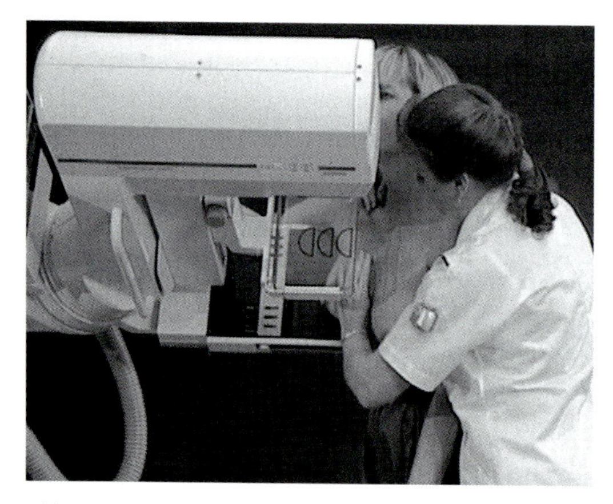

Abb. 6.**31** Drehung der Patientin um 45° zum Gerät.

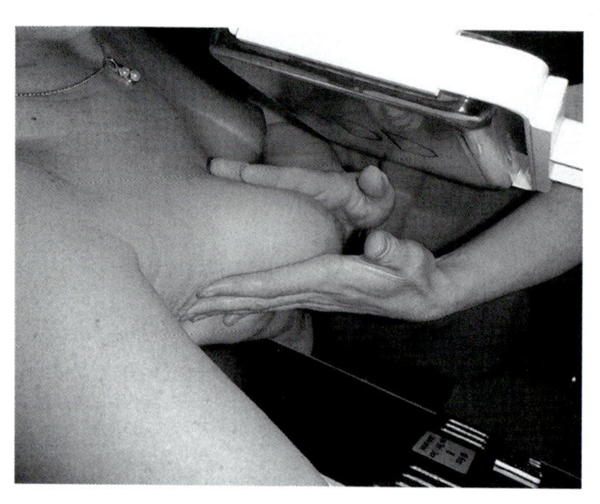

Abb. 6.**32** Richtiges Anfassen der rechten Brust bei der Schrägaufnahme im mediolateralen Strahlengang (mlo).

Ablauf der Einstelltechnik an der rechten Brust

- Die Brust mit beiden Händen hochheben und weit von der Brustwand weg in Richtung Filmebene ziehen; es ist schonender für die Patientin, wenn die Brust zwischen beide Handflächen genommen und so von der Brustwand weggezogen wird (Fingerspitzen reichen bis an die Axillarlinie vor) (Abb. 6.**32**);
  dann die Brust mit der linken Hand fixieren und mit dem rechten Arm die Frau wieder umfassen, die Hand ist auf der Schulter der aufzunehmenden Seite.
- Die Linke Hand fixiert die Brustoberseite, während Daumen und Daumengrundgelenk die Inframammärfalte ausstreichen. Die Hand hält die Brust in Position, bis die Kompression (mittels Fußschalter) so angebracht ist, dass die Brust nicht mehr verrutschen kann (Abb. 6.**33** u. 6.**34**).
- Die Kompressionsplatte liegt eng am Sternum an, obere Ecke unter der Klavikulamitte. Ist die Brust fixiert, wird die Hand unter Ausstreichen nach vorne geschoben und entfernt. Dann wird nachkomprimiert, bis die Haut straff ist. Die andere Brust wird von der Frau aus dem Strahlengang gehalten (Abb. 6.**35**).

Ein gelungenes Mammogramm in Schrägposition zeigt die Abb. 6.**36**.

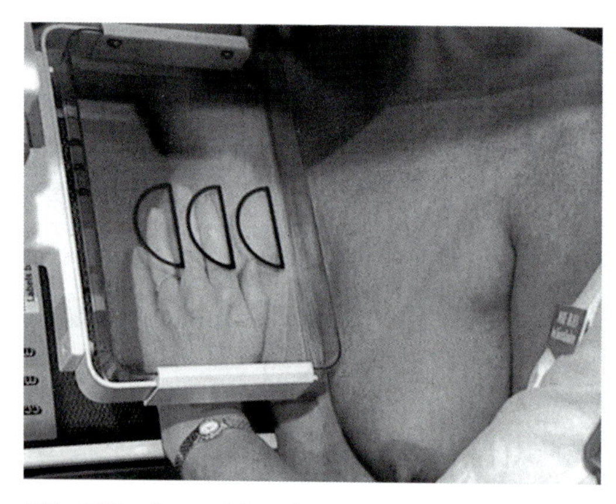

Abb. 6.**33** Ausstreichen der Intramammärfalte bei der Schrägaufnahme im mediolateralen Strahlengang (mlo).

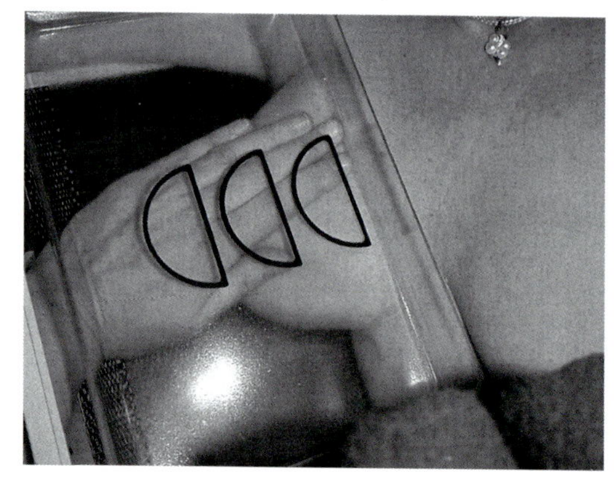

Abb. 6.**34** Fixierung der Brust während des Kompressionsvorgangs.

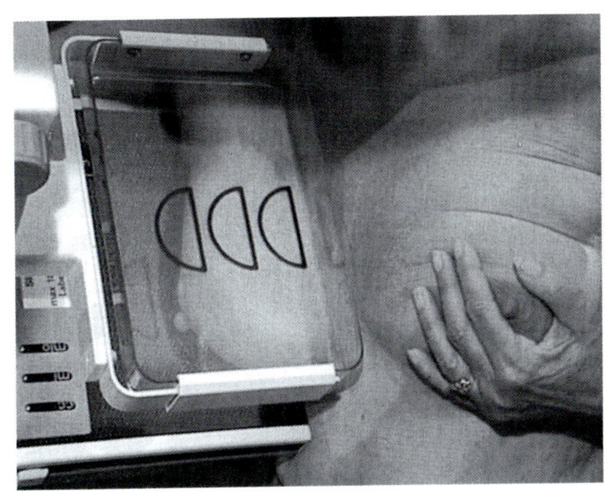

Abb. 6.**35** Die Patientin hält die Brust aus dem Strahlengang heraus.

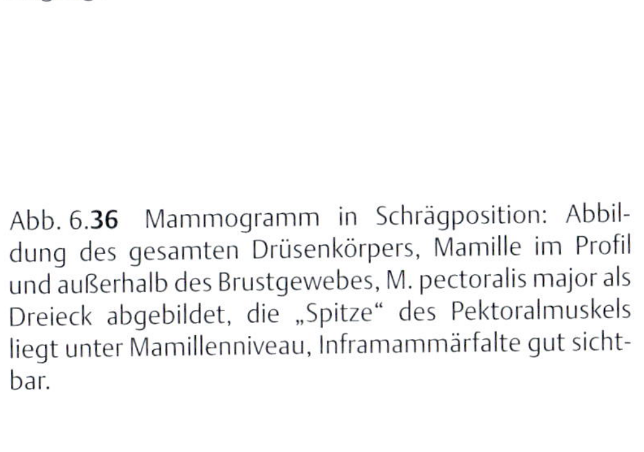

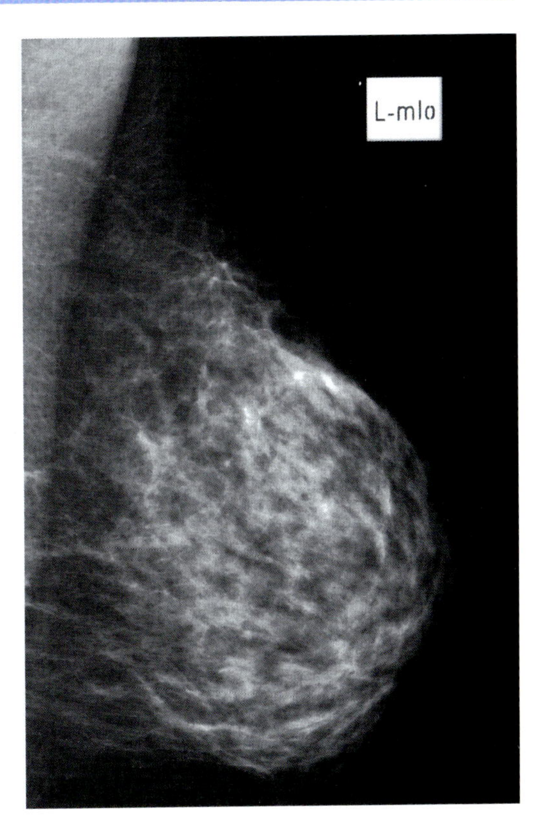

Abb. 6.**36** Mammogramm in Schrägposition: Abbildung des gesamten Drüsenkörpers, Mamille im Profil und außerhalb des Brustgewebes, M. pectoralis major als Dreieck abgebildet, die „Spitze" des Pektoralmuskels liegt unter Mamillenniveau, Inframammärfalte gut sichtbar.

Tabelle 6.**2 a** Fehler bei der Schrägaufnahme („oblique") im mediolateralen Strahlengang und ihre Ursachen

Fehler	Mögliche Ursachen	Korrekturen
Mamille nicht außerhalb des Brustgewebes und nicht im Profil	1 Unteres Brustgewebe und/oder axilläre Ausläufer zu wenig nach vorne gezogen	Brust hochheben, mit Zeige- und Mittelfinger axillären Ausläufer mit nach vorne ziehen und Brust fixieren, bis Kompression angebracht ist
	2 Exzentrisch liegende Mamille	Evtl. Zielaufnahme der Retromammillärregion
	3 Ungenügende Drehung der Patientin in die Filmebene (Hüfte und/oder Füße sind vom Gerät weggedreht)	Nachdem Filmhalter hinter der Achselhöhle und laterale Seite dem Filmhalter vollständig anliegt, wird die Patientin insgesamt in die Filmebene gedreht (einschließlich Hüfte und Füße)

▷

Tabelle 6.**2b** Fehler bei der Schrägaufnahme („oblique") im mediolateralen Strahlengang und ihre Ursachen

Fehler	Mögliche Ursachen	Korrekturen
Unvollständige Erfassung des M. pectoralis major	1 Schulter nicht entspannt und leicht hochgezogen	Mit Einfühlungsvermögen und guter Aufklärung
	2 Filmhalter liegt zu weit vorne in Richtung Brust (Abb. 6.**37**)	So positionieren, dass obere Ecke des Filmhalters vor der hinteren Axillarfalte liegt (Ecke Oberarmkopf/ Skapula)

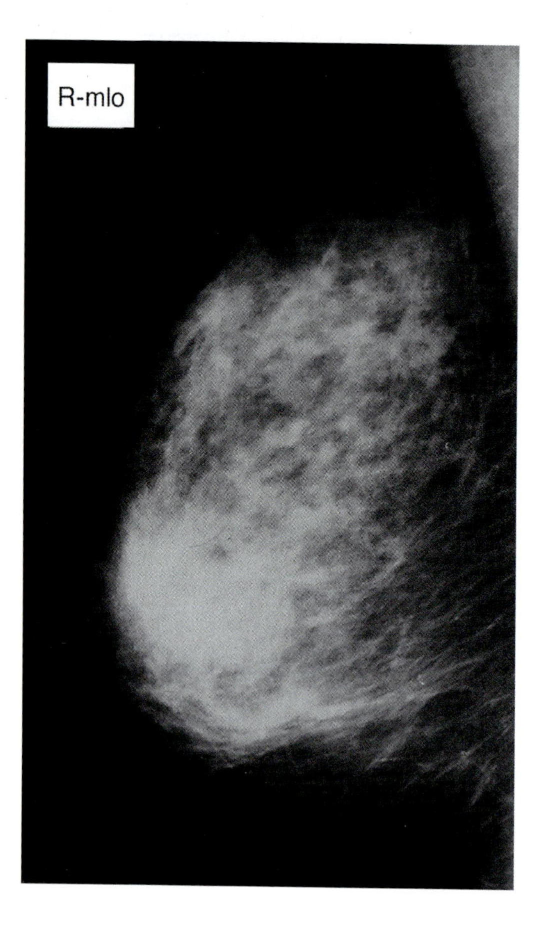

Abb. 6.**37** Fehler bei der Schrägaufnahme („oblique") im mediolateralen Strahlengang. Unvollständige Erfassung des Pektoralmuskels. Filmhalter liegt zu weit vorne in Richtung Brust.

Tabelle 6.**2c** Fehler bei der Schrägaufnahme („oblique") im mediolateralen Strahlengang und ihre Ursachen

Fehler	Mögliche Ursachen	Korrekturen
Mediale und untere Brustgewebsanteile sind nicht vollständig erfasst (Abb. 6.**38** u. 6.**39**)	1 Axilläre Ausläufer ungenügend nach vorne gezogen	Brust am Brustansatz fassen, mit Zeige- und Mittelfinger die axillären Ausläufer vollständig in die Filmebene ziehen
	2 Ungenügende Drehung in die Filmebene	Drehung des gesamten Körpers einschließlich Hüfte und Füße zum Gerät
	3 Filmhalter zu hoch, Kompression sitzt vorwiegend auf dem Pektoralmuskel, Brust wird ungenügend komprimiert und rutscht nach unten, dadurch wird Brustgewebe unvollständig dargestellt	Filmhalterhöhe korrigieren und in Höhe Manubrium einstellen

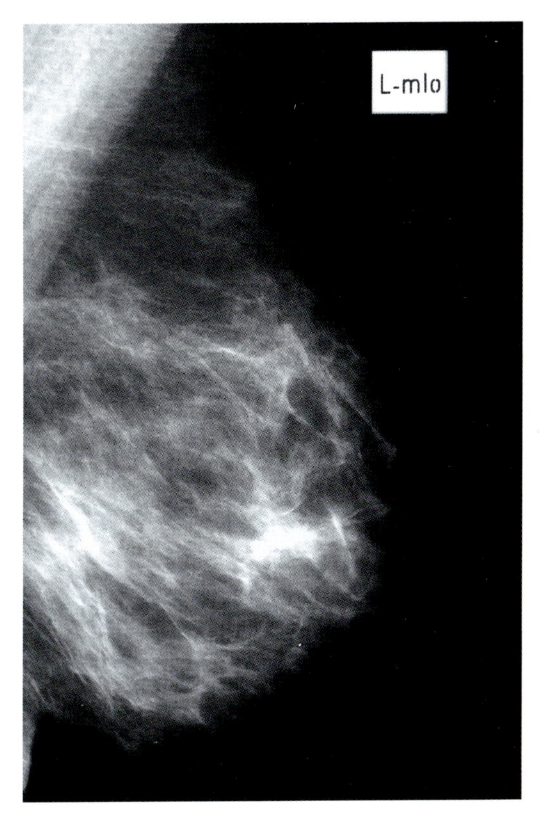

Abb. 6.**38** Fehler bei der Schrägaufnahme („oblique") im mediolateralen Strahlengang. Ungenügende Drehung in die Filmebene.

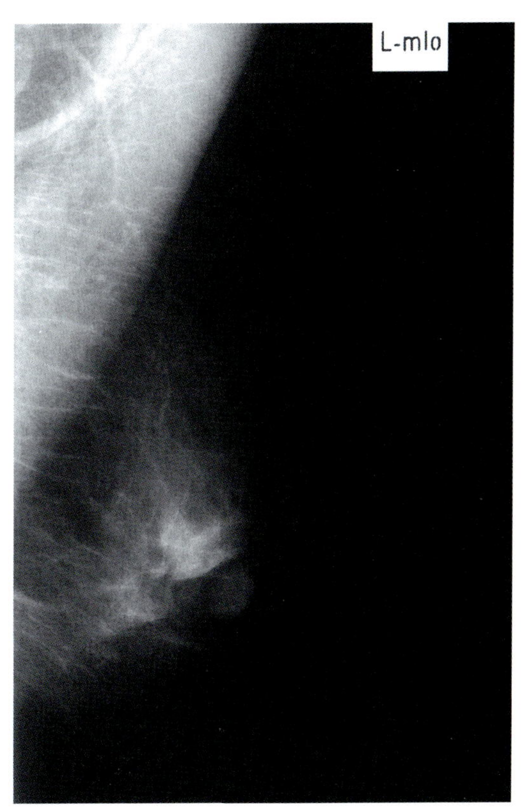

Abb. 6.**39** Fehler bei der Schrägaufnahme („oblique") im mediolateralen Strahlengang. Filmhalter zu hoch. Hüfte zu weit vom Filmhalter entfernt. Hüfte und Füße vom Gerät weggedreht.

Tabelle 6.**2 d** Fehler bei der Schrägaufnahme („oblique") im mediolateralen Strahlengang und ihre Ursachen

Fehler	Mögliche Ursachen	Korrekturen
Untere dorsale Brustgewebsanteile sind unvollständig dargestellt	Die laterale Brustunterseite liegt nicht durchgehend an; es besteht ein Freiraum zwischen Filmhalter und Brust, da: ➤ Hüfte hinter dem Filmhalter ist oder Frau zu nah am Filmhalter steht ➤ Hüfte und Füße zu weit weg vom Filmhalter sind (Abb. 6.**40**)	Neu positionieren und dabei beachten: ➤ obere äußere Filmhalterkante vor die hintere Axillarfalte ➤ Hüfte neben den Filmhalter ➤ laterale Brustanteile liegen an (zur Überprüfung mit der Hand ➤ nachfassen und axilläre Ausläufer nach vorne ziehen ➤ gesamter Körper in die Filmebene drehen

▷

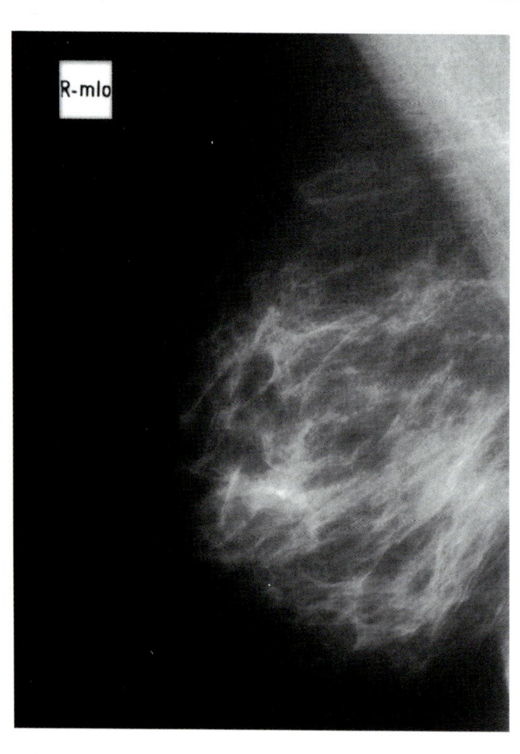

Abb. 6.**40** Fehler bei der Schrägaufnahme („oblique“) im mediolateralen Strahlengang. Laterale Unterseite liegt dem Filmhalter nicht durchgehend an, da Hüfte und Füße zu weit vom Filmhalter entfernt sind.

Tabelle 6.**2e** Fehler bei der Schrägaufnahme („oblique“) im mediolateralen Strahlengang und ihre Ursachen

Fehler	Mögliche Ursache	Korrekturen
Inframammärfalte nicht gestreckt dargestellt (Abb. 6.**41**)	Brust zu wenig von der Brustwand weggezogen und/oder ungenügend hochgeschoben	Brust am Brustansatz fassen, von der Brustwand wegziehen, hochschieben mit dem Ziel, Mamille in Filmmitte zu lagern

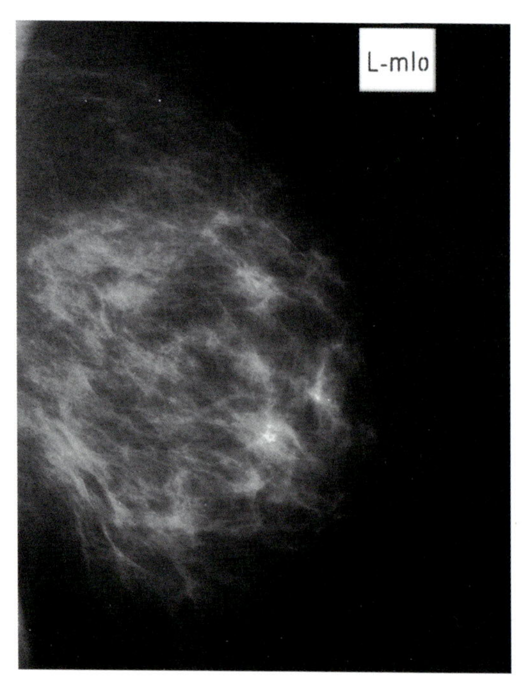

Abb. 6.**41** Fehler bei der Schrägaufnahme („oblique“) im mediolateralen Strahlengang. Brust zu wenig von der Brustwand weggezogen und ungenügend hochgeschoben. Filmhalter etwas zu niedrig.

Tabelle 6.2f Fehler bei der Schrägaufnahme („oblique") im mediolateralen Strahlengang und ihre Ursachen

Fehler	Mögliche Ursachen	Korrekturen
Inframammärfalte nicht sichtbar erfasst	1 Hüfte und/oder Füße vom Gerät weggedreht 2 Hüfte zu weit vom Filmhalter entfernt 3 Hüfte befindet sich hinter dem Filmhalter (Abb. 6.**42**)	Handbreit vom Filmhalter entfernt, gesamter Körper zum Gerät gedreht, laterale Seite liegt vollständig an

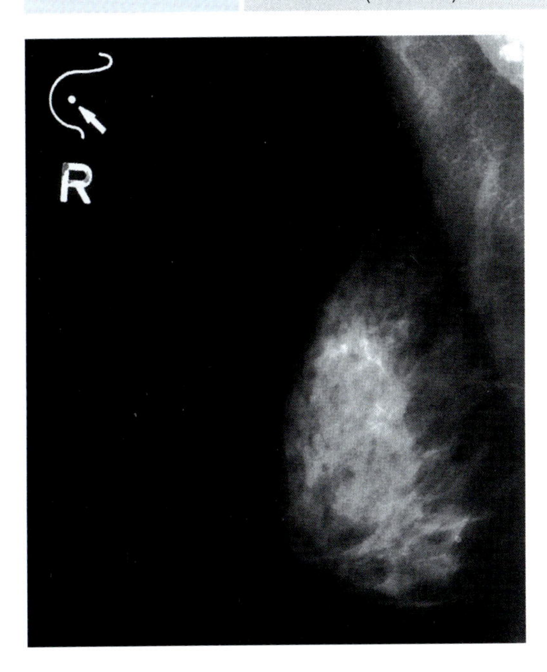

Abb. 6.**42** Fehler bei der Schrägaufnahme („oblique") im mediolateralen Strahlengang. Hüfte liegt hinter dem Filmhalter.

Tabelle 6.2g Fehler bei der Schrägaufnahme („oblique") im mediolateralen Strahlengang und ihre Ursachen

Fehler	Mögliche Ursachen	Korrekturen
Ungenügende Kompression auf mittleres und unteres Brustgewebe (u. U. werden mediale und untere Anteile nicht dargestellt)	1 Kompressionsplatte fixiert vorwiegend den äußeren oberen Quadranten da:	
	2 Sehr „füllige" Frau mit ausgeprägtem Fettgewebe in Axilla	Anfertigung von zwei geteilten Schrägaufnahmen (oberer und unterer Anteil getrennt, jeweils mit Mamille als Bezugspunkt)
	3 Filmhalter ist zu hoch eingestellt, dadurch wird zu viel Muskulatur erfasst und zu geringer Druck auf das Brustgewebe gebracht; die Brust rutscht nach unten und Brustgewebe wird nicht vollständig erfasst	Filmhalterhöhe korrigieren und auf Manubrium einstellen
	4 Hand zu früh entfernt	Brust so lange fixieren, bis Kompressionsplatte so fest ist, dass Brust nicht mehr verrutschen kann

Tabelle 6.2h Fehler bei der Schrägaufnahme („oblique") im mediolateralen Strahlengang und ihre Ursachen

Fehler	Mögliche Ursachen	Korrekturen
Falten überlagern die Inframammärfalte	Bauchgewebe wird nach oben gedrückt und überlagert die Inframammärfalte	Bauchgewebe zwischen Auflagetisch und Inframammärfalte mit dem Zeigefinger hinter den Auflagetisch schieben

▷

Tabelle 6.**2** i Fehler bei der Schrägaufnahme („oblique") im mediolateralen Strahlengang und ihre Ursachen

Fehler	Mögliche Ursachen	Korrekturen
Falten in der Axilla	1 Patientin mit großer Brust und Fettgewebe in der Axilla	Anfertigung von 2 Aufnahmen: obere und untere Abschnitte getrennt (Mamille als Bezug)
	2 Filmhalter zu hoch, sodass durch übermäßiges Heben der Brust eine Falte entsteht	Filmhalterhöhe auf Höhe Manubrium korrigieren

Seitaufnahme im mediolateralen und lateromedialen Strahlengang (ml und lm)

Die Seitaufnahme kann im mediolateralen und im lateromedialen Strahlengang durchgeführt werden. Die Wahl des Strahlengangs ist abhängig von der Lage des fraglichen Befunds:

- Lateral gelegene Befunde werden im mediolateralen Strahlengang angefertigt, da aufgrund des geringeren Objekt-Film-Abstands der zu untersuchende Bereich mit höherer Schärfe (Verringerung der geometrischen Unschärfe) dargestellt wird.
- Der lateromediale Strahlengang wird bei medial gelegenen Veränderungen gewählt.

Fehler bei der Seitenaufnahme und ihre Ursachen sind Tab. 6.**3** zu entnehmen.

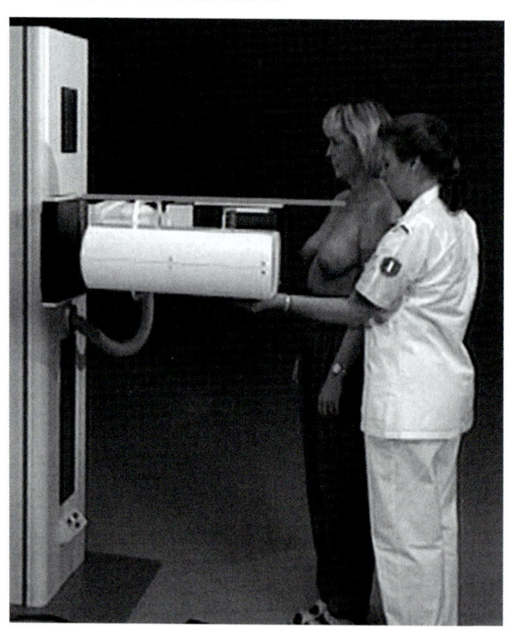

Abb. 6.**43** Einstellen des Filmhalters auf die Höhe des Manubriums.

Indikation

- Zur exakten Lagebestimmung, z. B. präoperative Markierung oder transkutane Biopsie,
- als dritte Ebene zur Lokalisation von fraglichen Befunden, die nur auf der kraniokaudalen oder nur auf der Schrägaufnahme sichtbar sind,
- als dritte Ebene, um echte Läsionen von fraglichen Überlagerungen unterscheiden zu können,
- bei Erstbeurteilung von unklarem Mikrokalk, um typische Spiegelbildungen in Kalkmilchzysten (sog. Teetassenphänomen nach Lanyi) als wichtigstes Kriterium für die Gutartigkeit von Mikrokalk darstellen zu können.

Kriterium einer gut eingestellten Seitaufnahme

- Drüsenparenchym ist größtenteils erfasst,
- Mamille außerhalb des Brustgewebes und im Profil,
- M. pectoralis major ist als schmaler Streifen bis mindestens Mamillen-Niveau abgebildet,
- Inframammärfalte gestreckt dargestellt,
- symmetrische Darstellung beider Seitaufnahmen,
- keine Hautfalten,
- optimale Kompression,
- gute Durchbelichtung.

Seitliche Aufnahme im mediolateralen Strahlengang

Durchführung (an der rechten Brust)

- Die Röntgenröhre ist um 90° gedreht; das Seitenzeichen „R med-lat" oder „Rml" wird in die Filmebene geschoben.
- Die Filmhalterhöhe wird auf Höhe Manubrium eingestellt (Abb. 6.**43**).
- Die Patientin steht seitlich am Filmhalter; der Oberarm der Patientin wird so auf den Filmhalter gelegt, dass der Filmhalter knapp hinter der

Achselhöhle liegt (Arm nicht über den Kopf nehmen lassen, da dadurch Brustgewebe aus der Filmebene gezogen wird). Die laterale Seite liegt dem Filmhalter vollständig an (Abb. 6.**44**).

- Um größere Anteile der axillären Ausläufer zur Darstellung zu bringen, beugt sich die Frau leicht nach vorne (Ausgleich der Thoraxkrümmung); das Becken wird zurückgenommen.
- Die Patientin wird mit dem ganzen Körper zum Gerät gedreht (Abb. 6.**45**).
- Mit der Hand unter den oberen Anteil des M. pectoralis major fassen und nach vorne ziehen.
- Die Brust wird zwischen beide Handflächen genommen, axilläres Brustgewebe mit den Fingerspitzen nach vorne gezogen; beide Hände ziehen die Brust von der Brustwand weg in Richtung Filmmitte (Abb. 6.**46**).
- Die rechte Hand fixiert die Brust am Brustansatz, während die linke Hand unter Nach-vorne-Schieben des unteren Brustgewebes entfernt wird. Die Brust wird nun durch die linke Hand fixiert.
- Die MTRA umarmt die Frau mit dem rechten Arm, legt die Hand auf die rechte Schulter und die Finger auf die Klavikulamitte (Abb. 6.**47**).

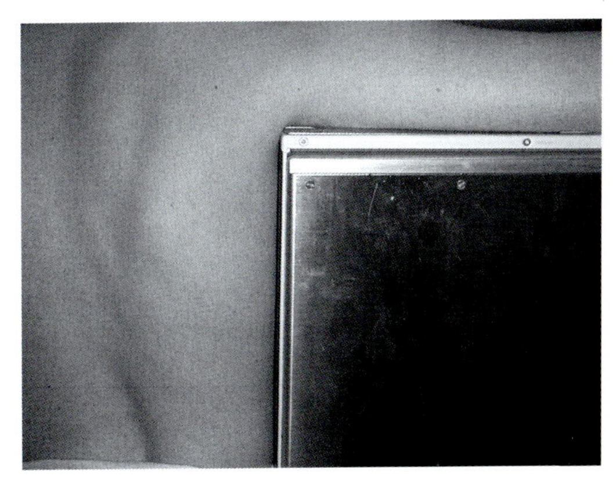

Abb. 6.**44** Optimale Filmhalterplatzierung bei der Seitaufnahme im mediolateralen Strahlengang (ml).

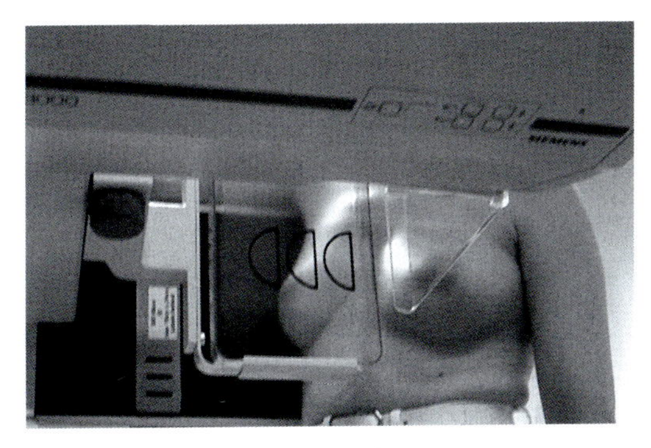

Abb. 6.**45** Patientin wird mit dem ganzen Körper zum Gerät gedreht.

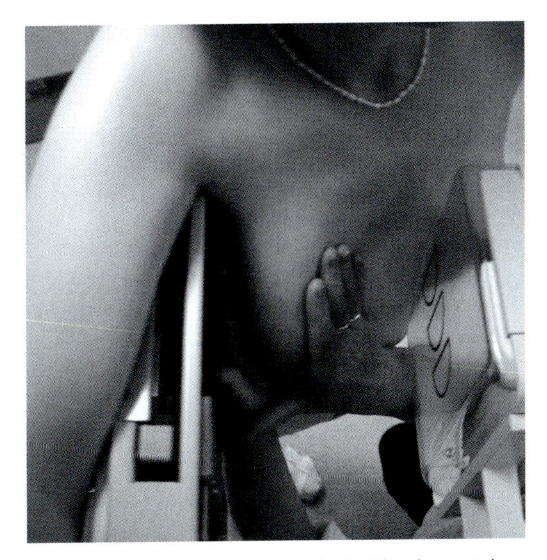

Abb. 6.**46** Gesamtes Brustgewebe in Filmebene ziehen (Bild von oben aufgenommen).

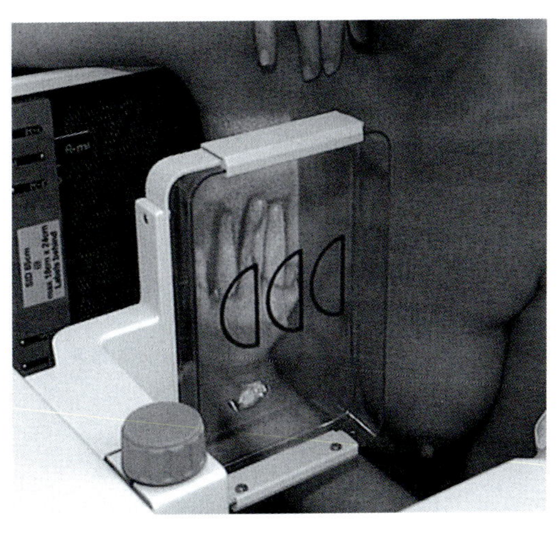

Abb. 6.**47** Vorbereitung zur Kompression (s. Text).

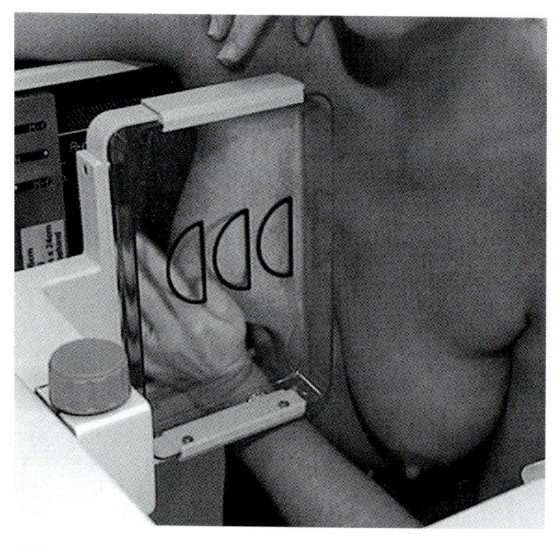

Abb. 6.**48** Ausstreichen der Inframammärfalte und Anbringen der Kompression.

- Der linke Daumen streicht die Inframammärfalte aus und die Kompression wird mittels Fußschalter angebracht (Abb. 6.**48**).
- Die Kompressionsplatte liegt eng am Sternum an; die äußere obere Ecke befindet sich unter Klavikulamitte; nun wird nachkomprimiert, bis die Haut straff und der notwendige Kompressionsdruck erreicht ist (Abb. 6.**49**).
- Die nicht zu untersuchende Brust wird von der Frau aus dem Strahlengang weggehalten (Abb. 6.**50**).

Nach Setzen der richtigen Messkammer wird bei Atemstillstand die Belichtung der Aufnahme durchgeführt. Belichtungsparameter einschließlich Kompressionsdruck und Messkammerwahl werden notiert.

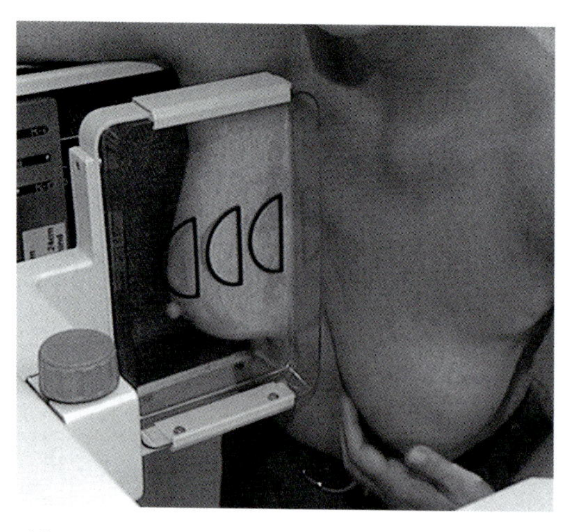

Abb. 6.**49** Lage der Kompressionsplatte, Nachkompression.

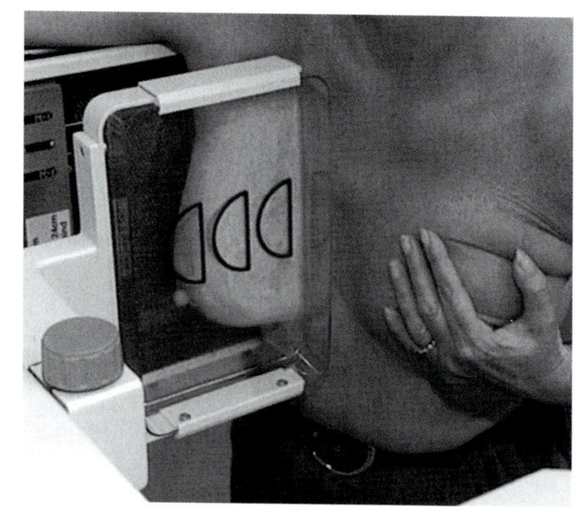

Abb. 6.**50** Die Patientin hält die nicht zu untersuchende Brust aus dem Strahlengang heraus.

Seitliche Aufnahme im lateromedialen Strahlengang (lm)

Durchführung (an der rechten Brust)

- Die Röntgenröhre ist um 90° gedreht; das Seitenzeichen „Rlm" oder „R lat-med" wird in die Filmebene geschoben.
- Filmhalterhöhe wird so eingestellt, dass der obere Rand des Filmhalters in *Höhe Manubrium* liegt (Abb. 6.**51**).
- Die Patientin steht so am Auflagetisch, dass der Filmhalter zwischen beiden Brüsten *eng am Sternum* anliegt (Abb. 6.**52**).
- Der Oberarm wird hochgenommen und die Patientin stützt *sich* leicht am Mammographiegerät ab (Abb. 6.**53**).
- Die Patientin wird gebeten, sich etwas vorzubeugen, das Kinn auf die Kante des Filmhalters zu legen und das Kinn nach vorne zu schieben; dadurch verkleinert sich der Abstand zwischen Sternum und Filmhalter (Abb. 6.**54**).

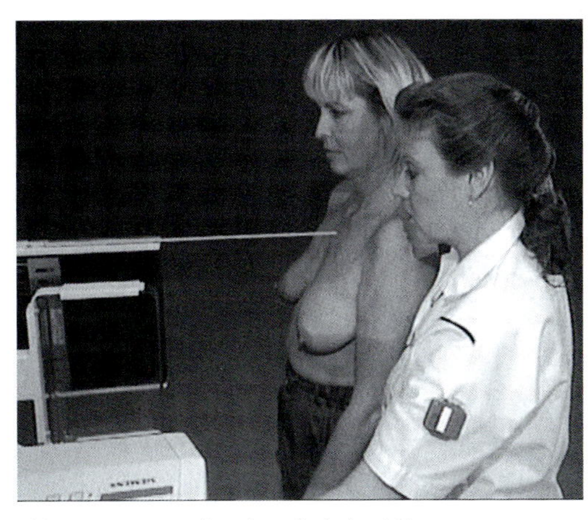

Abb. 6.**51** Einstellen der Filmhalterhöhe.

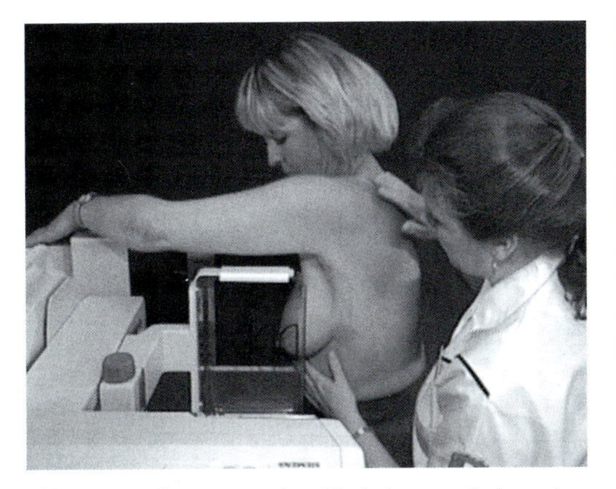

Abb. 6.**52** Platzierung des Filmhalters zwischen den Brüsten eng am Sternum.

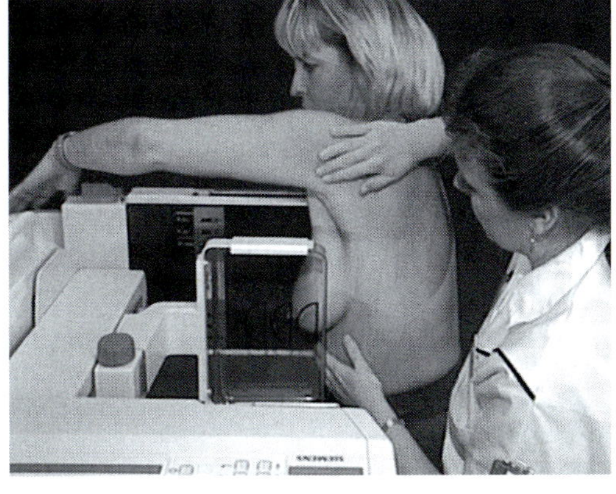

Abb. 6.**53** Hochnehmen des Oberarms.

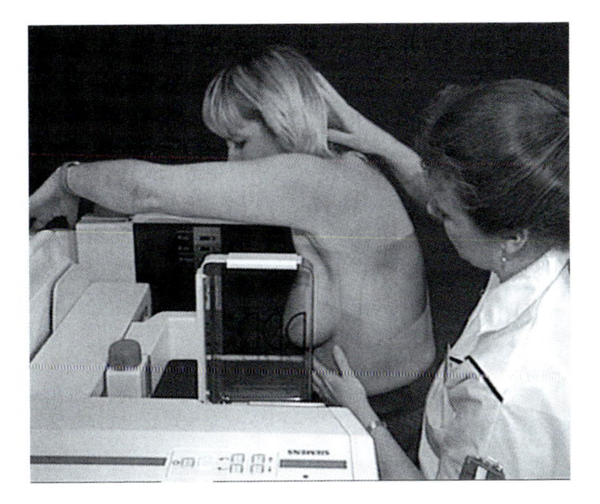

Abb. 6.**54** Verkleinerung des Abstands zwischen Sternum und Filmhalter durch Vorbeugen der Patientin.

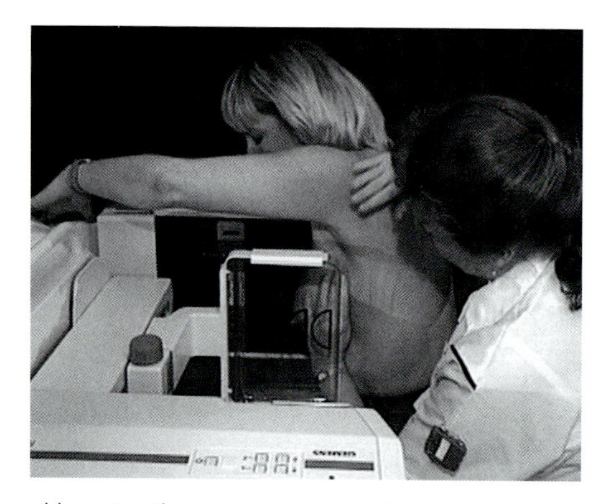

Abb. 6.**55** Platzierung der Brust (s. Text).

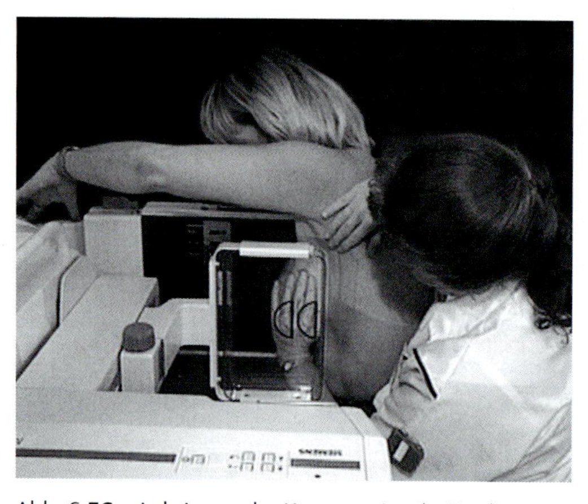

Abb. 6.**56** Anbringen der Kompression (s. Text).

- Die MTRA nimmt die Brust zwischen beide Hände, hebt sie hoch und zieht sie von der Brustwand weg in Richtung Kassettenmitte; die Hand auf der Brustunterseite wird unter Nach-vorne-Ziehen des unteren Brustgewebes entfernt, während Daumen und Handinnenseite die Brust in Position halten. Die Inframammärfalte wird mit dem Daumen ausgestrichen (Abb. 6.**55**).
- Kompression wird nun mittels Fußschalter angebracht, bis die Brust fixiert ist; die Hand wird unter Ausstreichen der Brust unter der Kompressionsplatte entfernt und nachkomprimiert, bis die Haut straff und der notwendige Kompressionsdruck erreicht ist. Beim Anbringen der Kompression sollte der *Oberarm* der Patientin leicht *angehoben* werden, um ein Einzwicken der Haut zu verhindern (Abb. 6.**56**).
- Die Mamille liegt außerhalb des Brustgewebes und ist im Profil; die Inframammärfalte ist erfasst; man muss sich versichern, dass der Oberarm nicht im Strahlengang liegt (Abb. 6.**57**).

Seitliche Aufnahmetechnik im lateromedialen Strahlengang liegend

Indikation

Indikation für diese Aufnahmetechnik sind bettlägerige Patientinnen.

Durchführung

Abbildung 6.**58** zeigt die Einstelltechnik der Seitaufnahme lateromedial im Liegen.

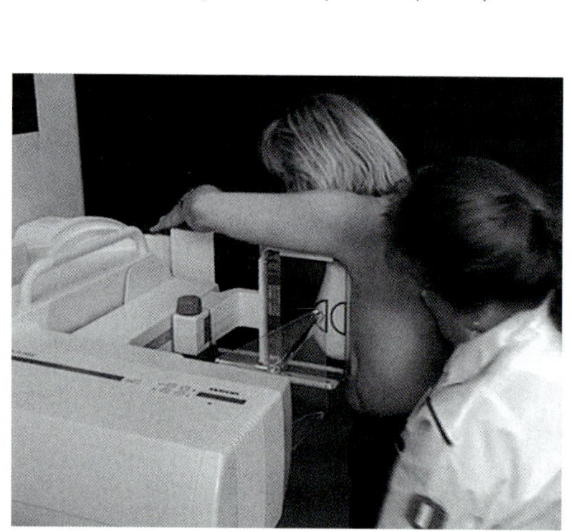

Abb. 6.**57** Überprüfen der Endposition (s. Text).

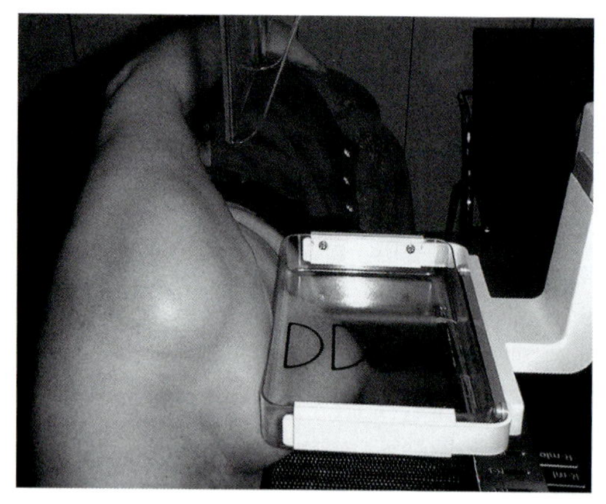

Abb. 6.**58** Einstelltechnik Seitaufnahme lateromedial im Liegen.

- Röntgenröhre senkrecht in Nullstellung,
- Patientin in Seitenlage mit der zu untersuchenden Seite *oben*,
- Arm der nicht zu untersuchenden Seite unter den Kopf,
- Arm der zu untersuchenden Seite liegt leicht zurückgenommen dem Körper an,
- Auflagetisch wird zwischen beide Brüste eng ans Sternum angedrückt,
- die Kompressionsplatte wird auf die laterale Brustseite aufgesetzt.

Tabelle 6.**3 a** Fehler bei der Seitaufnahme und ihre Ursachen

Fehler	Mögliche Ursachen	Korrektur
Mamille nicht außerhalb des Gewebes und nicht im Profil	1 Zu wenig unteres Brustgewebe in die Filmebene gezogen	Brust neu positionieren und bei Lagerung mit Zeige- und Mittelfinger axillären Ausläufer bewusst in die Filmebene ziehen
	2 Ungenügende Drehung der Patientin	Nach rein seitlicher Lagerung wird die Patientin (einschließlich Hüfte und Füße) in die Filmebene gedreht
	3 Exzentrisch liegende Mamille	Keine Korrektur möglich, jedoch eine Zielaufnahme der Retromammillärregion

Tabelle 6.**3 b** Fehler bei der Seitaufnahme und ihre Ursachen

Fehler	Mögliche Ursachen	Korrekturen
Ungenügende Erfassung des brustwandnahen Gewebes	1 Im mediolateralen Strahlengang liegt der Arm der Patientin hinter dem Filmhalter, dadurch wird hinteres Brustgewebe aus der Filmebene gezogen	Arm wird auf den Filmhalter gelegt und neu positioniert
	2 Die Brust wurde zu wenig hochgeschoben und/oder ungenügend von der Brustwand weggezogen	Brust hochheben und mit Zeige- und Mittelfinger axilläre Ausläufer in die Filmebene ziehen
	3 Die Patientin wurde ungenügend in die Filmebene gedreht	Nach Lagerung der Brust wird die Patientin (einschließlich Hüfte und Füße) in die Filmebene gedreht
	4 Brust ist während der Kompression nach unten gerutscht, da ➤ die Hand bei noch ungenügender Kompression bereits entfernt wurde ➤ Filmhalter ist zu hoch, deshalb wurde die Brust ungenügend komprimiert ➤ Fettpolster auf äußerem oberen Quadranten und/oder in der Axilla führen zu einer ungenügenden Kompression der Brust	Neu positionieren und dabei beachten: ➤ Filmhalterhöhe ➤ Brust in Position halten bis Kompression straff ist ➤ und gesamte Brust gleichmäßig komprimieren Bei Fettpolster auf äußerem oberen Quadranten oder in Axilla zwei getrennte Aufnahmen anfertigen (mit Mamille als Bezug)

Tabelle 6.**3 c** Fehler bei der Seitaufnahme und ihre Ursachen

Fehler	Mögliche Ursachen	Korrekturen
Unvollständige Erfassung des M. pectoralis major	1 Schulter nicht entspannt und hochgezogen	Mit Einfühlungsvermögen und guter Aufklärung
	2 Filmhalter liegt zu weit vorne Richtung Brust (Abb. 6.**59**)	So positionieren, dass obere Ecke des Filmhalters in der Achselhöhle liegt

▷

Tabelle 6.**3 d** Fehler bei der Seitaufnahme und ihre Ursachen

Fehler	Mögliche Ursachen	Korrekturen
Untere dorsale Brustgewebsanteile sind unvollständig dargestellt	1 Hüfte ist hinter dem Filmhalter (Abb. 6.**60**) 2 Frau steht zu nah am Filmhalter 3 Hüfte und Füße sind zu weit weg vom Filmhalter	Neu positionieren und dabei beachten: ➤ Hüfte ist neben dem Filmhalter – Oberkörper hat einen handbreiten Abstand zum Filmhalter ➤ Brustaußenseite liegt dem Filmhalter durchgängig an ➤ Patientin in die Filmebene drehen (einschließlich Hüfte und Füße)

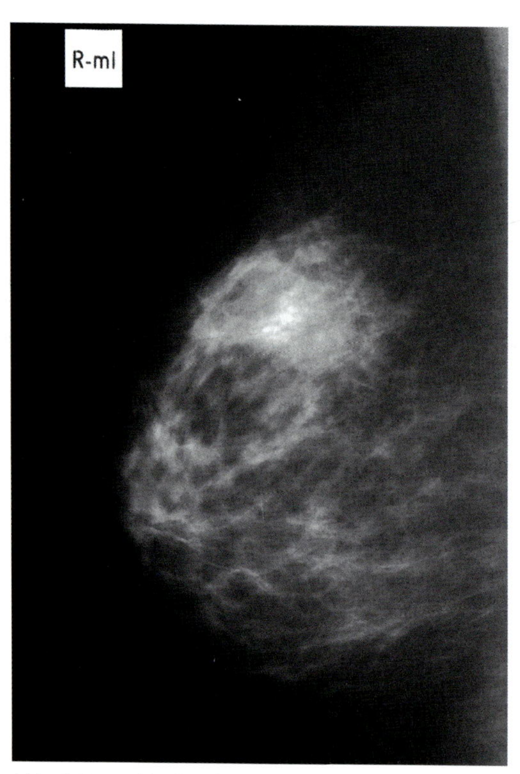

Abb. 6.**59** Fehler bei der Seitaufnahme. Filmhalter liegt zu weit vorne in Richtung Brust.

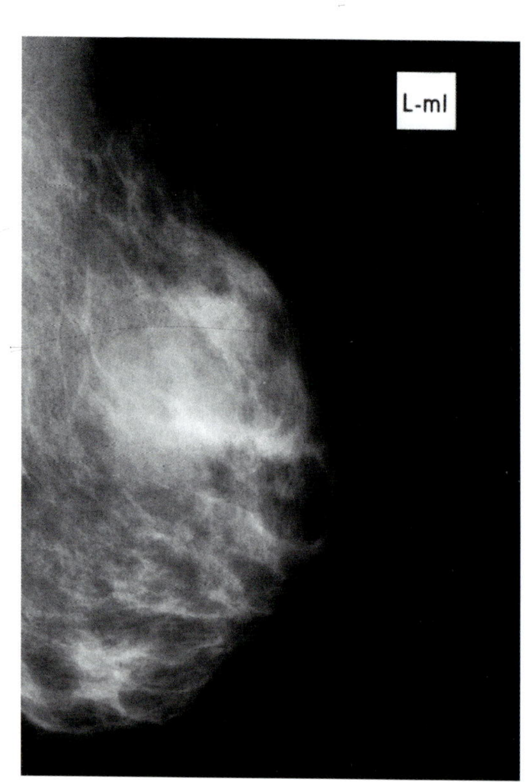

Abb. 6.**60** Fehler bei der Seitaufnahme. Hüfte ist hinter dem Filmhalter.

Tabelle 6.**3 e** Fehler bei der Seitaufnahme und ihre Ursachen

Fehler	Mögliche Ursachen	Korrekturen
Inframammärfalte nicht gestreckt dargestellt	Brust zu wenig von der Brustwand weggezogen und/oder ungenügend hochgeschoben	Brust am Brustansatz fassen, von der Brustwand wegziehen, hochschieben mit dem Ziel, Mamille in Filmmitte

Tabelle 6.**3 f** Fehler bei der Seitaufnahme und ihre Ursachen

Fehler	Mögliche Ursachen	Korrekturen
Inframammärfalte nicht dargestellt	1 Hüfte und/oder Füße vom Gerät weggedreht 2 Frau zu nah am Auflagetisch 3 Hüfte ist hinter dem Filmhalter	Patientin steht handbreit vom Gerät entfernt; nach rein seitlicher Einstellung wird der gesamte Körper zum Gerät gedreht; die laterale Seite liegt vollständig an

Tabelle 6.**3 g** Fehler bei der Seitaufnahme und ihre Ursachen

Fehler	Mögliche Ursachen	Korrekturen
Falten überlagern die Inframammärfalte	Bauchgewebe wird nach oben gedrückt	Bauchgewebe zwischen Filmhalter und Inframamärfalte mit dem Zeigefinger hinter den Auflagetisch schieben

Tabelle 6.**3 h** Fehler bei der Seitaufnahme und ihre Ursachen

Fehler	Mögliche Ursachen	Korrekturen
Falten in der Axilla	1 Patientin mit großer Brust und/oder Fettgewebe in der Axilla	Anfertigung von zwei getrennten Aufnahmen mit Mamille als Bezug
	2 Filmhalter zu hoch, sodass durch übermäßiges Heben der Brust eine Falte entsteht	Filmhalter auf Höhe Manubrium korrigieren

Axilläre Aufnahmetechnik

Diese Projektionsebene wird heute recht selten gefordert, da axilläre Lymphknoten vorwiegend sonographisch beurteilt werden.

Indikation

- Beurteilung von versprengt sitzendem Drüsengewebe, das mit der Schrägaufnahme nicht erfasst werden konnte,
- In seltenen Fällen Beurteilung des Operationsareals nach Ausräumung der Lymphknoten (wird meistens sonographisch kontrolliert).

Durchführung

Abbildung 6.**61** zeigt die Einstelltechnik der axillären Aufnahmetechnik.

- Einsetzen der richtigen Lochblende und der geeigneten Kompressionsplatte.
- Einschieben des Seitenzeichens „axillär“ in die Filmebene.
- Das Röntgengerät ist 70°–90° gekippt.
- Die Patientin dreht sich mit 20°–30° in die Aufnahmevorrichtung.
- Schulter, Oberarm, hintere Rippen und die laterale Brustseite liegen dem Filmhalter an.
- Der Arm ist ausgestreckt; Oberarm und laterale Thoraxwand stehen in einem Winkel von 90°.
- Die obere Hautgrenze des Humerus schließt mit dem oberen Kassettenrand ab.
- Die obere Ecke der Kompressionsplatte liegt unter der Klavikulamitte.
- Axilläre Ausläufer und Achselgegend werden komprimiert.

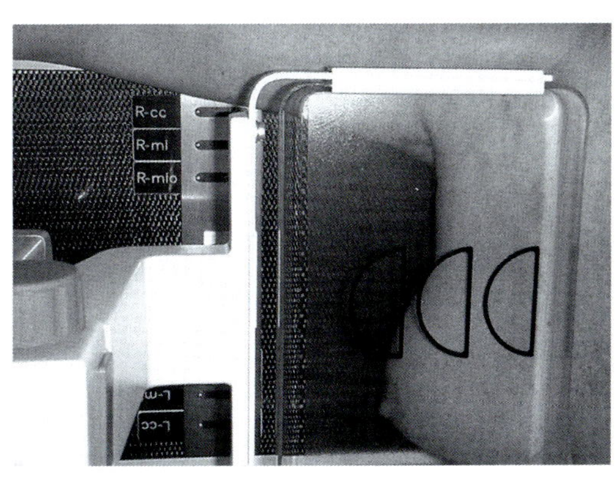

Abb. 6.**61** Einstelltechnik der axillären Aufnahmetechnik.

- Die Belichtung erfolgt mit der brustwandnahen Kammer (falls nicht bedeckt: mit freier Belichtung).

Tangentiale Aufnahmetechnik

Tangentiale Mammographieaufnahmen können eingesetzt werden, um bei oberflächlich gelegenen Verkalkungen zu klären, ob sie intrakutan oder subkutan liegen. Dies kann von großer differentialdiagnostischer Bedeutung sein: Sind sie intrakutan gelegen, haben die Verkalkungen vermutlich *benignen Charakter*.

Indikation

Tangentiale Aufnahmen werden zum Nachweis von intrakutan oder subkutan liegenden Verkalkungen angefertigt.

Durchführung

Zur Lagebestimmung auf dem Übersichtsmammogramm ist das Lochplattenkompressorium ein gutes Hilfsmittel. Ist die Stelle mit Filzschreiber auf der Brust markiert, wird für die Tangentialaufnahme die Spotkompressionsplatte und die passende Lochblende eingesetzt.

- Abhängig von der Lage der Verkalkung wird entweder die kraniokaudale Lagerung oder die seitliche Aufnahmetechnik gewählt.
- Anhand des Übersichtsmammogramms wird die Lage des Befunds mit Filzschreiber auf die Brust übertragen.
- Nun wird die *Spotkompressionsplatte mit der passenden Lochblende* eingesetzt und die Brust so positioniert, dass die markierte Stelle vom Zentralstrahl tangential getroffen wird.

Belichtung

Für diese Aufnahmetechnik werden die Belichtungsparameter manuell eingestellt (Richtwert: abhängig von der Dichte etwa 1 BP weniger als bei der Übersichtsaufnahme, da Verkalkungen randständig liegen).

Vergrößerungsmammographie

Vergrößerungsaufnahmen werden immer in zwei senkrecht zueinander stehenden Ebenen durchgeführt (c/c und ml bzw. lm) (Abb. 6.**62**, 6.**63**). Technische Voraussetzungen dafür sind:

- 12-Puls- oder *Hochfrequenzgenerator*, um kurze Belichtungszeiten schalten zu können,
- *Spotkompressionsplatte* mit kleiner *Lochblende* (engere Einblendung und bessere fokale Kompression – Erhöhung von Kontrast und Schärfe),
- *Vergrößerungsaufsatz*, um je nach gewünschter Vergrößerung den Objekt-Film-Abstand verändern zu können (mit OFA von 16 – 30 cm wird ein Vergrößerungsfaktor 1,5 – 2,0 erreicht),
- *Mikrofokus mit Nennwert 0,1 mm*, damit die Objekt-Film-Abstand bedingte Erhöhung der geometrischen Unschärfe (Halbschattenbildung) kompensiert wird,
- *höher verstärkendes Film-Folien-System*, um die aus der begrenzten Leistungsfähigkeit des Mikrofokus resultierende Verlängerung der Belichtungszeit zu reduzieren (Bewegungsunschärfe, Dosis), was zwar die Folienunschärfe erhöht, jedoch bei einem Vergrößerungsfaktor von 1,5 – 2,0 die Auflösung nur unwesentlich beeinträchtigt, (Die Anfertigung der Vergrößerungsaufnahme mit einer *höheren Spannung* trägt zwar zu einer weiteren Verkürzung der Belichtungszeit bei, mindert jedoch den Kontrast),
- *Aufnahme ohne Raster:* Die Durchführung der Aufnahme ohne Raster wirkt sich positiv auf Bewegungsunschärfe (Verkürzung der Belichtungszeit) und Dosis aus (r4/27, etwa 2,5fache Dosis, s. Kap. 3) und beeinflusst den Kontrast nur geringfügig, da der vergrößerte Objekt-Film-Abstand die Auswirkung der Streustrahlung dadurch vermindert *(Groedel-Abstandstechnik)*, dass die Streustrahlung auf dem Weg zwischen Objekt und Film stärker abnimmt als die vom Brennfleck kommende Primärstrahlung; zum andern geht ein Teil der Streustrahlung an der Kassette vorbei und trifft nicht auf dem Film auf.

Nachteile

- *Höhere Strahlenbelastung*, bedingt durch die höhere Anzahl von Aufnahmen. Die Dosiserhöhung aufgrund des vergrößerten Objekt-Film-Abstands wird durch das Arbeiten ohne Raster und mit einem höher verstärkenden Film-Folien-System annähernd ausgeglichen (somit keine nennenswerte Hautdosiserhöhung im Vergleich zur Übersichtsaufnahme).
- *Höhere Bewegungsunschärfe*, die jedoch durch „schnellere“ Folie, gute fokale Kompression (und evtl. Erhöhung der Röhrenspannung) kompensiert werden kann.

Vorteile

- *Scheinbare Verbesserung der räumlichen Auflösung*, die sich daraus ergibt, dass bei Einsatz des Mikrofokus Objektdetails bei gleicher Unschärfe des Film-Folien-Systems vergrößert dargestellt werden.
- *Geringeres effektives Rauschen*, da das Quantenrauschen in der Vergrößerungsmammographie in etwa dem der Übersichtsmammographie entspricht (bei gleicher Film-Folien-Kombination), die Objektdetails jedoch vergrößert dargestellt werden.

Indikation

- Unklare Mikroverkalkungen,
- Beurteilung von Mikroverkalkungen hinsichtlich Form, Größe, Gruppierung,

- Randkonturanalyse herdförmiger Verschattungen,
- Beurteilung fraglicher Läsionen, die nur auf einer Projektionseben zu sehen sind,
- Nachweis/Ausschluss und Ausdehnungsbeurteilung von In-situ-Karzinomen.

Durchführung

- „Umrüsten" des Mammographiegeräts mit der Vergrößerungseinheit (Abb. 6.**64**),
- Spotkompressionsplatte und Lochblende einsetzen (Abb. 6.**65**),
- Reinigen der Brust mit entfettendem Spray, um kosmetikabedingte kalkdichte Substanzen ausschließen zu können,
- Markierung der Lage des fraglichen Befunds: ausmessen der Lage auf der Übersichtsaufnahme mit Mamille als Bezugspunkt und mittels Filzschreiber auf die Brust übertragen (Brust wird dazu in gleicher Weise auf den Filmhalter gelagert wie zur Übersichtsaufnahme),
- Seitenzeichen in die Filmebene schieben und Lagerung der Brust,
- Anbringen der Kompression (Abb. 6.**66**),
- Wahl der Belichtungsparameter (Mikrofokus/Spannung evtl. um 1–2 kV erhöhen), bei Verwendung eines höher verstärkendes Film-Folien-Systems andere Folientaste anwählen,
- Auslösen der Aufnahme bei Atemstillstand und Notieren der Belichtungsparameter, des Kompressionsdrucks und der Messkammer.

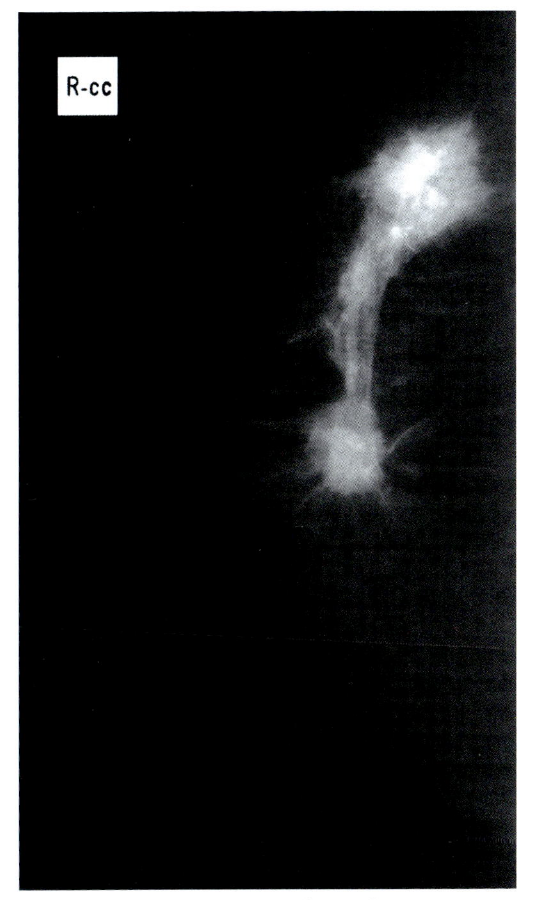

Abb. 6.**62** Mammogramm in c/c-Projektion.

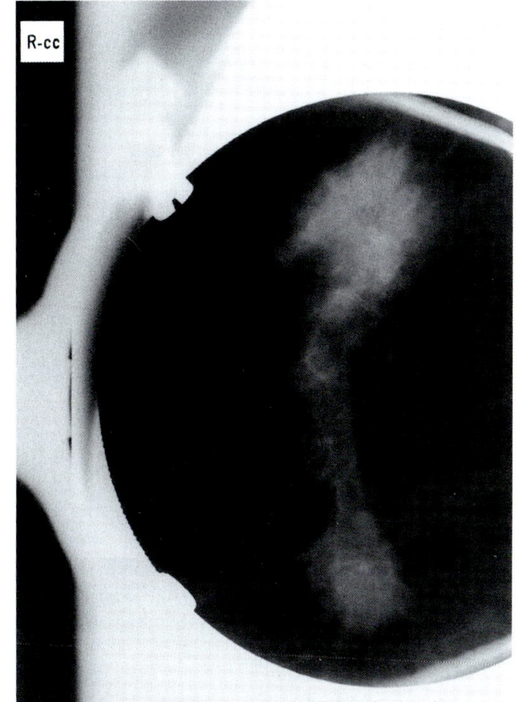

Abb. 6.**63** Vergrößerungsmammographie in c/c-Projektion.

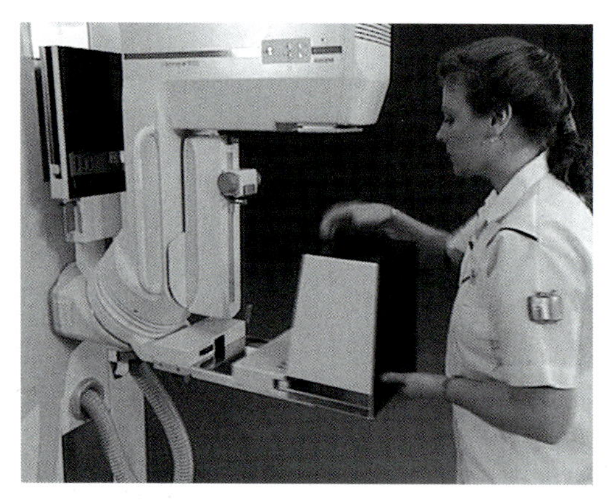

Abb. 6.**64** „Umrüsten" des Mammographiegeräts mit der Vergrößerungseinheit (Siemens).

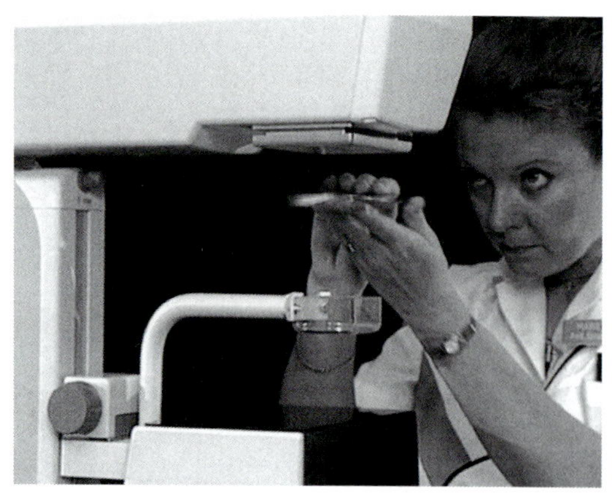

Abb. 6.**65** Einsetzen der Spotkompressionsplatte und der Lochblende.

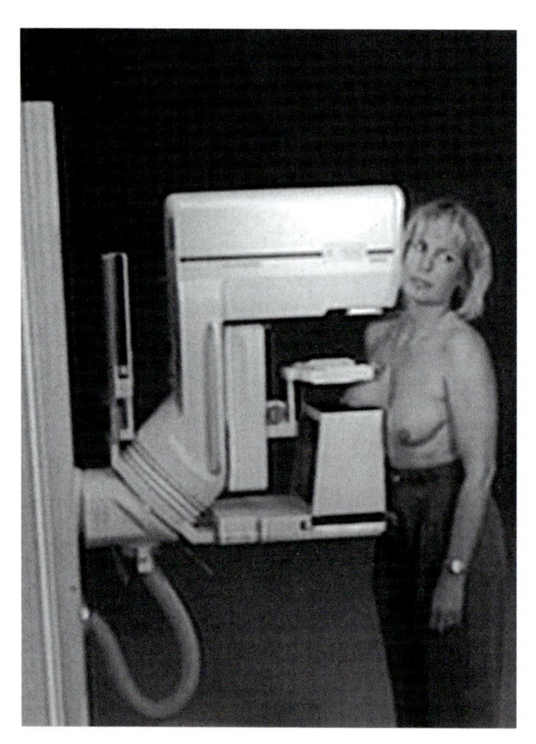

Abb. 6.**66** Anbringen der Kompression.

Präoperative Markierung

Die präoperative Markierung von nicht palpablen, exzisionsbedürftigen Befunden wird mammographisch oder sonographisch gesteuert durchgeführt (CT- oder MRT-gesteuerte Markierungen sind seltener). Der große Vorteil dieser Untersuchungstechnik besteht darin, dass chirurgische Operationen gewebeschonend – auf kleinstmöglichen Operationsbereich begrenzt – vorgenommen werden können, da das Auffinden des Befunds durch die präoperative Lokalisation mittels Markierungsdraht oder Farbstoff erleichtert wird.

Indikation

Indikation ist die Lokalisation und Markierung nicht tastbarer, exzisionsbedürftiger Läsionen.

Zur mammographischen Durchführung der präoperativen Markierung können verschiedene Techniken eingesetzt werden:

- die Lokalisation mit perforierter Kompressionsplatte,
- die stereotaktisch gesteuerte Lokalisation.

Beide Techniken sind bezüglich der *Genauigkeit* der Lokalisation als gleichwertig anzusehen, wobei die Markierung mit perforierter Kompressionsplatte unkomplizierter, schneller und personell weniger aufwendig ist. Um eine exakte räumliche Orientierung zu haben, sind zwei senkrecht zueinander stehende Ebenen notwendig. Die Entscheidung, ob die Seitaufnahme im mediolateralen oder lateromedialen Strahlengang vorzunehmen ist, hängt von der Lage des Befunds ab.

Lokalisation mit perforierter Kompressionsplatte

Diese Untersuchungstechnik ist ein schnelles und unkompliziertes Verfahren, das in allen Ebenen durchgeführt werden kann.

Durchführung

- Einsetzen geeigneter Lochblende, Biopsie-Einheit und perforierter Kompressionsplatte,
- Seitenzeichen und Zeichen für den Strahlengang in die Filmebene schieben und Messkammer brustwandnah setzen,
- Lagerung der Brust (Abb. 6.**67**),
- Ausschalten der automatischen Dekomprimierung, damit nach der Belichtung die Lage der Brust unverändert bleibt, Aufnahme bei Atemstillstand belichten und Belichtungsparameter notieren,
- Aufnahme entwickeln,
- exakte Lagebestimmung anhand des Mammogramms (Abb. 6.**68**),
- Desinfektion der Einstichstelle (Abb. 6.**69**),
- einführen der Nadel in der Weise, dass sie den Befund durchsticht und nach lösen der Kompression nicht verrutschen kann (Abb. 6.**70**),
- Kompression vorsichtig lösen und Anfertigung eines Mammogramms in Seitprojektion mit der „normalen" Kompressionsplatte (Abb. 6.**71**),

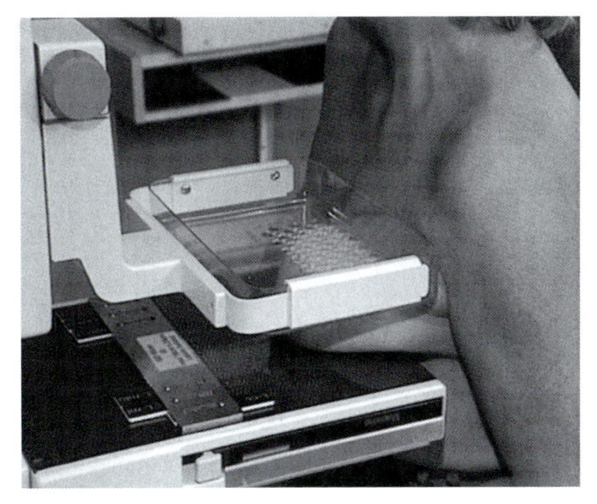

Abb. 6.**67** Lagerung der Brust mit der perforierten Kompressionsplatte.

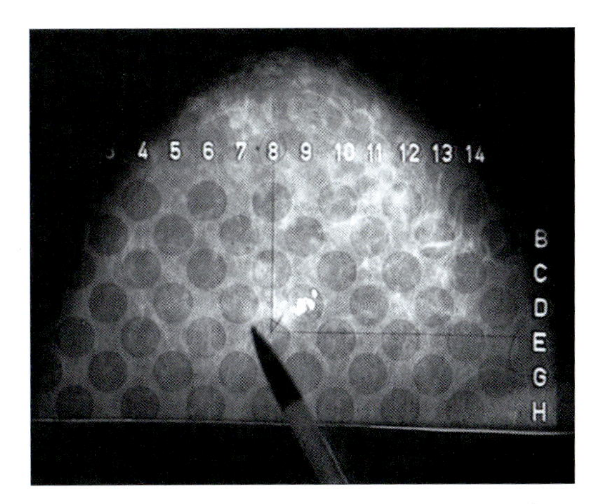

Abb. 6.**68** Exakte Lagebestimmung anhand des Mammogramms.

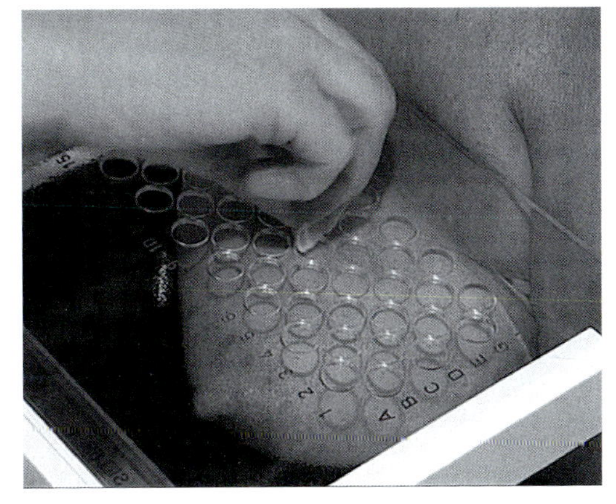

Abb. 6.**69** Desinfektion der Einstichstelle

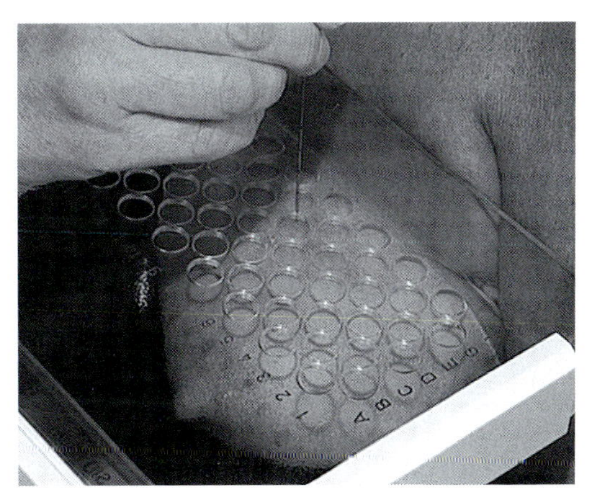

Abb. 6.**70** Einführung der Nadel.

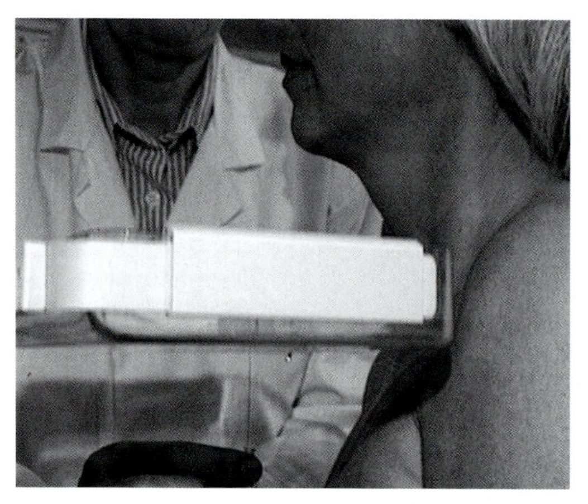

Abb. 6.**71** Präoperative Markierung mit perforierter Lochplatte. Lösen der Kompression und Anfertigung eines Mammogramms in Seitprojektion mit der „normalen" Kompressionsplatte.

- Nach Beurteilung der zweiten Ebene und korrekter Nadellage (evtl. Korrektur unter Zurückziehen der Nadel) wird der Draht oder die Markierungsflüssigkeit appliziert und wiederum in zwei senkrecht zueinander stehenden Ebenen mammographisch dokumentiert.

Stereotaktisch gesteuerte Lokalisation

Die Untersuchung kann im Sitzen oder Liegen durchgeführt werden (Abb. 6.**72**).

Prinzip der Stereotaxie

Nach Übersichtsaufnahmen im kraniokaudalen, seitlichen und schrägen Strahlengang wird nach der Lagebestimmung eine „Null-Grad"-Aufnahme angefertigt (Abb. 6.**73**); der Computer ermittelt anhand von zwei Aufnahmen im Winkel von – 15° und + 15° und eines vom Gerät vorgegebenen Bezugspunkts die exakte räumliche Lage des Befunds (Abb. 6.**74**, 6.**75**). Durch Eingabe von Nadellänge und Lage des Zentrums der Läsion wird es möglich, Einstichort und Tiefenlage des Befunds zu berechnen. Der Nadelhalter wird über dem Befund, der mittig unter der Aussparung der Kompressionsplatte liegt, positioniert. Nach Punktion des Befunds stellen zwei Kontrollaufnahmen mit – 15°und + 15° Röhrenkippung sicher, dass die Nadelspitze tatsächlich im Befund liegt.

Bei korrekter Nadellage wird die Drahtmarkierung oder die Injektion des Farbstoffs vorgenommen, danach die Nadel entfernt und die Kompression gelöst. (Der Kompressionsdruck sollte geringer eingestellt werden als bei der Übersichtsmammographie). Anschließend wird eine Seitaufnahme im mediolateralen Strahlengang angefertigt, um zu gewährleisten, dass Drahtmarkierung und Befundlokalisation übereinstimmen.

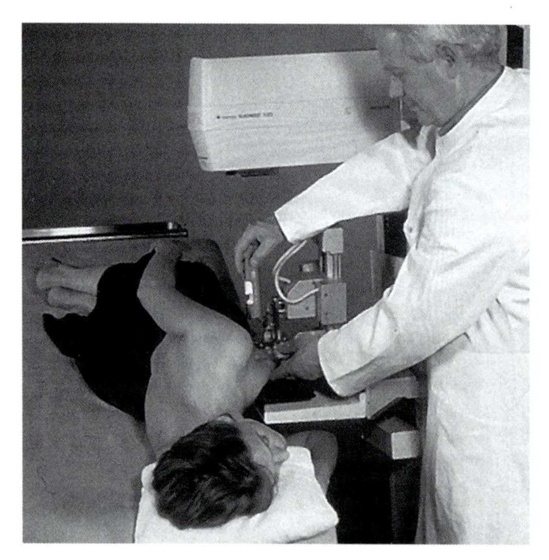

Abb. 6.**72** Stereotaxie im Liegen (Philips).

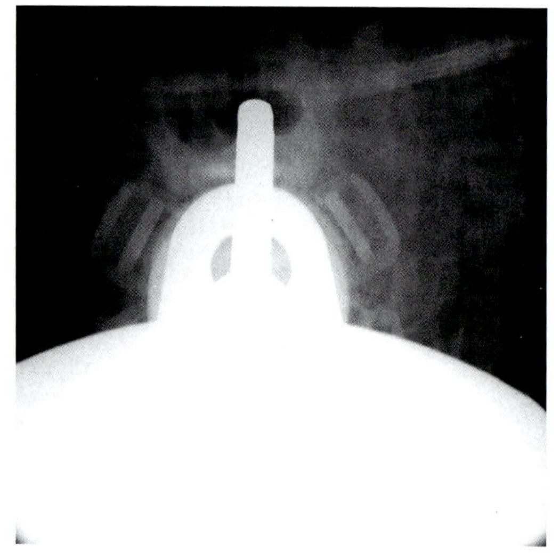

Abb. 6.**73** „Null-Grad"-Position.

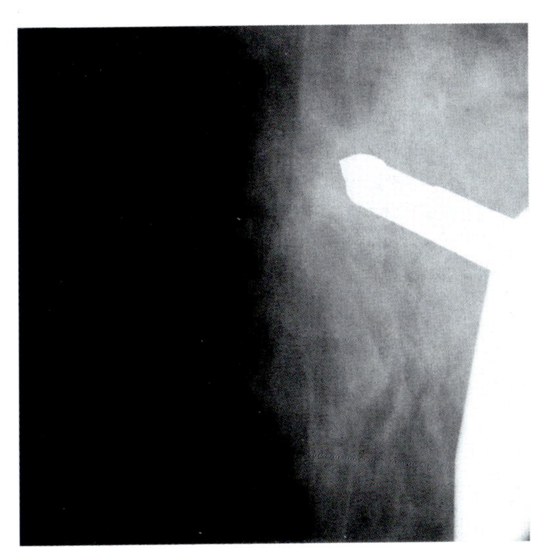

Abb. 6.**74** Schrägprojektion in + 15°.

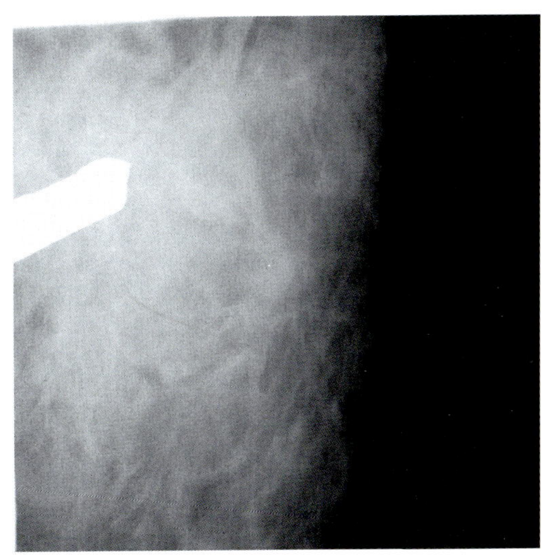

Abb. 6.**75** Schrägprojektion in – 15°.

Technische Details zur Durchführung der Stereotaxie

- Die Wahl des Strahlengangs ist abhängig von der Lage des Befunds. Es wird *die* Projektion mit dem *geringsten Befund-Hautoberflächen-Abstand* gewählt; liegt die Läsion an der Brustunterseite, sollte die Untersuchung an liegender Patientin im kaudokranialen Strahlengang durchgeführt werden.
- Vor Beginn der Untersuchung empfiehlt es sich, die Patientin mit dem Schwenken der Röhre vertraut zu machen; sie sollte wissen, dass bereits kleinste Bewegungen wie das abrupte Drehen des Kopfes in eine andere Stellung das Untersuchungsergebnis verfälschen könnte.
- Die Lagerung der Brust erfolgt so, dass der Befundbereich in der Mitte unter der Aussparung der Kompressionsplatte zu liegen kommt.
- Die Ecken der Kompressionsplatte werden mit Filzschreiber auf die Haut übertragen, um die Lage während der Untersuchung überprüfen zu können.
- Bei manchen Stereotaxiegeräten sind die 15°-Schrägaufnahmen nur mit freier Belichtung durchzuführen. Als Anhaltspunkt für die Wahl der Belichtungsparameter dient die Null-Grad-Aufnahme; jedoch muss bei der mAs-Einstellung berücksichtigt werden, ob durch die Kippung der Röhre der Zentralstrahl in dichtere oder weniger dichte Areale fällt. In den meisten Fällen ist weniger Schwärzung notwendig als bei der Null-Grad-Aufnahme.
- Randständige Befunde, die von der Messkammer nicht vollständig bedeckt sind, müssen auch bei Stereotaxiegeräten mit integrierter Belichtungsautomatik in freier Belichtung durchgeführt werden.
- Die Filmauswertung erfolgt an einem üblichen Mammographie-Betrachtungsgerät; dort werden mit einem feinen Stift die Grenzen des Befunds eingezeichnet, auf beiden Aufnahmen das Zentrum markiert und durch Einzeichnen der Geraden parallel zu den Referenzkreuzen kontrolliert, ob die eingezeichneten Bereiche identisch sind.
- Der Film wird auf das Leuchtfeld des Bedienpults geklemmt, das Zentrum des Befunds und die Referenzmarken mit Hilfe des Koordinatenaufnehmers eingegeben, so die Punktionsposition des Nadelhalters durch den Computer berechnet und in die richtige Position gefahren.
- Bei der Punktion ist zu bedenken, dass aufgrund der Gewebselastizität der Befund vor der Nadelspitze zurückweichen kann. Dies kann folgendermaßen kompensiert werden:
  - Nadel 2–5 mm tiefer einstechen als vom Computer berechnet,
  - Nadellänge um einen 5 mm kleineren Wert als die wirkliche Länge in den Computer eingeben, sodass die Nadel um diese Strecke weiter nach unten fährt.

Die Nadelspitze sollte auf den Kontrollaufnahmen geringfügig tiefer als die untere Begrenzung des Befunds liegen.

Biopsie

Ziel der Biopsie ist, die Lage von Gewebsveränderungen zu bestimmen, um anschließend Gewebeproben entnehmen zu können. Die Durchführung der Untersuchung kann sonographisch oder stereotaktisch gesteuert erfolgen (technische Vorgehensweise zur Lagebestimmung s. stereotaktisch gesteuerte Lokalisation). Das gewonnene Gewebsmaterial wird abhängig von der Fragestellung histologisch und/oder zytologisch untersucht. Die Ergebnisse der Analyse stellen dann die Weichen für weitere diagnostische und therapeutische Maßnahmen.

Zytologische Biopsie

Dieses Untersuchungsverfahren bezeichnet man aufgrund der Durchführungsweise auch als *Aspirationszytolgie*. Zur Gewinnung des Zellmaterials wird die Kanülenspitze fächerförmig im zu untersuchenden Gebiet auf und ab bewegt und gleichzeitig mit einer Spritze das abgelöste Zellgewebe angesaugt. Werden Kanülen mit einem Durchmesser kleiner als 0,9 mm eingesetzt, spricht man von einer *Feinnadelaspirationszytologie.*

Indikation

- Zyste, die Beschwerden verursacht,
- Lymphknoten in der Axilla.

Die Punktionszytologie ist zugunsten der histologischen Gewebeprobe etwas in den Hintergrund getreten.

Zeitpunkt der Untersuchung

Der Zeitpunkt für die Planung einer Aspirationszytologie sollte so gewählt werden, dass die Aufarbeitung des Materials *sofort* erfolgen kann (günstiger Termin ist Montag).

Vorbereitung des Arbeitsfeldes

- Steriles Tuch,
- mit *Bleistift nummerierte* Objektträger,
- Fixierspray,
- 70%iger Alkohol,
- Versandgefäß für Flüssigkeit,
- farbloses Hautdesinfektionsmittel,
- Kompressen und Tupfer,
- Injektionskanülen (20 und 22 gg.)
- 10-ml-Spritze.

> **!** Beim Ausspritzen des Zellmaterials auf den Objektträger kann es zur Streuung von Krebszellen kommen. Um Fehldiagnosen zu vermeiden, sollten alle auf dem Tisch befindlichen unbenutzten Objektträger nach Abschluss der Untersuchung weggeworfen werden.

Histologische Biopsie

Für histologische Gewebsanalysen benötigt der Pathologe eine größere Gewebeprobe, die entweder über einen chirurgischen Eingriff oder durch eine Biopsie gewonnen wird. Die entnommenen Gewebezylinder werden in ein mit Formalin gefülltes Reagenzglas gelegt und an die Pathologie weitergeleitet. Sind in diesem Gewebe unklare Mikroverkalkungen enthalten, sollte die Erfassung der Mikrokalzifikationen mittels Vergrößerungsmammographie dokumentiert werden.

Die Entscheidung, ob die Gewebeproben mittels chirurgischem Eingriff oder Stanzbiopsie gewonnen werden, wird zusammen mit der Patientin getroffen.

Stanzbiopsie mit Hilfe spezieller Kanülen

Diese zur Gewebeentnahme eingesetzten Kanülen bestehen im allgemeinen aus einem *Stilett* oder einer *Schneidekanüle,* die manuell bis *in* den Herdbefund vorgeschoben wird.

Stanzbiopsie mit einem Hochgeschwindigkeitspunktionsgerät

Diese mit einem Federmechanismus ausgestatteten Punktionsgeräte sind Einwegartikel oder eine Kombination aus Einwegnadel und wiederverwendbarem Griff. Da sie mit hoher Geschwindigkeit arbeiten, ist die Untersuchung nicht (oder nur geringfügig) mit Schmerzen verbunden. Nach Lokalanästhesie wird bei gespanntem Schussapparat und nach Einstellen der Eindringtiefe auf 15–22 mm die Kanüle bis *vor* den Herdbefund geschoben und mit hoher Geschwindigkeit fächerartig Gewebe (mindestens 5 Proben) herausgeschnitten.

Vorbereitung des Arbeitsfeldes

- Steriles Tuch zur Abdeckung des Tisches,
- sterile Pflaster (Rückseite des Pflasters kann als Ablage für Gewebsmaterial verwendet werden),

- sterile Handschuhe,
- steriles Lochtuch,
- farbloses Hautdesinfektionsmittel,
- Tupfer und Kompressen,
- 2-ml-Spritze mit Injektionskanüle,
- 1%iges Lidocain,
- 11er-Skalpell für Hautinzision,
- Klammerpflaster,
- Hochgeschwindigkeitsstanzbiopsiegerät mit Nadel,
- Pinzette,
- Versandgefäß mit Formalin.

Präparatradiographie

Präoperative Markierung, Probeexzision und Präparatradiographie stehen in unmittelbarem Zusammenhang, da die Präparatradiographie zeigen soll, ob Lokalisation und Exzision erfolgreich waren. Das Präparat soll so markiert werden, dass bei unvollständiger Entfernung des Befunds genaue Angaben zur Nachresektion gemacht werden können (Bezeichnung mit: Mamille/medial/oben/unten).

Belichtung

- Vergrößerungsaufnahmen mit Spot-Tubus,
- aufgrund der geringen Dicke ist Kontrasttechnik möglich (25 kV/Molybdänanode/Molybdänfilter/Mikrofokus),
- ein hochauflösendes Film-Folien-System,
- eine gute Kompression (nicht bei allen Präparaten möglich ist).

Diese Faktoren tragen zu einer weiteren Erhöhung der Schärfe bei. Um besser komprimieren zu können, sollte das Präparat mit einer Klarsichtfolie oder einem unbelichteten Röntgenfilm abgedeckt werden.

Galaktographie

Galaktographie als Darstellung des Milchgangssystems wird mit einem wasserlöslichen nicht ionisierenden Kontrastmittel und in drei Projektionsebenen (kraniokaudal/schräg/seitlich) durchgeführt (Abb. 6.**76**).

Indikation

Indikation für eine Galaktographie ist blutige Sekretion.

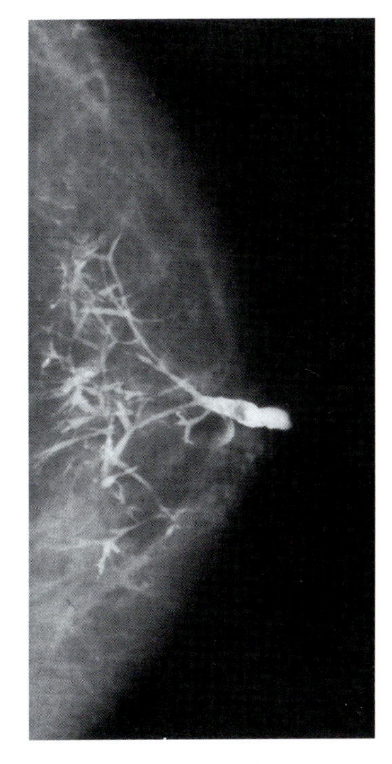

Abb. 6.**76** Galaktographie.

Kontraindikation

Kontraindikation ist Mastitis.

Vorbereitung des Arbeitsfeldes

- Steriles Tuch zur Abdeckung des Arbeitstisches,
- Galaktographieset (oder Lymphographienadel 50/55),
- für evtl. zytologische Untersuchung: Objektträger (mit Bleistift nummeriert), 70%iger Alkohol, Fixierspray,
- steriles Lochtuch,
- sterile Handschuhe,
- farbloses Hautdesinfektionsmittel,
- Kompressen und Tupfer,
- 1–2 ml Kontrastmittel (z. B. Angiografin),
- Spritze mit Kanüle,
- Lupenbrille,
- Operationslampe,
- Bougier-Stift.

Durchführung

- Abstrich für die zytologische Untersuchung,
- Desinfektion der Mamille und des Warzenhofs,

- vorsichtige Dilatation der Mamille bis etwas Sekret abfließt,
- evtl. Lokalanästhesie der Mamille,
- Punktion des Ausführungsgangs mit stumpfer Kanüle (evtl. Lymphographiekanüle), mehr als zwei Gänge sollten aufgrund der Übersichtlichkeit nicht punktiert werden,
- Injektion des Kontrastmittels,
- Brust von eventuellen Kontrastmittelrückständen reinigen,
- Anfertigen von Mammographieaufnahmen in drei Ebenen, dabei sollte nur eine *geringe Kompression* angewendet werden, um ein *Vortäuschen* von *Füllungsdefekten* zu vermeiden.

Bis zur „Schussauslösung“ kann ein Komprimieren der Mamille mit einem Mulltupfer hilfreich sein.

Pneumozystographie

Die Pneumozystographie ist die Luftfüllung einer Zyste nach vorheriger Aspiration des Zysteninhalts. Nach der Punktion wird die abgezogene Flüssigkeit zytologisch untersucht und die Zyste mit Luft gefüllt. Durch die Luftfüllung kollabiert die Zyste und bildet sich zurück. Somit hat die Pneumozystographie diagnostischen und therapeutischen Charakter.

Indikation

- Entlastungspunktion bei Zysten, die Schmerzen verursachen,
- Ausschluss bzw. Nachweis einer intrazystischen Raumforderung.

Mammographie

Eine Mammographie wird in folgenden Fällen angefertigt:

- bei therapeutischen Zysten im seitlichen Strahlengang, um eine nicht vollständig entleerte Zyste aufgrund von Spiegelbildung erfassen zu können,
- bei diagnostischer Fragestellung in kraniokaudaler und seitlicher Projektionsebene.

Brustimplantate

Die Anfertigung von Mammographieaufnahmen bei Brustimplantaten ist nicht einfach und häufig nicht zufriedenstellend. Ein Grund dafür ist, dass je nach Art und Lage der Prothese ein Teil des Drüsengewebes durch das Implantat verdeckt wird und trotz zusätzlicher Schräg- und Seitaufnahmen nicht vollständig dargestellt werden kann (z. B. bei Zustand nach Brustvergrößerung). Die Einstelltechnik nach Eklund kann in einigen Fällen hilfreich sein (Abb. 6.**77**):

- Prothese zurückschieben,
- Drüsengewebe nach vorne ziehen,
- langsam und vorsichtig komprimieren, um so das Zurückschieben der Prothese noch zu unterstützen.

Belichtungstechnik

Es darf keine Belichtungsautomatik eingestellt, sondern die Belichtungsparameter sollten frei gewählt werden, da aufgrund der hohen Dichte des Prothesenmaterials (heute vorwiegend Silikon) das umgebende Parenchym vollständig überstrahlt wird.

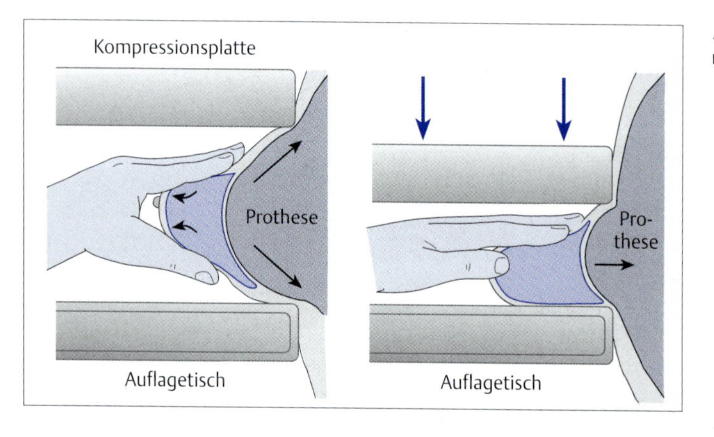

Abb. 6.**77** Einstelltechnik nach Eklund.

7 Qualitätsbewertung von Mammographieaufnahmen

Bisher wurden die für die Qualität einer Mammographieaufnahme relevanten Einzelkriterien besprochen. Zur Beurteilung der Gesamtqualität sind all diese Kriterien zu bedenken und zu einem Optimum zusammen zu fügen. Was versteht man unter Optimum? Jeder Beurteiler hat gemäß seiner Erwartungen unterschiedliche Ansprüche. Um in allen Mammographieabteilungen einen vergleichbaren Qualitätsstandart zu erreichen und zu halten, wurden allgemein gültige *Qualitätskriterien* erarbeitet.

Die Bewertung erfolgt anhand von *4 Qualitätsstufen (PGMI-Klassifikation)*:

- perfekt,
- gut,
- moderat,
- inadäquat (inakzeptabel).

Der *Qualitätsstandard* einer Abteilung ist dann erreicht, wenn 75% der Aufnahmen als perfekt oder gut und 22% der Aufnahmen als moderat eingestuft werden. Nur 3% dürfen unter die Bewertung inakzeptabel fallen.

! Die Qualitätskriterien gelten nur für Standardaufnahmen, nicht für Mammographien nach BET, nach Reduktionsplastik und nach Prothesenimplantaten.

Qualitätskriterien der kraniokaudalen Aufnahmen

Perfekte Aufnahmen

- Punkt 1. Brustparenchym adäquat abgebildet (Abb. 7.**1**):
  - Pektoralmuskel brustwandnah dargestellt,
  - medialer Brustrand abgebildet,
  - Mamille außerhalb des Brustgewebes und im Profil,
  - vom axillären Drüsenkörperanteil so viel als möglich, jedoch ohne Verlust der medialen Brustanteile.
- Punkt 2. Korrekte und eindeutige Beschriftung:
  - Patientenidentifikation,
  - Beschriftung mit c/c, Seitenangabe und Aufnahmedatum.
- Punkt 3. Geeignete Belichtung: Geringe Überbelichtung ist akzeptabel, wenn keine Informationen verloren gehen (in unklaren Fällen Messung der optischen Dichte: Unterbelichtung: < D 0,4, Überbelichtung: > D 2,5).
- Punkt 4. Geeignete Kompression: scharfe Abbildung der Drüsenkörperstrukturen und adäquates Aufspreizen des Drüsengewebes.
- Punkt 5. Keine Bewegungsunschärfe.
- Punkt 6. Korrekte Filmverarbeitung.
- Punkt 7. Keine Entwicklungs- und Handhabungsartefakte.
- Punkt 8. Keine Überlagerung durch Artefakte (z. B. Hautfalten).
- Punkt 9. Symmetrische Darstellung im Seitenvergleich (rechte und linke Brust sollen Spiegelbilder im Schaukasten darstellen).

Perfekte c/c-Aufnahmen zeigen Abb. 7.**1** – 7.**3**.

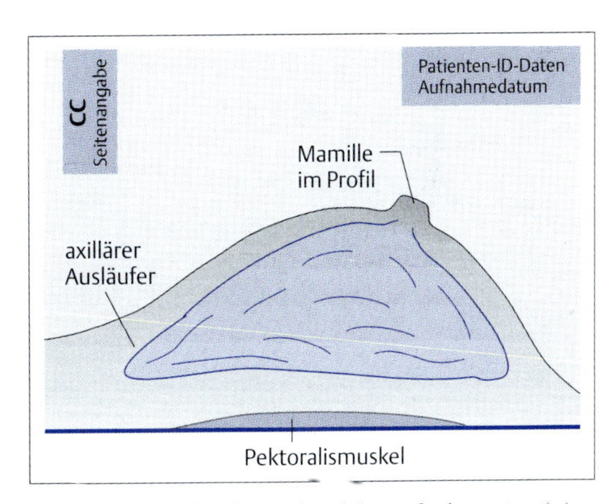

Abb. 7.**1** Perfekte kraniokaudale Aufnahme im Schema.

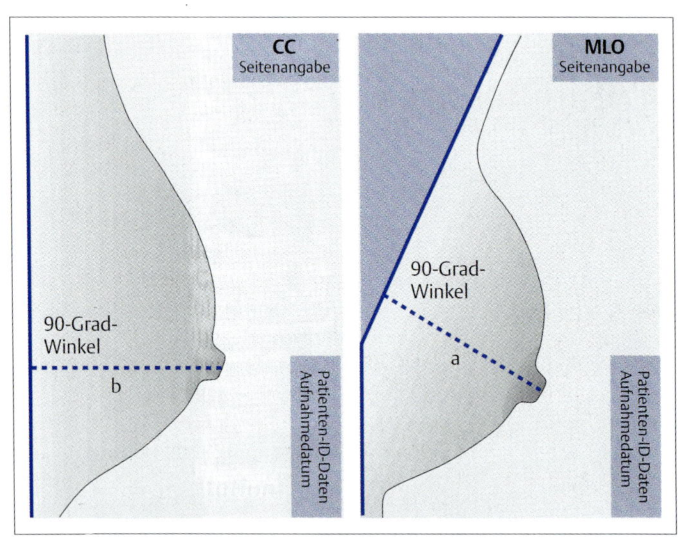

Abb. 7.**2** C/c-Aufnahme und Schrägaufnahme. Linie a und Linie b (PNL) sollten gleiche Länge aufweisen.

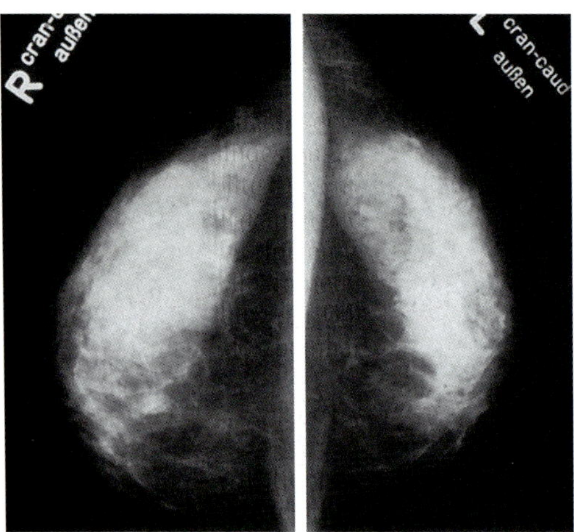

Abb. 7.**3** Perfektes Mammogramm im kraniokaudalen Strahlengang.

Gute Aufnahmen

Beide Aufnahmen erfüllen die Kriterien 2–6 der perfekten Aufnahmen und weisen bei den Punkten 1 und 7–9 Mängel auf.

- Punkt 1. Brustparenchym adäquat abgebildet, jedoch:
  - Pektoralmuskel ist brustwandnah nicht sichtbar.
  - Für PNL gilt jedoch: b > a – 15 mm.
  - Laterale Anteile des axillären Ausläufers sind abgebildet, wobei die Mamille medial positioniert ist oder nach medial zeigt. Die Mamille zeigt auf keinen Fall nach lateral.
- Punkt 7. Geringe Entwicklungs- und Handhabungsartefakte.
- Punkt 8. Hautfalten im geringen Umfang.
- Punkt 9. Gering asymmetrische Aufnahmen.

Gute c/c-Aufnahmen zeigen Abb. 7.**4** und 7.**5**.

Moderate Aufnahmen

Beide Aufnahmen erfüllen die Kriterien 2–6 der perfekten Aufnahmen und können bei Punkt 7 – wie die guten Aufnahmen – geringe Mängel aufweisen. Darüber hinaus werden die Kriterien 1 und 8 der perfekten und guten Aufnahmen in geringem Umfang nicht erfüllt.

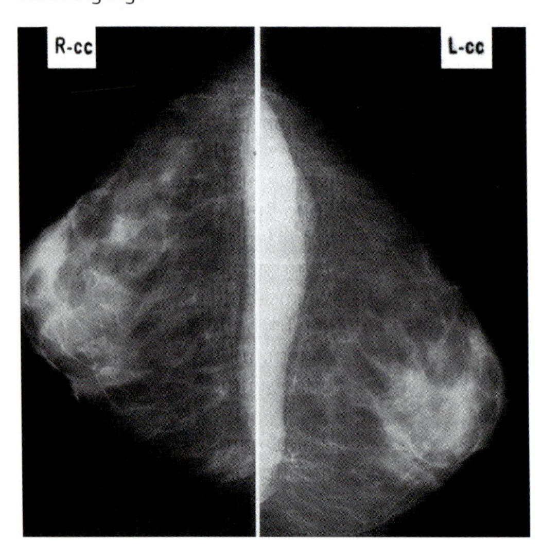

Abb. 7.**4** Gutes Mammogramm im kraniokaudalen Strahlengang.

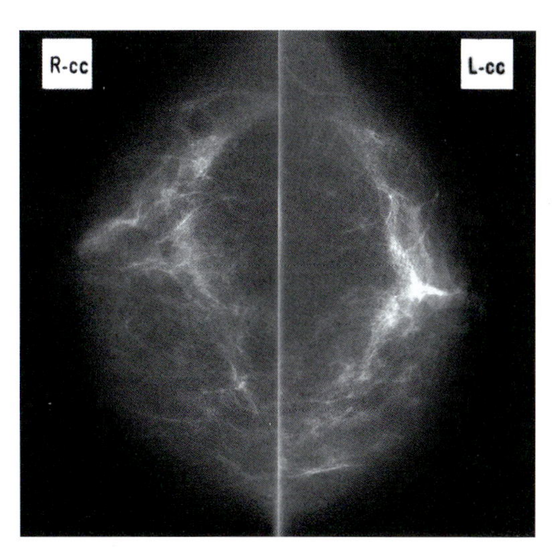

Abb. 7.**5** Gutes Mammogramm im kraniokaudalen Strahlengang.

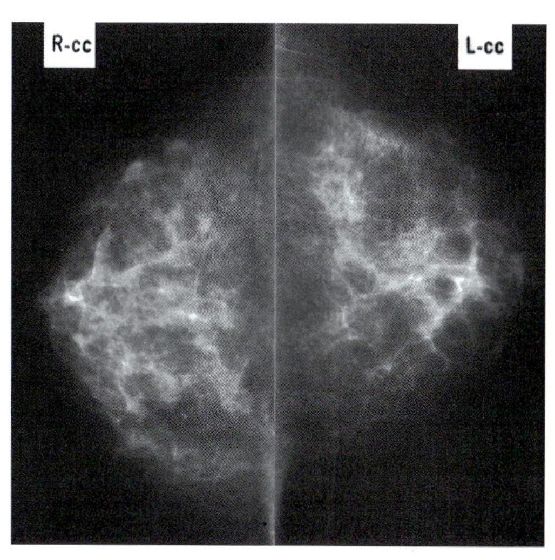

Abb. 7.**6** Moderates Mammogramm im kraniokaudalen Strahlengang.

- Punkt 1. Drüsenparenchym nicht vollständig abgebildet, weil:
  - Perktoralmuskel nicht sichtbar ist und für PNL gilt: $b < a - 15$ mm,
  - Mamille nicht im Profil abgebildet ist,
  - größere Anteile des axillären Ausläufers nicht abgebildet sind bei medialer Projektion der Mamille.
- Punkt 7. Geringe Entwicklungs- und Handhabungsartefakte.
- Punkt 8. Ausgeprägtere Hautfalten, die das Drüsengewebe jedoch nicht überlagern.

Eine moderate c/c-Aufnahme zeigt Abb. 7.**6**.

Inadäquate Aufnahmen

Eines der folgenden Kriterien liegt vor:

- Punkt 1. Brustparenchym unzureichend abgebildet, größere Teile des axillären Ausläufers nicht abgebildet bei nach lateral weisender Mamille.
- Punkt 2. Unzureichende Kompression.
- Punkt 3. Falsche Belichtung.
- Punkt 4. Fehlerhafte Filmverarbeitung.
- Punkt 5. Artefakte, die das Drüsenparenchym überlagern (z. B. Hautfalten).
- Punkt 6. Unzureichende Beschriftung.

Inadäquate c/c-Aufnahmen zeigen Abb. 7.**7** und 7.**8**.

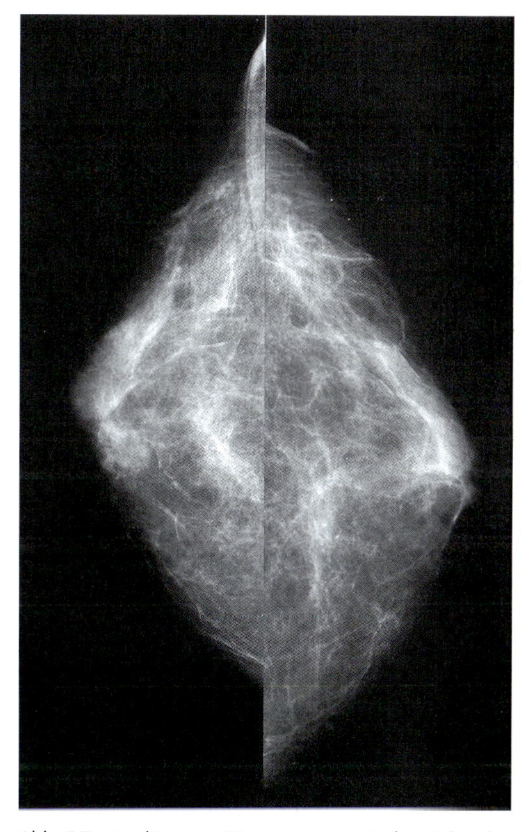

Abb. 7.**7** Inadäquates Mammogramm in kraniokaudaler Aufnahmetechnik.

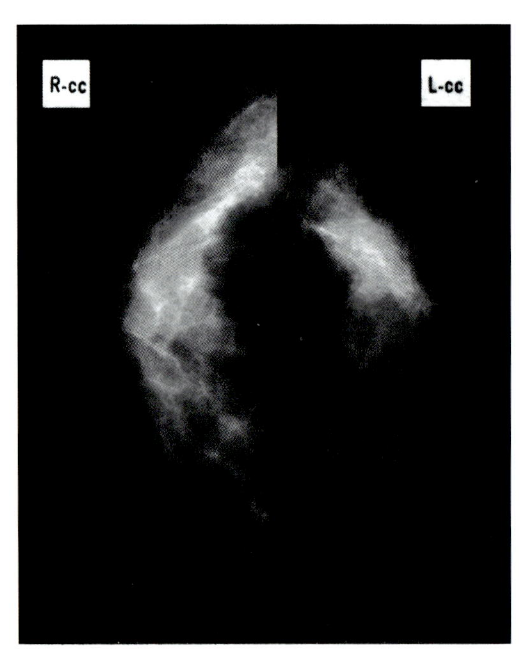

Abb. 7.**8** Inadäquates Mammogramm in kraniokaudaler Aufnahmetechnik.

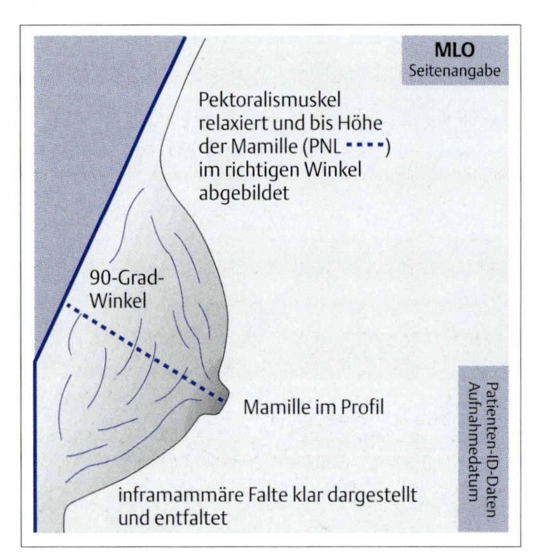

Abb. 7.**9** Qualitätskriterien der mlo-Aufnahme im Schema.

Qualitätskriterien der mediolateralen Schrägaufnahme (mlo)

Die Qualitätskriterien gelten nur für Standardaufnahmen, nicht für Mammographien nach BET, nach Reduktionsplastik oder nach Protheseniplantaten.

Perfekte Aufnahmen

Beide Aufnahmen erfüllen alle unten aufgeführten Kriterien.

- Punkt 1. Brustparenchym vollständig abgebildet (s. Abb. 7.**9**):
  - Pektoralmuskel relaxiert und bis in Höhe der Mamille abgebildet (Posterior-Nipple-Line),
  - Pektoralmuskel im richtigen Winkel (ca. 20°),
  - Mamille außerhalb des Gewebes und im Profil abgebildet,
  - Inframammärfalte gestreckt dargestellt.
- Punkt 2. Korrekte und eindeutige Beschriftung:
  - Patienten-Identifikationsdaten,
  - Beschriftung mit mlo und Seitenangabe,
  - Aufnahmedatum.
- Punkt 3. Geeignete Belichtung: Geringe Überbelichtung ist akzeptabel, wenn keine Informationen verloren gehen (in unklaren Fällen kann die optische Dichte gemessen werden: Abbildung im Drüsenkörper maximale Dichte < D 2,5 und minimale Dichte zwischen D 0,4 und D 1,2).
- Punkt 4. Gute Kompression: scharfe Abbildung der Drüsenkörperstrukturen und adäquates Aufspreizen des Drüsengewebes.
- Punkt 5. Keine Bewegungsunschärfen.
- Punkt 6. Korrekte Filmverarbeitung.
- Punkt 7. Keine Entwicklungs- und Handhabungsartefakte.
- Punkt 8. Keine Hautfalten.
- Punkt 9. Symmetrische Aufnahmen (rechte und linke Brust sollen Spiegelbilder bei der Betrachtung im Schaukasten darstellen).

Abbildung 7.**9** zeigt eine perfekte mlo-Aufnahme.

Gute Aufnahmen

Beide Aufnahmen erfüllen die Kriterien 1–6 der perfekten Aufnahmen und weisen bei den Punkten 7–9 geringe Mängel auf.

- Punkt 7. Geringe Entwicklungs- und Handhabungsartefakte.
- Punkt 8. Hautfalten im geringen Umfang.
- Punkt 9. Gering asymmetrische Aufnahmen.

Eine gute Schrägaufnahme wird in Abb. 7.**10** gezeigt.

Moderate Aufnahmen

Beide Aufnahmen erfüllen die Kriterien 2–6 der perfekten Aufnahmen. Sie können bei Punkt 7 wie bei den guten Aufnahmen geringe Mängel aufweisen. Darüber hinaus werden die Kriterien 1 und 8 der perfekten und guten Aufnahmen im geringen Umfang nicht erfüllt.

- Punkt 1. Drüsenparenchym nicht vollständig abgebildet, weil:
  - Pektoralmuskel nicht bis in Mamillenhöhe abgebildet ist (PNL),
  - Pektoralmuskel nicht im richtigen Winkel ist,
  - Mamille nicht im Profil ist,
  - Inframammärfalte nicht klar und gestreckt dargestellt ist.
- Punkt 7. Geringe Entwicklungs- und Handhabungsartefakte.
- Punkt 8. deutliche Hautfalten, die das Drüsengewebe jedoch nicht verdecken.

Abbildung 7.**11** zeigt ein moderates mlo-Mammogramm.

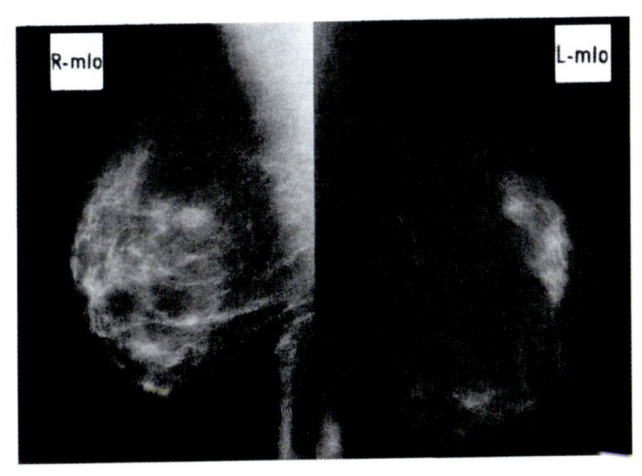

Abb. 7.**11** Moderates Mammogramm in Schrägprojektion (mlo).

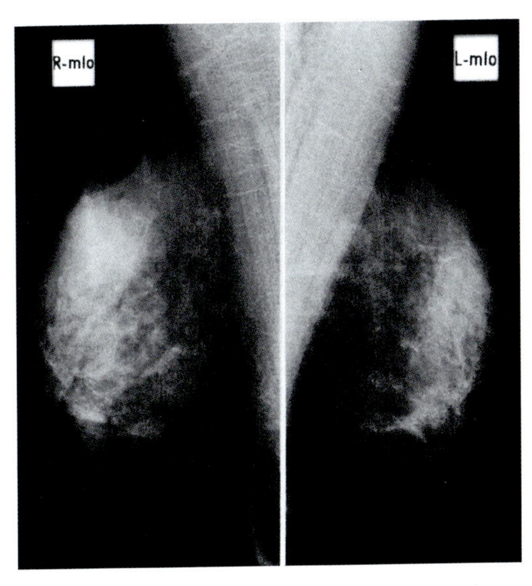

Abb. 7.**10** Gutes Mammogramm in Schrägprojektion (mlo).

Inadäquate Aufnahme

Eines der folgenden Kriterien liegt vor:

- Punkt 1. Brustparenchym nicht vollständig abgebildet.
- Punkt 2. Unzureichende Kompression.
- Punkt 3. Falsche Belichtung.
- Punkt 4. Fehlerhafte Filmverarbeitung.
- Punkt 5. Artefakte, die das Drüsenparenchym überlagern (z. B. Hautfalten),
- Punkt 6. Unzureichende Beschriftung.

Eine inakzeptable mlo-Aufnahme ist in Abb. 7.**12** ersichtlich.

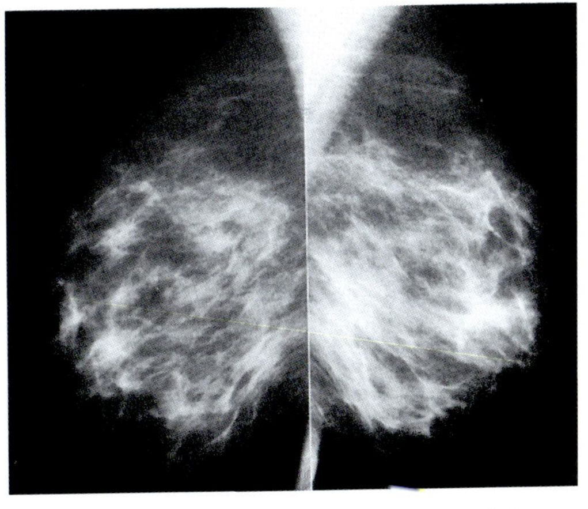

Abb. 7.**12** Inadäquates Mammogramm in Schrägprojektion (mlo).

Qualitätskriterien des seitlichen Mammogramms (90°)

Die Bewertung nach PGMI ist bei den seitlichen Aufnahmen bisher noch nicht vorgenommen worden. Ein Großteil der Kriterien der Schrägaufnahme kann jedoch ebenfalls auf die seitliche Aufnahme übertragen werden.

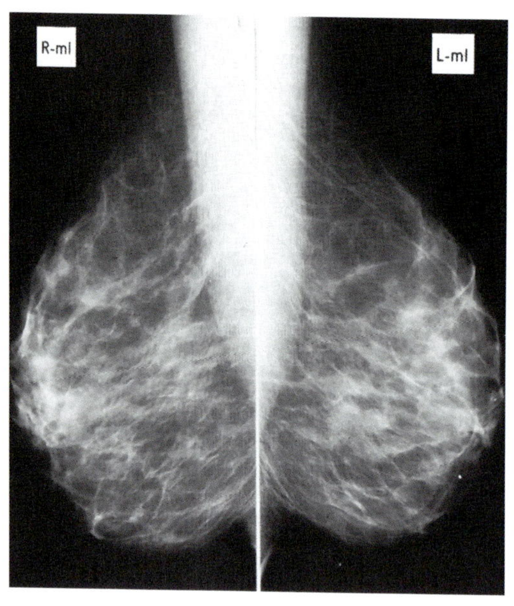

Abb. 7.**13** Perfektes Mammogramm in Seitprojektion (ml).

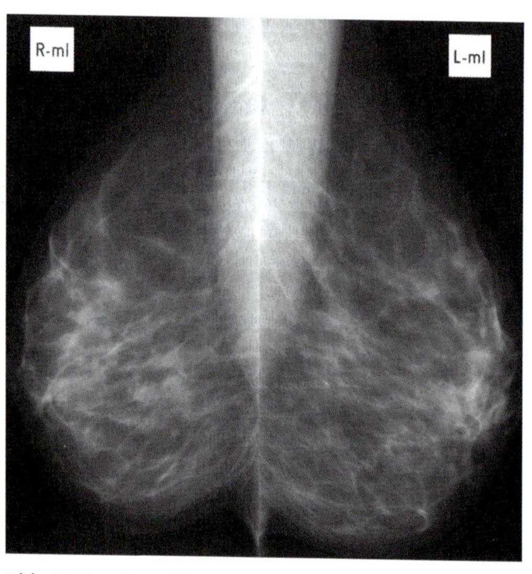

Abb. 7.**14** Gutes Mammogramm in Seitprojektion (ml).

Perfektes Mammogramm in Seitprojektion (ml und lm)

- Punkt 1. Drüsenparenchym ist größtenteils abgebildet:
  - Pektoralmuskel bis Höhe Mamille,
  - Mamille außerhalb des Brustgewebes und im Profil,
  - Inframammärfalte klar und gestreckt dargestellt.
- Punkt 2. Korrekte und klare Beschriftung:
  - Patienten-Identifikations-Daten,
  - Beschriftung mit ml oder lm und Seitenangabe,
  - Aufnahmedatum.
- Punkt 3. Geeignete Belichtung: Geringe Überbelichtung ist akzeptabel, wenn keine Informationen verloren gehen (in unklaren Fällen kann die Messung der optischen Dichte erfolgen: maximale Dichte im Drüsenkörper $D < 2{,}5$ und minimalte Dichte zwischen D 0,4 und D 1,2).
- Punkt 4. Gute Kompression (scharfe Abbildung der Drüsenkörperstrukturen und adäquates Aufspreizen des Drüsengewebes).
- Punkt 5. Keine Bewegungsunschärfen.
- Punkt 6. Korrekte Filmverarbeitung.
- Punkt 7. Keine Entwicklungs- und Handhabungsartefakte.
- Punkt 8. Keine Hautfalten.
- Punkt 9. Symmetrische Aufnahmen (rechte und linke Brust sollen Spiegelbilder bei der Betrachtung am Schaukasten darstellen) (s. Abb. 7.**13**).

Gutes Mammogramm in Seitprojektion (ml und lm)

Beide Aufnahmen erfüllen die Kriterien 1 – 6 der perfekten Aufnahmen und weisen bei den Punkten 7 – 9 geringe Mängel auf.

- Punkt 7. Geringe Entwicklungs- und Handhabungsartefakte.
- Punkt 8. Hautfalten im geringen Umfang.
- Punkt 9. Gering asymmetrische Aufnahmen.

Abb. 7.**14** zeigt eine gute Aufnahme in Seitprojektion.

Moderates Mammogramm in Seitprojektion (ml und lm)

Beide Aufnahmen erfüllen die Kriterien 2–6 der perfekten Aufnahmen. Sie können bei Punkt 7 wie bei den guten Aufnahmen geringe Mängel aufweisen. Darüber hinaus werden die Kriterien 1 und 8 der perfekten und guten Aufnahmen im geringen Umfang nicht erfüllt.

- Punkt 1. Drüsenparenchym nur teilweise erfasst, weil
  - Pektoralmuskel nicht bis Mamillenhöhe abgebildet ist,
  - Mamille nicht außerhalb des Gewebes und nicht im Profil ist,
  - Inframammärfalte nicht klar und gestreckt dargestellt ist.
- Punkt 7. Geringe Entwicklung- und Handhabungsartefakte.
- Punkt 8. Deutliche Hautfalten, die jedoch das Drüsengewebe nicht verdecken.

Eine moderate Aufnahme in Seitprojektion zeigt Abb. 7.**15**.

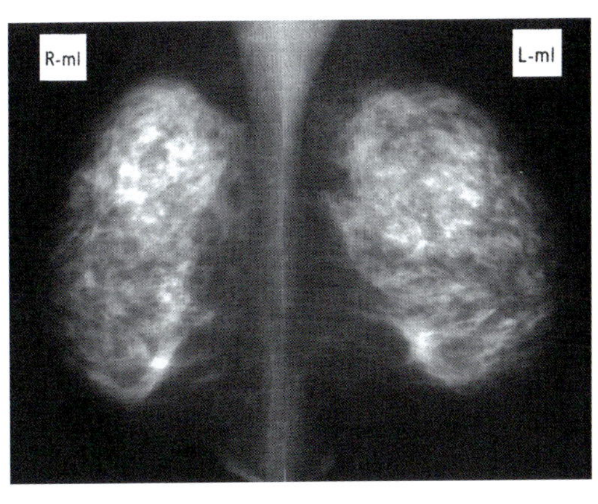

Abb. 7.**15** Moderates Mammogramm in Seitprojektion (ml).

Inadäquates Mammogramm in Seitprojektion (ml und lm)

Eines der folgenden Kriterien wird erfüllt:

- Punkt 1. Drüsenparenchym unzureichend abgebildet.
- Punkt 2. Unzureichende Kompression.
- Punkt 3. Falsche Beschriftung.
- Punkt 4. Fehlerhafte Filmverarbeitung.
- Punkt 5. Artefakte, die das Drüsenparenchym überlagern (z. B. Hautfalten).
- Punkt 6. Unzureichende Beschriftung.

Inadäquate Mammogramme zeigt Abb. 7.**16**, inakzeptable Mammogramme zeigt Abb. 7.**17**.

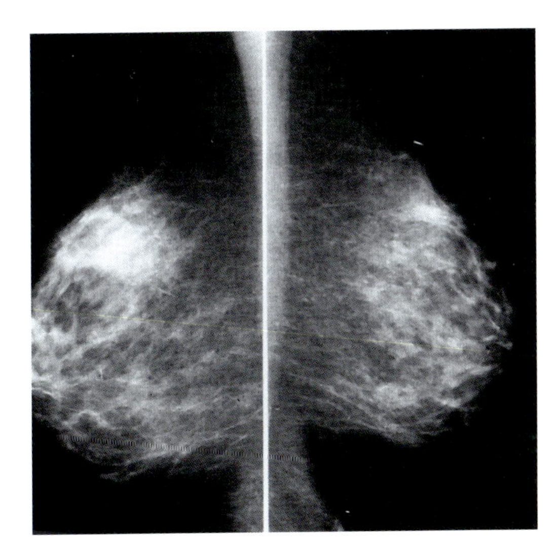

Abb. 7.**16** Inadäquates Mammogramm in Seitprojektion (ml).

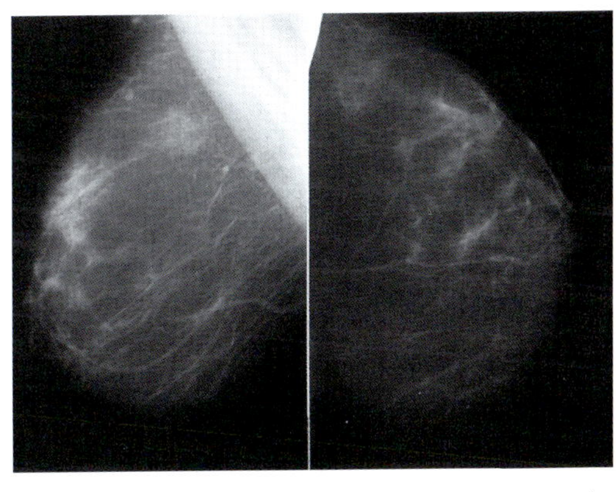

Abb. 7.**17** Inadäquates Mammogramm in Seitprojektion (ml).

8 Qualitätssicherungsmaßnahmen

Die Gesetzes- und Normenwelt befindet sich, was die Qualitätssicherung in der Mammographie betrifft, stark im Umbruch. Die DIN-Normen, die nach dem Stand der Technik den Weg zur Erreichung des von der Röntgenverordnung vorgegebenen *Ziels – erforderliche Bildqualität mit geringstmöglicher Dosis* – aufzeigen sollen, bilden derzeit noch die Grundlage für die Qualitätssicherung in Deutschland. Darüber hinaus hat die Europäische Kommission im Rahmen des Programms „Europe against Cancer" Richtlinien für die Qualitätssicherung von Screening-Zentren veröffentlicht, die sich von den DIN-Normen in einigen Punkten unterscheiden, v.a. durch die Überprüfungsintervalle. Diese European Guidelines werden auch als EUREF-Richtlinie (European Reference) bezeichnet.

> **!** EUREF-Richtlinie: Die in diesem Kapitel aufgeführten EUREF-Werte sind als Hinweis für eine mögliche Normenentwicklung gedacht. Als Übergangslösung bis zur offiziellen Ablösung der DIN-Normen durch eine gemeinsame europäische Norm sollen in Kap. 8 Empfehlungen zu einer sinnvoll erweiterten Qualitätssicherung gegeben werden.

Als Vorlage dient die 2nd Edition der European Guidelines.

Ziel der Qualitätssicherung

Nach § 16 RÖV haben Qualitätssicherungsmaßnahmen zum Ziel, die erforderliche Bildqualität mit der geringstmöglichen Dosis (nach EUREF Eintrittsdosis von 12 mGy bei 45 mm Plexiglas bei D 1,2) zu erreichen. Der Maßstab für Qualität wird in den DIN-Normen als technische Mindestanforderung an die Aufnahmesysteme definiert.

In der Mammographie werden hohe Anforderungen an Detailkontrast und Auflösungsvermögen gestellt. Die Auflösung wichtiger Bilddetails soll besser 0,2 mm sein. Dieses hohe Qualitätsniveau zu erreichen und durch frühzeitiges Erkennen von Abweichungen zu sichern, ist oberstes Ziel einer modernen Qualitätssicherung.

Generelle Prüfungen der Gesamtanlage

Vier Prüfungen werden nach Erstinstallation der Anlage und nach Veränderungen, die Bildqualität, Strahlenschutz sowie die Sicherheit der Anlage betreffen könnten, von Hersteller, Sachverständigen und „Ärztlichen Stellen" durchgeführt.

Die Abnahmeprüfung bei Inbetriebnahme

Sie wird vom Hersteller der Mammographieanlage und des Verarbeitungssystems als Funktionsprüfung durchgeführt und anschließend von einem vereidigten Sachverständigen des Landesamts für Arbeitsschutz als Strahlenschutzprüfung abgenommen. Das Abnahmeprotokoll wird dem Gewerbeaufsichtsamt vorgelegt. In dieser Funktionsprüfung werden die erreichten Werte der Anlage bestimmt. Diese Sollwerte bilden dann die Grundlage für die vom Betreiber in festgelegten Zeiträumen durchzuführenden Konstanzprüfungen.

Prüfparameter der Funktionsprüfung

Folgende Bereiche werden überprüft:

- Filmverarbeitungssystem mit Lichtempfindlichkeit (LE) und Lichtkontrast (LK) zur Überprüfung, ob die verarbeiteten Filme in den Toleranzen der Herstellerangaben liegen (LE ± 0,9, LK ± 11 %),
- Dunkelkammer auf Lichtsicherheit,
- Nenndosis für das jeweilige Film-Folien-System,
- Kassetten auf Anpressdruck und Lichtdichtigkeit,
- Folien auf Gleichmäßigkeit des Verstärkungsfaktors und Artefaktfreiheit,

- Betrachtungsbedingungen auf Ausleuchtung, Leuchtdichte und Beleuchtungsstärke, Funktionsfähigkeit der Blenden, Möglichkeit der Grellicht-Betrachtung,
- Mammographieanlage: Genauigkeit der Röhrenspannung, Reproduzierbarkeit der Bildempfängerdosis, Größe des Nutzstrahlenfelds, Übereinstimmung Nutzstrahlenfeld und Lichtstrahlenfeld, thoraxseitiger Überstrahlungstest, Störstellenfreiheit und visuelles Auflösungsvermögen,
- Festlegung der Bezugswerte für die tägliche Konstanzprüfung der Filmverarbeitung und der monatlichen Konstanzprüfung des Mammographiegerätes.

Bei Veränderungen der bei der Abnahmeprüfung vorherrschenden Bedingungen muss die Abnahmeprüfung als Wiederholungsprüfung des Gesamtsystems erneut in Auftrag gegeben werden.

Nach den EUREF-Richtlinien werden die Wiederholungsprüfungen systematisch alle 6 Monate durchgeführt.

Sachverständigenprüfung

Sie wird bei Erstinstallationen, als Wiederholungsprüfung mindestens alle 5 Jahre sowie bei allen Veränderungen, die Bildqualität oder Strahlenschutz betreffen, von einem vereidigten Sachverständigen im Anschluss an die Abnahmeprüfung abgenommen.

Vor jeder Wiederholungsprüfung muss vom Betreiber eine Überprüfung der Verstärkerfolien auf Gleichmäßigkeit, Ausschluss von Artefakten, Anpressdruck und Lichtdichtigkeit veranlasst werden. In manchen Bundesländern wird dies jährlich im Rahmen der Qualitätskontrollen durch die Ärztlichen Stellen gefordert.

Jährliche Qualitätskontrolle durch Ärztliche Stellen

Hierbei werden primär die an der Anlage etablierten Qualitätssicherungsmaßnahmen anhand der dokumentierten Messungen, Prüfkörperaufnahmen und den schriftlich fixierten Belichtungsparametern beurteilt. Ergänzt werden diese Kontrollen durch die Bewertung der Einstell- und Belichtungstechnik von Patientenaufnahmen, die an bestimmten Tagen in diesem zurückliegenden Jahr angefertigt wurden. Abhängig vom Bundesland sind die Tests auf Artefaktfreiheit, Anpressdruck und Gleichmäßigkeit des Verstärkungsfaktors jährlich nachzuweisen.

Teilabnahmeprüfung

Nach einer Veränderung am System ist es in Ausnahmefällen möglich, anstelle einer Abnahmeprüfung nur eine Teilabnahmeprüfung durch den Hersteller bzw. die fachkundige Person (z. B. MTRA, deren Fachkunde nach Fachkunderichtlinien bestätigt ist) durchführen zu lassen. Diese Ausnahmesituation tritt dann ein, wenn bei einer Veränderung im Teilsystem die *Dichtedifferenz kleiner D 0,15* liegt (z. B. im Falle einer Änderung im Film-Folien-System, des Chemietyps, der Verarbeitungszeit oder der Verarbeitungstemperatur). Folgende Faktoren sind bei Filmwechsel gefordert:

- Überprüfung der Filmverarbeitung mit LE/LK vom bisherigen und neuen System,
- Prüfkörperaufnahme und Dosismessung des bisherigen und neuen Systems,
- Dunkelkammer auf Lichtsicherheit,
- Dokumentation der Emulsionsnummern,
- Dokumentation der bisherigen und neuen Bezugswerte,
- ggf. Neufestlegung der Bezugswerte für die Konstanzprüfung.

Eine Sachverständigenprüfung ist vom Betreiber zu veranlassen.

Qualitätssicherung der Filmverarbeitung

Die Verarbeitung des belichteten Filmes hat wesentlichen Einfluss auf die Gesamtqualität der Röntgenaufnahme. Somit ist es sehr wichtig, eine hohe Konstanz der in der Abnahmeprüfung bzw. Funktionsprüfung festgelegten Verarbeitungsparameter zu sichern.

Funktionskontrollprüfung

Um diese Verarbeitungsbedingungen konstant halten zu können, sind u. a. mindestens vierteljährliche Wartungen am Filmverarbeitungssystem notwendig. Im Anschluss an die Wartung wird vom Techniker eine Funktionskontrollprüfung mit Bestimmung der Lichtempfindlichkeit und des Lichtkontrasts durchgeführt. Diese Prüfung soll zeigen, ob die verarbeiteten Filme innerhalb der Toleranzgrenzen der Herstellerangaben liegen und somit die Verarbeitungsparameter in Ordnung sind.

Die Soll- und Istwerte werden vom Techniker in einem dafür vorgesehenen Formular dokumentiert. Es ist sinnvoll, Funktionskontrollprüfungen, Abnahmeprüfungen und Konstanzprüfungen jeweils in einem eigenen Ordner abzulegen, der jederzeit zugänglich ist.

Konstanzprüfung der Filmverarbeitung

Die Konstanzprüfung der Filmverarbeitung wird vom Betreiber *arbeitstäglich* auf der Basis der in Funktions- und Abnahmeprüfung festgelegten Sollwerte durchgeführt.

Prüfmittel

Sensitometer

Das Sensitometer sollte nach DIN 6868 – 2 folgende Anforderungen erfüllen:

- 21 Dichtestufen mit einer Keilkonstanten von D = 0,15,
- Umschaltbarkeit von blauem auf grünes Licht,
- Wiederholgenauigkeit kleiner 0,02 log Belichtung
- Langzeitabweichung kleiner 0,02 log Belichtung (Abb. 8.**1**).

Densitometer

Das Densitometer sollte nach DIN 6868 – 2:

- eine eigene Lichtquelle besitzen,
- für 2 Dichtewerte kalibrierbar sein,
- eine Möglichkeit zur Einzelmessung (für Prüfkörperaufnahmen) haben.

Die Messgenauigkeit darf nicht schlechter als Dichte 0,02 sein (Abb. 8.**2**).

Thermometer

Es sollte ein Alkohol- oder elektronisches Thermometer mit mindestens 0,2 °K Skalenteilung und 0,3 °K Genauigkeit vorliegen.

Prüffilme

Zur Konstanzprüfung muss immer dieselbe Filmpackung mit derselben Emulsionsnummer verwendet werden, jedoch nicht länger als 3 Monate, um eine zusätzliche Ungenauigkeit bei der Filmverarbeitungsprüfung sicherzustellen. Bei Emulsionswechsel müssen die Bezugswerte durch den Betreiber in einer überlappenden Messung neu ermittelt werden.

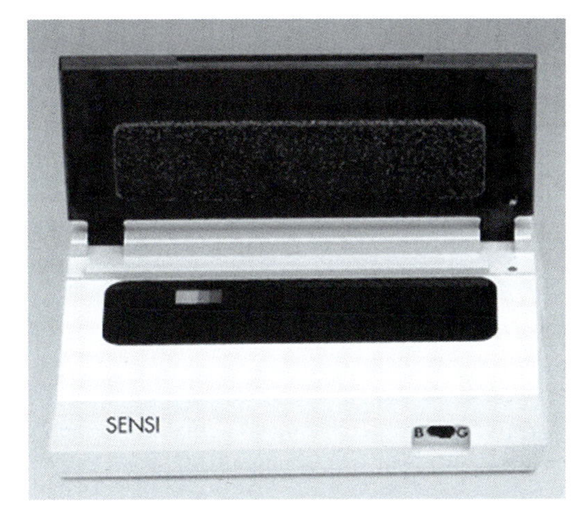

Abb. 8.**1** Sensitometer.

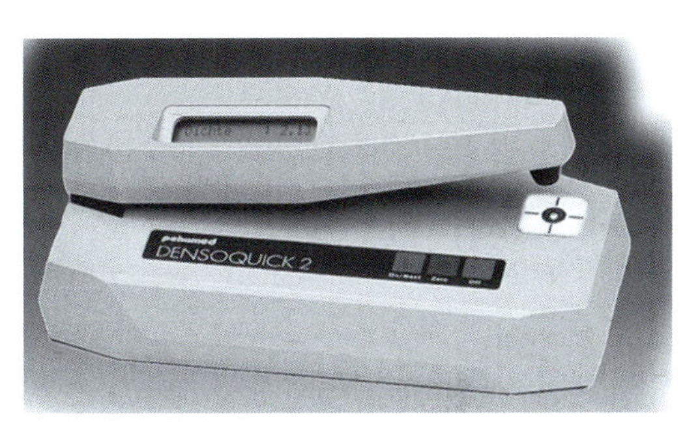

Abb. 8.**2** Densitometer.

Formulare für Konstanzprüfung der Filmverarbeitung

Siehe hierzu Abb. 8.**3**.

Formulare für überlappende Messung

Siehe hierzu Tab. 8.**1**.

Durchführung der Konstanzprüfung

Die Durchführung erfolgt *lichtsensitometrisch*, da röntgensensitometrische Kontrollen aufgrund von Netzschwankungen und Schwankungen in der Dosisleistungsregelung bzw. in der Belichtungsautomatik schwer reproduzierbar sind. Bei der Lichtsensitometrie wird ein Stufenkeil mittels Lichtenergie auf den Röntgenfilm aufbelichtet und entwickelt. Alle Stufen werden nach ihrer Dichte ausgemessen und in ein Koordinatensystem übertragen. Verbindet man die Punkte, erhält man eine S-förmige Kurve, aus der man u. a. den Lichtkont-

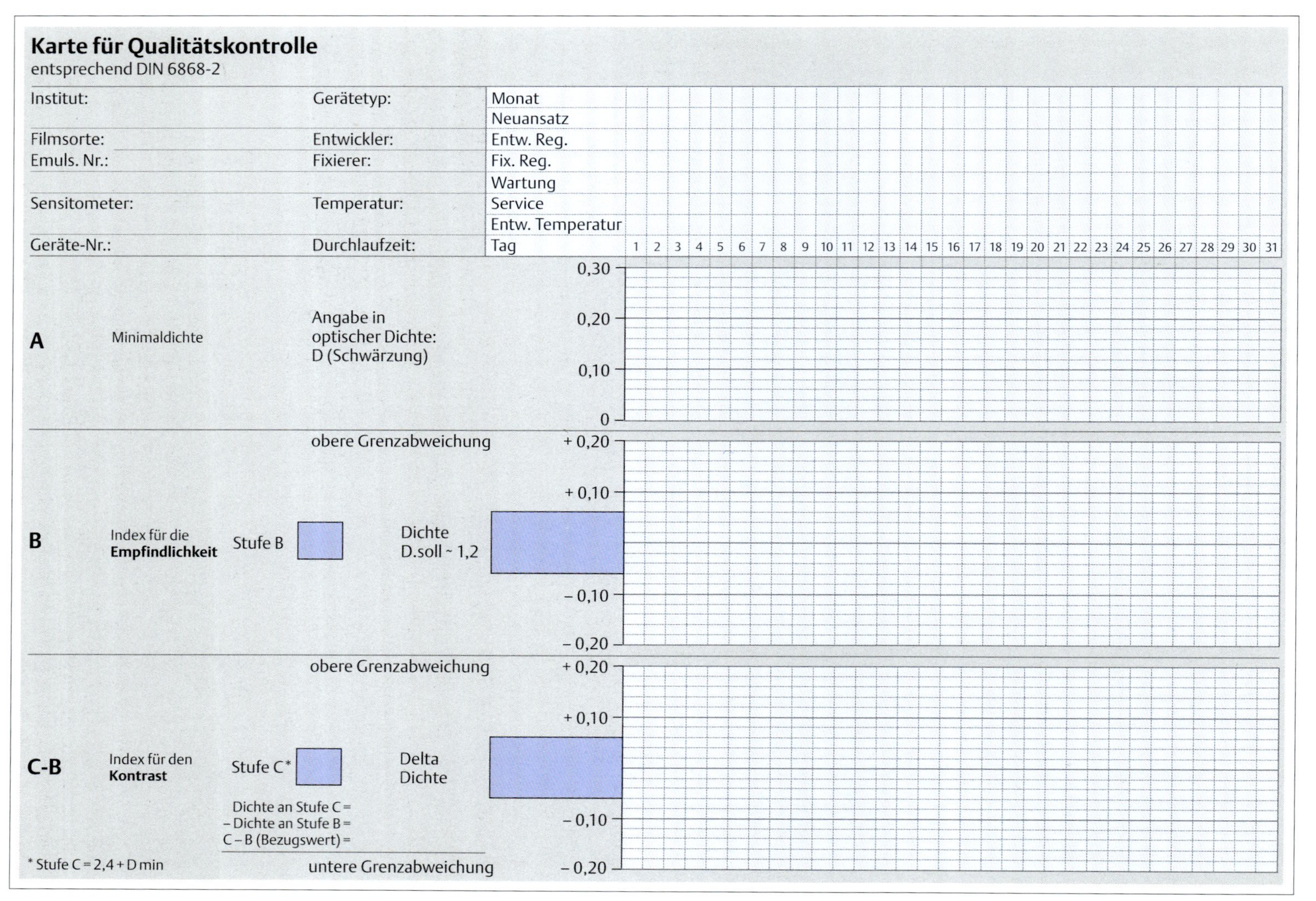

Karte für Qualitätskontrolle
entsprechend DIN 6868-2

Institut: | Gerätetyp: | Monat
Neuansatz
Filmsorte: | Entwickler: | Entw. Reg.
Emuls. Nr.: | Fixierer: | Fix. Reg.
Wartung
Sensitometer: | Temperatur: | Service
Entw. Temperatur
Geräte-Nr.: | Durchlaufzeit: | Tag 1 2 3 4 5 6 7 8 9 10 11 12 13 14 15 16 17 18 19 20 21 22 23 24 25 26 27 28 29 30 31

A Minimaldichte
Angabe in optischer Dichte: D (Schwärzung)
0,30
0,20
0,10
0

B Index für die **Empfindlichkeit**
Stufe B
Dichte D.soll ~ 1,2
obere Grenzabweichung
+ 0,20
+ 0,10
– 0,10
– 0,20

C-B Index für den **Kontrast**
Stufe C*
Delta Dichte
Dichte an Stufe C =
– Dichte an Stufe B =
C – B (Bezugswert) =
obere Grenzabweichung
untere Grenzabweichung
+ 0,20
+ 0,10
– 0,10
– 0,20

* Stufe C = 2,4 + D min

Abb. 8.3 Formblatt zur Konstanzprüfung der Filmverarbeitung.

Tabelle 8.**1** Rechenschema für überlappende Messungen bei Emulsionsnummer-Wechsel nach DIN 6868 Teil 2

Rechenschema für überlappende Messungen bei Emulsionsnummer-Wechsel
nach DIN 6868 Teil 2

	Empfindlichkeitsindex Emulsionsnummer:		Kontrastindex Emulsionsnummer:	
	Stufe:	Stufe:	Stufe:	Stufe:
	bisherige Werte	neueWerte	bisherige Werte	neueWerte
1. Messung				
2. Messung				
3. Messung				
4. Messung				
5. Messung				
6. Messung				
7. Messung				
8. Messung				
9. Messung				
10. Messung				
11. Messung				
12. Messung				
13. Messung				
14. Messung				
15. Messung				
Summe:				
dividiert durch Anzahl der Messungen				
Mittelwert:				
bisheriger Bezugswert:				
plus Mittelwert (neue Emulsions.-Nr.)				
minus Mittelwert (bisherige Emulsions.-Nr.)				
neuer Bezugswert:				

rast und die Lichtempfindlichkeit berechnen kann.

Um die Konstanz der Filmverarbeitung zu überprüfen, ist nach DIN 6868 – 2 die Bestimmung der Minimaldichte, des Empfindlichkeitsindexes und des Kontrastindexes ausreichend.

Vorgehensweise

Die Kontrolle der Filmverarbeitung sollte immer unter den gleichen Bedingungen vorgenommen werden (s. Abb. 8.**3**):

- Die Entwicklungsmaschine sollte erst im „eingefahrenen" Zustand überprüft werden (ca. 2 h Betrieb).
- Die Entwicklertemperatur ist arbeitstäglich zu erfassen; die Schwankung darf nicht größer als ±0,5 °C des gerätebezogenen Sollwerts sein.
- Das Sensitometer wird auf grünempfindlich (bzw. bei blauempfindlichem Film auf blau) eingestellt.
- Unter geeigneten Dunkelkammerbedingungen wird der Sensitometerstreifen auf die Emulsionsseite aufbelichtet.
- Der Film mit dem Sensitometerstreifen sollte mit den *niedrigsten Dichten voraus* in die Entwicklungsmaschine eingegeben werden, um eine Dichteveränderung der einzelnen Stufen aufgrund von *Silberbromidverschleppungen* zu reduzieren.

Auswertung nach DIN 6868

- Nullabgleich des Densitometers.
- Messung der Minimaldichte D_{min} im unbelichteten Teil.
- Eintragen ins Formblatt und auf den Sensitometerstreifen.
- Die festgelegte Stufe B wird gemessen und als Index für Empfindlichkeit ins Formblatt und auf den Sensitometerstreifen eingetragen; bei der Festlegung der Bezugswerte wird die Stufe

ausgewählt, die Dichte 1 plus Minimaldichte am nächsten liegt, jedoch *nicht über D 1,35 und nicht unter D 0,85.*

- Die festgelegte Stufe C wird gemessen und in Formblatt und Sensitometerstreifen notiert.
- Dichtewert B wird von Dichtewert C subtrahiert und als Kontrastindex im Formblatt schriftlich fixiert; bei der Festlegung der Bezugswerte wird die Stufe gewählt, die *Dichte 2,4 plus Minimaldichte* am nächsten liegt.

Grenzwerte nach DIN 6868

Für Mammographiefilme gelten die gleichen Grenzwerte wie für alle anderen Röntgenfilme:

- Minimaldichte: maximal D 0,25 nach BÄK-Leitlinie,
- Empfindlichkeitsindex: ± D 0,20 zum Referenzwert,
- Kontrastindex: ± D 0,20 zum Referenzwert.

Kenngrößenermittlung nach EUREF-Richtlinie

Die Kenngrößenermittlung erfolgt anhand der charakteristischen Kurve:

- Minimaldichte D_{min}: Summe von Schleier und Dichte der Unterlage.
- Empfindlichkeit: logarithmischer Belichtungswert bei Dichte 1 über Schleier.
- Mittlerer Gradient: Differenz der beiden Messpunkte

  $$\frac{D1 = D_{min} + 0{,}25}{D2 = D_{min} + 2{,}00}$$

  Die Differenz wird dividiert durch die Belichtungsdifferenz an diesen beiden Punkten, z. B.

  $$\frac{\text{Delta-Dichte } 1{,}75}{\text{Belichtungswert } 0{,}6} = G\ 2{,}92$$

- Messen der Maximaldichte.

Ein weiterer Parameter der EUREF ist die arbeitstägliche Erfassung der Entwicklertemperatur; Schwankungen von ± 0,5 °C zum Referenzwert sind in der Toleranz.

Grenzwerte nach EUREF

- Minimaldichte: maximal D 0,25,
- Empfindlichkeitsindex: ± D 0,10 zum Referenzwert,
- Kontrastindex: ± D 0,10 zum Referenzwert,
- Maximaldichte: minimal D 3,6.

Eine hohe Maximaldichte bewirkt einen zusätzlichen *Einblendeffekt* und erhöht dadurch die Detailerkennbarkeit im Brustgewebe.

Checkliste bei Überschreitung der Grenzwerte bei der Konstanzprüfung der Filmverarbeitung

Liegen die lichtsensitometrischen Werte der täglichen Konstanzprüfung außerhalb der Toleranzgrenzen, sollten folgenden Faktoren überdacht werden:

- Filmsorte:
  - richtiger Filmtyp?
  - stimmt die Emulsionsnummer?
- Aufbelichtung: Wurde der Sensitometerstreifen auf der Emulsionsseite aufbelichtet? (Einseitig beschichteter Film!).
- Sensitometer:
  - Ist das Sensitometer auf „grünempfindlich“ eingestellt?
  - Sind die Batterien in Ordnung?
- Densitometer: Sind die Eichpunkte innerhalb der Norm?
- Entwicklungsmaschine:
  - Entwicklertemperatur?
  - Verarbeitungszeit?
  - Chemieansatz?
- Dunkelkammer:
  - Gab es Veränderungen in der Beleuchtung, z. B. Glühbirnenwechsel, Filterwechsel? Defektes Filter?
  - Sind Störlichter abgedeckt?
  - Ist eine Vorbelichtung der Filme in der Schublade bzw. Filmpackung auszuschließen?

> ! Können keine Fehler bzw. Veränderungen festgestellt werden, sollte der Servicetechniker zur Überprüfung von Entwicklungsmaschine und Chemie gerufen werden.

Der Techniker überprüft Entwicklungsmaschine und Chemie und führt eine Funktionskontrollprüfung durch. Sind Chemie, Entwicklungsmaschine und Dunkelkammer in Ordnung, kann u. U. eine Neuermittlung der Bezugswerte durch den Filmhersteller erforderlich werden.

Neuermittlung der Bezugswerte

Eine Neuermittlung der Bezugswerte durch den Filmhersteller sollte dann erfolgen, wenn sich Empfindlichkeitsindex (Stufe B) und/oder Kontrastindex (Stufe C) über längere Zeit grenzwertig

Konstanzprüfung – Bezugswertermittlung

Grund:

Betreiber:		Entw-Maschine:	Serien-Nr.:
		Zeit:	Temp.:
Ort:		Filmtyp:	
Sensitometer Betreiber:		Em-Nr. Film:	
Sensitometer Fab.-Nr.:		Entwicklertyp:	

Datum	Keil-Nr.	D min	Stufe	Stufe	Stufe	Stufe
	1					
	2					
	3					
	4					
	5					
	6					
	7					
	8					
	9					
	10					
	11					
	12					
	13					
	14					
	15					
	16					
	17					
	18					
	19					
	20					
	21					
	22					
Summen						
Anzahl d. Keile						
Schnitt-Werte						

Funktionsprüfung durchgeführt		**LE**	**LK**
	Soll-Werte		
am:	Ermittelte Werte		
	zulässige Toleranz	+ – 0,09	+ – 11 %

Die Auswertung wurde durchgeführt von:

Abb. 8.**4** Formblatt zur Neuermittlung der Bezugswerte.

oder außerhalb der Toleranzgrenzen befinden und der Techniker sich vorher vom ordnungsgemäßen Zustand der Maschine überzeugt hat (LE-/LK-Messung mit kalibriertem Sensitometer) (Abb. 8.**4**).

Überlappende Messung nach Emulsionswechsel

Für die arbeitstägliche Konstanzprüfung sind Filme aus derselben Packung mit derselben Emulsionsnummer zu verwenden. Vor jedem Emulsionswechsel oder spätestens alle 3 Monate muss eine Neufestlegung durch eine überlappende Messung des alten und des neuen Films durch den Betreiber durchgeführt werden.

Vorgehensweise

Es werden Vergleichsmessungen der bisherigen und der neuen Emulsionsnummer durchgeführt (s. Tab. 8.**5**):

- täglich zur gleichen Zeit Stufenkeil lichtsensitometrisch aufbelichten.
- Entwickeln, mit Datum und Emulsionsnummer versehen.
- Drei Sensitometerstreifen pro Emulsionsnummer an 3 aufeinanderfolgenden Tagen sind vorgeschrieben; um einen optimalen Ausgangswert und somit eine größere Konstanz zu haben, sind 10 Messungen pro Emulsionsnummer empfehlenswert.
- Ausmessen der Keile – alte und neue Emulsionsnummer:
  - Minimaldichte D_{min},
  - Stufe B Empfindlichkeitsindex, beim Ausmessen der neuen Emulsion die Stufe wählen, die dem Idealwert D 1,2 am nächsten liegt.

Rechenschema für überlappende Messungen bei Emulsionsnummer-Wechsel
nach DIN 6868 Teil 2

	Empfindlichkeitsindex Emulsionsnummer:		Kontrastindex Emulsionsnummer:	
	Stufe:	Stufe:	Stufe:	Stufe:
	bisherige Werte	neueWerte	bisherige Werte	neueWerte
1. Messung				
2. Messung				
3. Messung				
4. Messung				
5. Messung				
6. Messung				
7. Messung				
8. Messung				
9. Messung				
10. Messung				
11. Messung				
12. Messung				
13. Messung				
14. Messung				
15. Messung				
Summe:				
dividiert durch Anzahl der Messungen				
Mittelwert:				
bisheriger Bezugswert:				
plus Mittelwert (neue Emulsions.-Nr.)				
minus Mittelwert (bisherige Emulsions.-Nr.)				
neuer Bezugswert:				

Abb. 8.**5** Formblatt für die überlappende Messung nach Emulsionswechsel.

- Stufe C Kontrastindex , beim Ausmessen der neuen Emulsion die Stufe wählen, die dem Idealwert D 2,6 am nächsten liegt.
- Werte der bisherigen Emulsionsnummer D_{min} addieren und durch die Anzahl der Messungen teilen; Mittelwert ins Formblatt eintragen.
- Werte der bisherigen Emulsionsnummer Stufe B addieren und durch die Anzahl der Messungen teilen; Mittelwert ins Formblatt eintragen.
- Werte der bisherigen Emulsionsnummer Stufe C addieren und durch die Anzahl der Messungen teilen; Mittelwert ins Formblatt eintragen.
- Bei neuer Emulsionsnummer ebenfalls Mittelwerte bilden und ins Formblatt eintragen.
- Ermittlung des neuen Bezugswerts indem bisheriger Bezugswert und Mittelwert der neuen Emulsion addiert werden; von dieser Summe wird der Mittelwert der bisherigen Emulsionsnummer subtrahiert (Abb. 8.**5**).

4'
2'
1'
30"
15"

Abb. 8.**6** Lichtsicherheitstest – Stufenbelichtung mit Dunkelkammerbeleuchtung. Handhabung von 2 min ist gewährleistet.

Qualitätssicherung der Dunkelkammerbedingungen – Lichtsicherheitstest nach DIN 6868 – 55

Der *Lichtsicherheitstest* sollte nach jeder Veränderung in der Beleuchtung (z. B. Glühbirnen- und Filterwechsel) und bei Verdacht, jedoch mindestens einmal jährlich, durchgeführt werden.

Ausschalten aktinischen Störlichts

Nach Adaption des Auges werden alle erkennbaren Ritzen, Löcher, Signallampen etc. abgedeckt.

Überprüfung inaktinischer Beleuchtung

Zielwert

Die Lichtsicherheit muss so groß sein, dass bei einer Handhabungszeit von 2 min kein visueller Dichteanstieg vorliegt (Abb. 8.**6**).

Durchführung

Vorbelichtete Filme reagieren auf zusätzliche Belichtung mit einem höheren Dichteanstieg, deshalb soll der Lichtsicherheitstest mit einem Film durchgeführt werden, der mit 50 kV auf eine Dichte zwischen D 0,6 und D 1,0 belichtet wurde (mAs: Wahl ist folienabhängig). Ist nur eine Mammographieanlage vorhanden, kann die Vorbelichtung auch mit 30 kV auf D 0,6 – D 1,0 angefertigt werden. Der Film wird dann stufenweise mit unterschiedlichen Zeiten der Dunkelkammerbeleuchtung ausgesetzt.

- Stufenbelichtung mit Dunkelkammerlicht: 120 s/60 s/30 s/15 s/15 s, resultierende Einwirkzeit von 4 min/2 min/1 min/30 s.
- Dunkelkammerbeleuchtung ausschalten und entwickeln.
- Bei der Stufe, die den ersten visuell auffälligen Dichteanstieg aufweist, wird die Einwirkzeit halbiert und darf dann nicht unter 2 min liegen (Handhabungszeit ist auf 2 min festgesetzt).

EUREF-Prüfungen

- Prüfintervall: halbjährlich oder bei Verdacht,
- optische Dichte (OD): D 1,2,
- Grenzwert: bei 4 min Einwirkzeit soll der Zusatzschleier ≤ 0,02 OD sein.

Qualitätssicherung von Kassetten und Verstärkerfolien in der Mammographie

Das Ziel der Früherkennung von Mammakarzinomen stellt hohe Anforderungen an Auflösung, Detailerkennbarkeit und Schärfe einer Mammographieaufnahme und somit auch an die Qualität von Kassetten und Verstärkerfolien. Um bei Qualitätsproblemen schnell die Fehlerquelle zu finden, ist eine Numerierung der Kassetten unumgänglich; diese ist so vorzunehmen, dass sie auf dem Film aufbelichtet erscheint.

Anforderungen an Kassetten und Folien

- Lichtdichtheit der Kassetten, um Vorbelichtungen auszuschließen.
- Gleichmäßiger Anpressdruck zum Ausschluss einer zusätzlichen, mechanisch bedingten Unschärfe.
- Die Kassette sollte so konzipiert sein, dass die Abbildung des brustwandnahen Gewebes so wenig wie möglich – keinesfalls mehr als 2 mm – eingeschränkt wird.
- Die Röhrenseite der Kassette darf keinen höheren Schwächungsgleichwert aufweisen als 0,2 mm Al, um eine zusätzliche Dosiserhöhung und Aufhärtung der Strahlung zu vermeiden.
- Keine Erhöhung der Körnigkeit (kann durch feuchte Lagerung oder unsachgemäße Reinigung ausgelöst werden und zum Zerfall der Folien führen).
- Gleichmäßigkeit der Verstärkung (eine altersbedingte Vergilbung der Folien kann einen Verstärkungsrückgang bewirken).
- Keine Artefakte.

Prüfpositionen

Kassetten- und Folienkombinationen müssen nach DIN 6868 Teil 3 jährlich und bei Verdacht sofort einer Kontrolle unterzogen werden (wird von den jeweiligen Ärztlichen Stellen bundeslandabhängig unterschiedlich geregelt). Vor und nach jeder Kassetten-und/oder Folienüberprüfung sollten die Verarbeitungsbedingungen mittels *Lichtsensitometrie* (LE-/LK-Werte) überprüft werden, um eventuelle Dichteveränderungen richtig interpretieren zu können.

Lichtdichtigkeit nach DIN 6832 – 2

- Ziel: Vorbelichtungen ausschließen,
- Prüfintervall: bei Inbetriebnahme, jährlich und bei Verdacht,
- Prüfmittel:
  - 100-W-Wolframfadenlampe (innen mattiert),
  - Densitometer,
- Vorgehensweise:
  - 1 m Abstand zwischen Lampe und Kassette,
  - jede zu prüfende Seite wird 10 min dem Licht ausgesetzt,
  - nach der Entwicklung wird mit einem bei völliger Dunkelheit verarbeiteten Film verglichen,
- Grenzwert: Dichtedifferenz darf D 0,1 nicht überschreiten,
- EUREF-Richtlinie:
  - Prüfintervall: bei Inbetriebnahme und wenn ein Lichteinfall vermutet wird (z. B. dunkle Ecken),
  - Grenzwert: kein zusätzlicher Grauschleier.

Anpressdruck nach DIN 6832 – 2

- Ziel: Erfassung von Unschärfezonen,
- Prüfintervall: Inbetriebnahme, jährlich und bei Verdacht,
- Prüfmittel:
  - Prüfplatte mit einem Drahtnetz mit Maschenweite 1,6 mm (± 0,2 mm) und einem Drahtdurchmesser von 0,3 mm (± 0,1 mm), die Gesamtdicke der Platte aus PMMA sollte < 5 mm sein und in der Mitte eine Aussparung zur Dichtemessung aufweisen (Abb. 8.7),
  - Densitometer,
  - qualitätsgesicherter Leuchtkasten,

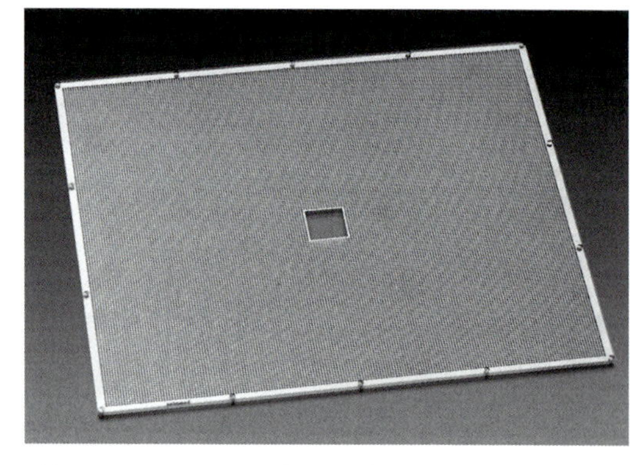

Abb. 8.**7** Kassettenprüfgitter für Mammographiekassetten.

- Vorgehensweise:
  - Mammographiekassette mit Film wird mit 30 kV, FFA 60 cm, großer Brennfleck auf eine Dichte von D 2,0 – D 2,8 belichtet,
  - im Bereich der Aussparung Dichte messen,
  - Film in 2 m Abstand und auf Format eingeblendet auf Unschärfezonen beurteilen,
- Grenzwert: die Helligkeit außerhalb der Aussparung muss über die ganze Filmfläche gleichmäßig erscheinen (Abb. 8.**8**).

EUREF-Richtlinie

- Maschenweite 1,5 Drähte/mm,
- Prüfintervall: Abnahmeprüfung (jährlich),
- Grenzwert: keine sichtbare Unschärfe im Arbeitsbereich der Kassette.

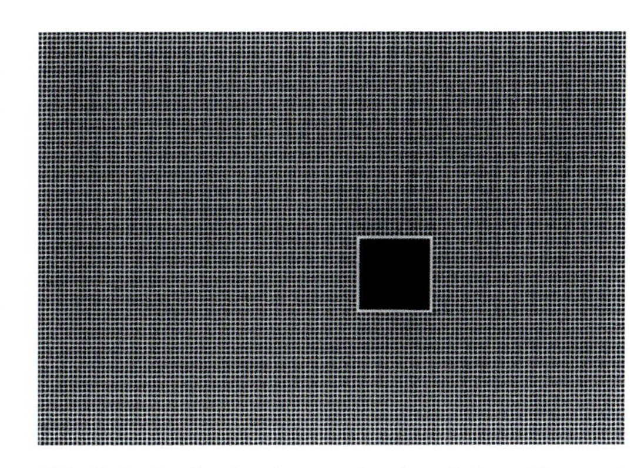

Abb. 8.**8** Optimaler Anpressdruck zwischen Film und Folie.

Abstandsmessung Brustwand – Film

Die Anforderungen an die Gestaltung einer Mammographiekassette wird in DIN 6832 – 3 so beschrieben, dass die Abbildung des Objekts auf der brustwandnahen Kassettenlängsseite um maximal 2 mm eingeschränkt sein darf. Die Kontrolle der Abbildungseinschränkung wird jedoch nur als *Gesamtsystemüberprüfung* Nutzstrahlenfeld, Film-Folien-Kassetten-Kombination und Bildempfänger vorgeschrieben (s. Kap. 8, S. 113 f).

EUREF-Richtlinie

Thorax-seitig: Der Röntgenstrahl muss den Film um mindestens 5 mm überstrahlen. Seitlich: der Strahl muss den Film voll abdecken. Prüfintervall ist jährlich und Prüfmittel ein strahlenaborbierender Gegenstand, z. B. eine Münze.

Ausschluss von Artefakten

Staub, Flecken, Kratzer, Dellen, Beulen und Bläschen auf den Kassetten und Folien beeinträchtigen die Interpretation eines Mammogramms. Folgende Maßnahmen können die Bildqualität diesbezüglich gewährleisten (Abb. 8.**9**):

- tägliche Reinigung der Folien und Kassetten (s. Kap. 3),
- Nummerierung der Folien und Kassetten, um bei Auftreten von Artefakten schnell zuordnen zu können,
- regelmäßige visuelle Überprüfung der Folien auf Kratzer, Dellen und Kerben.

Hilfreich ist eine durchnummerierte *Kassettenbestandsliste*, die mit Angaben zum Zustand der Folie, Kassette und Verschlussmechanismus versehen wird; bei der jährlichen Überprüfung auf Lichtdichtigkeit, Schärfe und Gleichmäßigkeit kann diese Liste weitere Verwendung finden (Abb. 8.**9**).

Überprüfung auf Artefakte

- Prüfintervall: monatlich,
- Prüfmittel: Akrylglaskörper 40 mm dick (z. B. NORMI ohne Strukturplatte oder Plexiglasplatten auf D 1,2 – 1,6 belichten und am Leuchtkasten auf Artefakte überprüfen.

EUREF-Richtlinie

- Prüfintervall: arbeitstäglich,
- Grenzwert: gleichmäßige Dichte, keine Kratzer oder sonstige Fehlstellen, die auf Artefakte hinweisen könnten,
- Prüfmittel: PMMA Block 45 mm oder Platten 40 – 60 mm, Leuchtkasten.

Überprüfung der Gleichmäßigkeit des Verstärkungsfaktors

Nach DIN-Vorgabe werden Mammographiekassetten bei der Überprüfung der Gleichmäßigkeit des Verstärkungsfaktors nicht gesondert erwähnt und somit wie alle Folien überprüft (Abb. 8.**10**).

Qualitätserfassung von Kassetten und Folien

Kunde:				Datum:		Überprüfung durch: Name/Firma/Unterschrift:				
Kass.-Nr.:	Format:	Folientyp:	Zustand Kassette:	Zustand Folie:	Licht-dichtigkeit:	Artefakte:	Anpress-druck:	Gleichmäßigkeits-prüfung:		Andere Auffällig-keiten
								opt. Dichte absolut	Delta-Dichte	
G = gut			M = moderat				I = inakzeptabel			

Abb. 8.**9** Qualitätserfassung der Film-Folien-Kombination.

Auswertung der Gleichmäßigkeitsprüfung für Verstärkerfolien

Kunde:

Kassetten-Nummer	Format	Folientyp	absolute Dichte	relative oder Delta-Dichte	Beurteilung
Datum:	**Firma:** **Unterschrift:**		**Erklärung:** – = mehr belichtet + = weniger belichtet		**Bezugswert:**
EUREF-Richtlinie: Grenzwert: 15 % (10 %)		Durchführung:	> nummerierte Kassetten > mit Plexiglasprüfkörper 45 mm/60 mm/240 mm > auf Dichte 1,3 – 1,8 belichten > Dichte ausmessen > Delta-Dichte ermitteln		

Abb. 8.**10** Formblatt zur Auswertung der Gleichmäßigkeitsprüfung.

Ziel der Gleichmäßigkeitsprüfung:

Größere Schwankungen in der Verstärkung zwischen Folien der gleichen Systemempfindlichkeit sollen ausgeschlossen werden. Gemäß dem Zentralverband der Elektroindustrie (ZVEI) werden zwei Verfahrensmöglichkeiten angeboten:

- das Simultanverfahren,
- das iterative Prüfverfahren.

Im Folgenden wird nur auf das *iterative Verfahren* eingegangen, da es den Heel-Effekt besser berücksichtigt.

Durchführung

- Lichtsensitometrische Kontrolle der Verarbeitung (LE/LK),
- nummerierte Kassetten,
- Prüfkörper,
- FFA 1,50 m,
- mit 70 kV auf D 1,2 – D 1,4 belichten,
- absolute Dichte messen und ins Formblatt eintragen,
- von allen Messungen den arithmetischen Mittelwert bilden,
- Abweichung der absoluten Dichte jeder Folie zum arithmetischen Mittelwert berechnen und als relative Dichte bzw. Delta-Dichte ins Formblatt eintragen,
- Lichtsensitometrische Kontrolle der Verarbeitung (LE/LK), um Schwankungen in der Verarbeitung auszuschließen.

Grenzwert

Der Grenzwert liegt bei ± 15%. Bei der Auswertung ist zu bedenken, dass Netzschwankungen und Schalttoleranzen des Generators die Schwankungen des Verstärkungsfaktors überlagern.

> **!** Für die Mammographie ist es ratsam, eine Abwandlung in folgenden Punkten vorzunehmen:
> - Belichtung wird mit dem Mammographiegerät durchgeführt,
> - FFA: 60 cm,
> - Schwächungskörper mit 45 mm (oder NORMI ohne Strukturplatte),
> - mit 30 kV auf Dichte 1,3 – D 1,8.

Prüfintervall

Bei Inbetriebnahme, bei Problemen und vor jeder Abnahmeprüfung.

Qualitätssicherung der Betrachtungsbedingungen nach DIN 6856 – 1 + 2

Raumbeleuchtung und Einblendung

Die Raumbeleuchtungsstärke darf auf der Oberfläche des zu betrachtenden Bildes 50 lx nicht überschreiten, da bei heller Raumbeleuchtung Kontrast und Schärfe deutlich verringert erscheinen. Für die Befundung ist auf das Bildformat oder die zu betrachtende Region einzublenden, um die Detailerkennbarkeit zu erhöhen.

Anforderungen an ein Betrachtungsgerät

Ein Betrachtungsgerät sollte folgende Kriterien erfüllen:

- Regelmäßige Reinigung der Innen- und Außenflächen muss gegeben sein,
- Leuchtdichte bei D = 1,2 – 2,0 von 2000 cd/m^2, zur Betrachtung von Bildbereichen mit geringer Dichte (unter D = 0,6) ist eine Leuchtdichte von 500 cd/m^2 zu empfehlen,
- um kleine Kontraste in Bereichen höherer Dichte ab 2,2 zu erkennen, sollte eine Irisleuchte (Grelleuchte) mit 10.000 cd/m^2 vorhanden sein,
- funktionsfähige Blenden,
- Möglichkeit zur 2- bis 4fachen Lupenbetrachtung muss gegeben sein,
- Gleichmäßigkeit der Ausleuchtung in Farbe und Leuchtdichte muss sichergestellt sein (maximale Abweichung von der Mitte bis zum Rand ± 30%.

EUREF-Richtlinie

- Raumlicht: 50 lx
- Prüfintervall: jährlich,
- Grenzwert:
  - Leuchtdichte: 2000 – 6000 cd/m^2
  - Gleichmäßigkeit: ± 30% über den gesamten Betrachtungsbereich.

Qualitätssicherung an der Mammographieanlage

Die Mammographieanlage muss hinsichtlich ihrer physikalischen und technischen Eigenschaften regelmäßig überpüft werden.

Wie bereits besprochen, unterscheiden wir zwischen Abnahme- und Sachverständigenprüfung (bei Inbetriebnahme, alle 5 Jahre und nach jeder Veränderung, die Bildqualität, Strahlenschutz und Sicherheit betreffen), die jährliche Überprüfung durch die Ärztlichen Stellen und die monatliche Konstanzprüfung durch den Betreiber der Anlage.

In den **EUREF-Richtlinien** sind Abnahme- und Konstanzprüfungen etwas aufwendiger und Wiederholungsprüfungen werden alle 6 Monate durchgeführt.

Schritte bei der Abnahmeprüfung

Folgende Voraussetzungen sollten erfüllt sein:
- Funktionsprüfung der Filmverarbeitung ist durchgeführt, LE- und LK-Werte entsprechen den Herstellerangaben,
- Mammographiekassetten und Verstärkerfolien sind nummeriert,
- Prüfkassette ist bezeichnet,
- Prüfung auf Artefakte, Gleichheit der Verstärkung, Lichtdichtigkeit und Anpressdruck ist durchgeführt,
- Leuchtkasten ist überprüft und qualitätsgesichert.

Sicht- und Funktionsprüfung nach DIN 6868–52

- Auflagetisch,
- Strahlerhalterung,
- Kassettenhalterung,
- Halterung für Wechselfilter,
- Kompressionsvorrichtung.

Die Anforderungen an die zu prüfenden Vorrichtungen sind außer für die Kompressionsvorrichtung nicht definiert.

Die **EUREF-Richtlinien** geben für die Sicht- und Funktionsprüfung ebenfalls keine weiteren Parameter vor.

Kompressionsvorrichtung

- Prüfmittel: Kraftmessgerät
- Ziel:
  - Sicherung des vorgeschriebenen Kompressionsdrucks,
  - Gewährleistung der Kompressionsunterbrechung,
  - Prüfung, ab welchem Druck es zu einer ungleichen Belastung der Kompressionsplatte und damit zu einer ungleichen Kompression kommt.

EUREF-Richtlinie:
- Prüfintervall: jährlich,
- Grenzwert: für die maximale Verdrehung < 15 mm bei ungleicher Belastung und < 5 mm bei gleichmäßiger Belastung, für den maximalen Druck 130–200 N (ca. 13–20 kg).

Röhrenspannung (kV) nach DIN 6868–52

Änderungen in der Röhrenspannung bewirken eine Änderung der Dosis, der Strahlenqualität und letztendlich auch des Bildkontrasts. Da in dem Spannungsbereich zwischen 25 und 30 kV kleinste Spannungsänderungen sichtbare Bildkontraständerungen bewirken, ist eine engmaschige Überprüfung der Genauigkeit und Stabilität notwendig.
- Ziel: Genauigkeit und Stabilität der Röhrenspannung,
- Prüfmittel: geeichtes Hochspannungsmessgerät,
- Grenzwert: Genauigkeit von ± 10%, das bedeutet bei 28 kV eine Abweichung von ± 2,8 kV; für die Stabilität ist kein Grenzwert angegeben.

EUREF-Richtlinie:
- Prüfintervall: halbjährlich,
- Grenzwert: Genauigkeit von ± 1 kV im Bereich von 25–31 kV, Stabilität von ± 0,5 kV.

Die Röhrenleistung (mAs-Produkt) nach DIN 6868–52

Das mAs-Produkt hat Einfluss auf Dosis und Filmschwärzung.
- Ziel: Genauigkeit der Übereinstimmung von angezeigtem mAs -Wert und der tatsächlichen Leistung (Output),
- Grenzwert: ± 20% des angezeigten oder angegebenen Werts.

EUREF-Richtlinie:

- Grenzwert: Röhrenergiebigkeit (Verhältnis Dosis zur Schwärzung) oder *tube output* > 30 µGy/mAs, Dosisleistung oder *output rate* > 7,5 mGy/s,
- Prüfintervall: halbjährlich.

Die Belichtungsautomatik nach DIN 6868 – 52

Die Belichtungsautomatik wird mit einer mittleren optischen Bruttodichte zwischen D 1,2 und 1,6 im befundrelevanten Bereich (Prüfkörperaufnahme) an das verwendete Film-Folien-System angepasst; dabei werden die *Abschaltwerte* (Bildempfängerdosis) gemessen, mit den Grenzwerten verglichen und dokumentiert.Um eine Zuverlässigkeit in Dosis und Filmschwärzung zu erreichen, werden die Reproduzierbarkeit der Bildempfängerdosis und die Einflüsse der Röhrenspannung, der Dicke und Dichte des Objekts überprüft.

Die optische Dichte (Schwärzung) des belichteten Films ist ein relatives Maß für die Dosis in der Bildempfängerebene. Deshalb wird neben der Ermittlung der optischen Dichte der Prüfkörperaufnahme die Abschaltdosis mit einem geeichten Referenz-mAs-Messgerät oder einem Dosismonitor im Bereich der Messkammer überprüft.

Bildempfängerdosis/Abschaltdosis

- Ziel: Ermittlung der Abschaltdosis K/B
- Prüfmittel:
  - geeichtes Referenzdosimeter oder Dosismonitor (im Bereich der Messkammer),
  - Prüfkörper zur Überprüfung der optischen Dichte,
- Grenzwert: abhängig von der Empfindlichkeitsklasse Ks = 1000//Systemempfindlichkeit, in niedrigen Spannungsbereichen darf die bei der Abnahmeprüfung ermittelte Nenndosis Ks mit Faktor 1,6 multipliziert werden; (SC 12 = 133,28 µGy; SC 16 = 100 µGy; SC 20 = 80,00 µGy; SC 25 = 64 µGy.

EUREF-Grenzwert für die Nenndosis: Dieser Parameter wird bei EUREF nur über die optische Dichte bewertet.

Bildempfängerdosis/Reproduzierbarkeit

- Ziel: Reproduzierbarkeit,
- Bewertung: Mittelwert der Bildempfängerdosis aus mindestens 5 Messungen,
- Grenzwert: bei Belichtungsautomatik ± 10% mGy, bei freier Belichtung ± 20% mGy Streuung.

EUREF-Richtlinie:

- Grenzwert: für Reproduzierbarkeit der Bildempfängerdosis ± 5% mGy,
- Prüfintervall: halbjährlich.

Röhrenspannungs- und Dickenkompensation nach DIN 6868 – 52

Die Einflüsse von Objektdicke, Objektdichte, Röhrenspannung und Belichtungszeit auf den Abschaltwert und damit auf die optische Dichte sollte bei den Überprüfungen der Belichtungsautomatik sichergestellt werden.

- Grenzwert: gemäß den Vorgaben des Herstellers,
- Prüfintervall: wöchentlich.

EUREF-Richtlinie:

- Grenzwert: ± 0,15 optischen Dichte
- Prüfintervall: wöchentlich,
- Ermittlung der Abweichung in der optischen Dichte in Abhängigkeit zu Objektdicke und Röhrenspannung: Anfertigen einer Spannungsreihe mit unterschiedlicher Objektdicke sowie Ausmessen der optischen Dichte und Ermittlung der Abweichung.

Feldbegrenzung nach DIN 6868 – 52

Das Nutzstrahlenfeld, das durch Blende und/oder Tubus begrenzt ist, muß den Film thoraxseitig voll ausleuchten, darf ihn jedoch nicht zu weit überstrahlen. Zur Prüfung der Übereinstimmung von Nutzstrahlenfeld und Bildempfänger wird ein *Überstrahlungstest* durchgeführt (Abb. 8.**11**).

- Ziel: Übereinstimmung Nutzstrahlenfeld und Bildempfänger,
- Prüfmittel:
  - Prüfkörper der Konstanzprüfung,
  - Filmkassette mit Film,
  - ein folienloser Film zwischen Auflagetisch und Prüfkörper, thoraxseitig ca. 30 mm überstehend.
- Grenzwert: 2% des Fokus-Film-Abstands, d.h. bei einem FFA von 600 mm soll die Abweichung < 12 mm sein.

EUREF-Richtlinie:

- Prüfintervall: jährlich,
- Grenzwert: Thoraxseitige Überstrahlung < 5 mm seitlich bis Filmende.

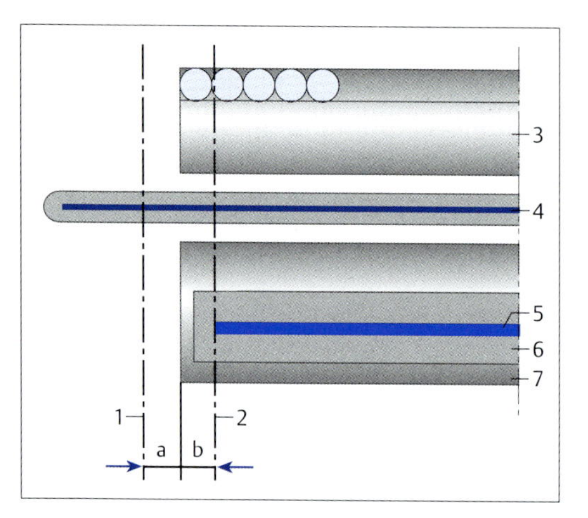

Abb. 8.**11** Messanordnung zur Bestimmung der thoraxseitigen Feldbegrenzung (DIN6868 – 52): 1 Grenze des Nutzstrahlenfeldes, 2 Grenze des abgebildeten Felds, 3 Prüfkörper für die Konstanzprüfung, 4 folienloser Mammographiefilm, 5 Mammographiefilm 2, 6 Mammographiekassette, A Abstand vom Rand des Nutzstrahlenfeldes zum Prüfkörperrand, B Abstand vom Rand der Lagerungsplatte zum Rand des Mammographiefilms, A+B = Breite des den Mammographiefilm überstrahlenden Bereichs (Voraussetzung: Rand des Prüfkörpers und Rand des Auflagetisches ist fluchtend).

Auflösungsvermögen nach DIN 6868 – 52

Die Schärfe einer Mammographieaufnahme wird u. a. durch die Auflösung des Film-Folien-Systems und das geometrische Auflösungsvermögen (u. a. Objekt-Film-Abstand und Brennfleckgröße) bestimmt.

- Ziel: Bestimmung des visuellen Auflösungsvermögen,
- Prüfmittel:
  - NORMI 7 mit Strukturplatte mit folgenden Maschenweiten: 100/80, 80/50, 63/40 (entspricht 8 Lp/mm), 40/32 oder andere DIN-gerechte Prüfkörper wie das Euro-Phantom,
  - Densitometer,
  - Belichtung auf eine Dichte von D 1,2 – 1,6,
- Grenzwert: mm,
- Prüfintervall: monatlich.

! Das Euro-Phantom wäre besser geeignet als NORMI 7, da seine Aussagekraft höher ist. Ein Bleistrichraster mit zwei in entgegengesetzter Richtung aufgefächerter Auflösungsbesen, die eine Richtungsabhängigkeit der Auflösung ausschließen lassen, ermöglichen die visuelle Bestimmung der Hochkontrastauflösung (Abb. 8.**12**). Ein Goldraster mit 0,007 mm Goldabsorption mit vertikaler und horizontaler Linienauflösung ermöglicht eine Beurteilung der Niedrigkontrastauflösung (Abb. 8.**13**). Die Wiedergabe von punktförmigen Strukturen, die auf der Diagonalen liegen, lassen Rückschlüsse auf die Auflösung von wenig kontrastierendem Mikrokalk zu (s. Kap. 8).

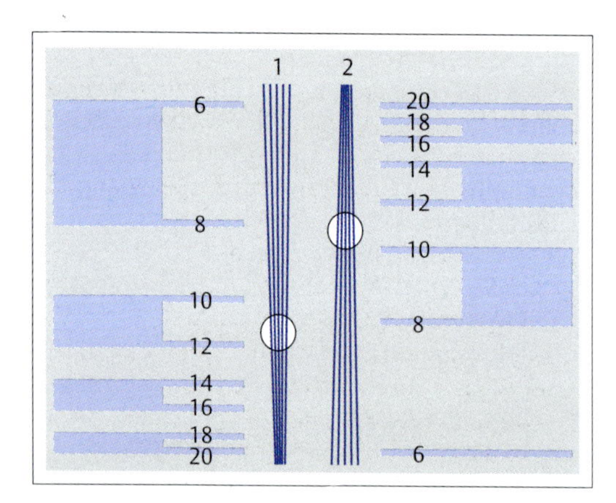

Abb. 8.**12** Bleistrichraster-Detail des Euro-Phantoms für Hochkontrastauflösung.

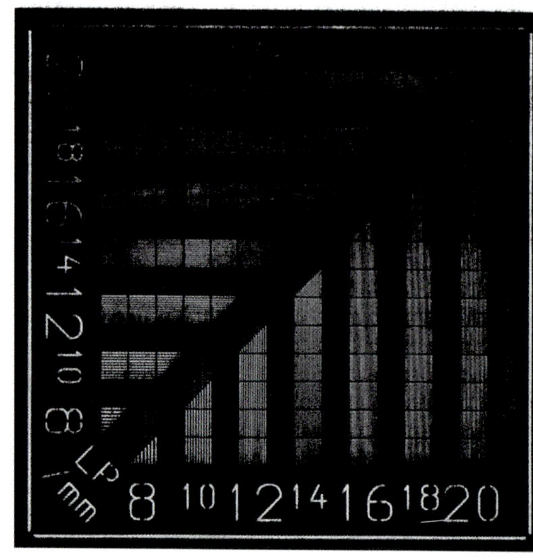

Abb. 8.**13** Goldraster für Niedrigkontrastauflösung und die Beurteilung der Wiedergabe von punktförmigen Strukturen.

EUREF-Richtlinie:
- Die Überprüfung des visuellen Auflösungsvermögen wird mit dem QAMAM-Phantom, einem senkrecht und waagrecht zur Röhrenachse liegenden Bleistrichraster, durchgeführt.
- Grenzwert: > 12 Lp/mm.

Streustrahlenraster

Das Streustrahlenraster trägt zur Optimierung der Bildqualität durch Kontrasterhöhung bei, was sich jedoch in einer ca. 2,5fachen Dosiserhöhung (bei r4/N 27) niederschlägt. Der Grenzwert der Dosiserhöhung beträgt Faktor 3,0.

Durchführung

- 1. Aufnahme mit Raster und Prüfkörper, belichtet auf D 1,3 – D 1,8, mAs werden notiert,
- 2. Aufnahme ohne Raster, Kassette auf dem Lagerungstisch und unter dem Prüfkörper auf identische Dichte belichten; mAs werden notiert,
- mAs-Wert 1 dividiert durch mAs-Wert 2 ergibt den zu bestimmenden Faktor.

Störstellenfreiheit nach DIN 6868 – 7

Artefakte beeinträchtigen die Erkennung von Mikrokalk. Um solche Inhomogenitäten auszuschließen, sind Kompressionsplatten, Tubusse , Kassettenhalterung, Streustrahlenraster, Lagerungstisch und Verstärkerfolien daraufhin zu überprüfen.
- Ziel: Ausschluss von Artefakten,
- Grenzwert: keine Artefakte,
- Prüfintervall: monatlich als visuelle Beurteilung der Prüfkörperaufnahme, Anfertigung einer Graubelichtung (ohne Strukturplatte) auf eine Dichte von D 1,2 – 1,6,
- Prüfmittel:
  - Akrylglaskörper von 40 mm Dicke,
  - Leuchtkasten (qualitätsgesichert) zur Beurteilung der Aufnahme.

EUREF-Richtlinie:
- Prüfintervall: arbeitstäglich,
- Grenzwert: keine Artefakte.

Bezugswerte für die Konstanzprüfung nach DIN 6868 – 7

Die bei der Abnahmeprüfung ermittelten Kenngrößen werden im Abnahmeprotokoll dokumentiert. Dieser Ausgangszustand wird dann als Bezugswert im Formblatt für die Konstanzprüfung erfasst (Abb. 8.**14**).

Prüfpositionen bei der Konstanzprüfung des Mammographiegeräts

Prüfmittel

- Prüfkörper nach DIN 6868 – 7,
- immer das gleiche Sensitometer,
- immer das gleiche Densitometer,
- Prüfkassette,
- Dosismessgerät mit separatem Detektor zur Dosismessung an der Strahleneintrittseite des Prüfkörpers,
- qualitätsgesichertes Filmbetrachtungsgerät,
- Lupe (2- bis 4fache Vergößerung).

Voraussetzungen

- Filmverarbeitung ist im Toleranzbereich,
- Aufnahmeeinstellungen aus der Abnahmeprüfung werden korrekt übernommen: kV, mAs bzw. Belichtungsautomatik, Messkammer, Folientaste, Brennfleck, Filter- und Anodenmaterial und ggf. Schwärzungskorrektur.

Durchführung der Konstanzprüfung

Für die Konstanzprüfung der Mammographieanlage ist ein monatliches Prüfintervall vorgeschrieben:
- Kompressionsplatte in den Strahlengang einschieben,
- Fokus-Film-Abstand messen,
- Prüfkörperpositionierung auf dem Auflagetisch sollte so ein, dass die Metallanschläge bündig mit der brustwandnahen Kante des Lagerungstisches abschließen,
- Detektor des Referenzdosismessgeräts in der Halterung befestigen und einschalten,
- Prüfkassette mit Film in den Rastertunnel einschieben,
- Belichtungsparameter einstellen,
- Phantomaufnahme belichten und entwickeln,
- Dosis ablesen und ins Formblatt eintragen, Grenzwert ±25 % zum Bezugswert,
- Nullabgleich am Densitometer,

Formblatt für die Aufzeichnung der Prüfergebnisse für die Konstanzprüfung Mammographie

Angaben zur Röntgeneinrichtung: Hersteller: Typ: Nr.:

Anwendungsgerät: ....
Generator: ....
Strahler: ....

Angaben zu den Aufnahmebedingungen
Kontaktaufnahme/Vergrößerungstechnik: freie Belichtung/Automatik:
kleiner Brennfleck/großer Brennfleck: mit Streustrahlenraster

Kassette (Markierung): .... Filmtyp: ....
Fokus-Film-Abstand: .... cm Fokus-Objekt-Abstand: .... cm
Filter: .... Mo/Rh/W Röntgenröhrenspannung: .... kV
Röntgenröhrenstrom: .... mA Belichtungszeit: .... s
Programmstufe: .... Korrekturtaste: ....
Lage des Messfeldes: Thoraxwand/Objektmitte

Ausgangswerte
Dichte: .... (bei 43 mm) .... (bei 46 mm) .... (bei PTFE-Absorber)
Dosis: .... Skt. oberer Grenzwert .... Skt. unterer Grenzwert .... Skt.

Auflösungsvermögen
Hochkontrastauflösung: ....
Niedrigkontrastauflösung: ....
Punktauflösung: ....

Nutzstrahlenfeld: ....

Prüfergebnisse

Datum/Unterschrift				
Sichtprüfung				
opt. Dichte				
Dosis				
Hochkontrastauflösung				
Niedrigkontrastauflösung				
Punktauflösung				
Sichtbarkeit im Niedrigkontrastbereich				
Störstrukturen				
Nutzstrahlenfeld				

Datum: .... Bemerkung: ....
Datum: .... Bemerkung: ....

Abb. 8.**14** Formblatt „Konstanzprüfung".

- messen der visuellen optischen Dichte an einer genau definierten Stelle, Grenzwert ± D 0,3,
- Bestimmung Nutzstrahlenfeld und Bildempfänger anhand der Bleikugeln im brustwandnahen Bereich, Grenzwert: die Zahl der Kugeln darf höchstens um eine Kugel geringer sein als bei der Bezugsaufnahme, jedoch mindestens 2 Kugeln (2% des FFA),
- Bestimmung des visuellen Auflösungsvermögens mit Hilfe eines Bleistrichrasters oder eines Edelstahlgewebes, Grenzwert: keine Verschlechterung zum Bezugswert,
- Bestimmung der Störstellenfreiheit: zur besseren Beurteilung wird die Anfertigung einer Phantomaufnahme ohne Strukturplatte empfohlen, Grenzwert: Es dürfen keine Strukturen vorhanden sein, die zu einer Beeinträchtigung der Diagnose führen.

Empfehlungen für eine sinnvoll erweiterte Konstanzprüfung des Gesamtsystems

Wie eingangs erwähnt, sind starke Bestrebungen nach einer gemeinsamen Europäischen Norm in Arbeit. Die DIN-Normen haben zurzeit für Deutschland noch Gültigkeit. Für die Übergangszeit, bis die DIN-Normen offiziell durch eine gemeinsame Norm abgelöst sind, sollen in diesem Abschnitt Empfehlungen gegeben werden, wie die bisherigen Konstanzprüfungen sinnvoll erweitert werden können, so dass Zeitaufwand und Nutzen in einem angemessenen Verhältnis stehen.

Checkliste für arbeitstägliche Prüfungen

Benötigte Prüfmittel

- Immer das gleiche Sensitometer,
- immer das gleiche Densitometer,
- Prüffilm der selben Emulsionsnummer,
- markierte Prüfkassette,
- qualitätsgesicherter Leuchtkasten,
- Lupe in 2- oder 4facher Vergrößerung,
- Formblatt „Konstanzprüfung der Filmverarbeitung“,
- Formblatt „Konstanzprüfung des Mammographiesystems“,
- Euro-Phantom (Abb. 8.**15**).

Schematischer Aufbau des Euro-Phantoms

Phantombeschreibung

- Punkt 1: Referenzpunkt für optische Dichte,
- Punkt 2: „Hochkontrast“-Bleistrichraster,
- Punkt 3: „Niedrigkontrast“-Auflösungsraster (0,007 mm Gold),
- Punkt 4: Niedrigkontrastbereich,
- Punkt 5: 10-stufiger Aluminiumkeil für den Bildkontrast,
- Punkt 6: Kugelreihen für thoraxseitige Strahlbegrenzung (5 Kugeln pro Seite mit 2 mm Durchmesser),
- Punkt 7: Bleiabschirmung zur Aufbelichtung eines Sensitometerstreifens für die tägliche lichtsensitometrische Überprüfung der Filmverarbeitung,
- Punkt 8: freigelassener Bereich für die Messkammer der Belichtungsautomatik.

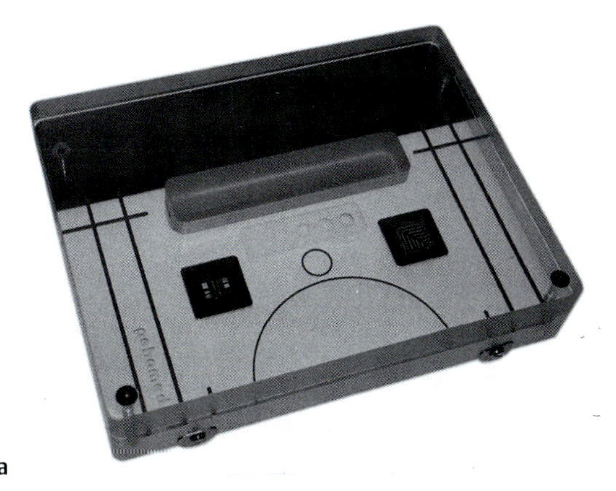

a

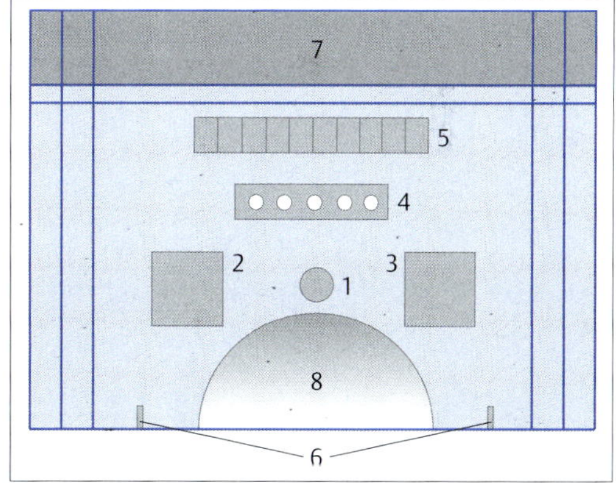

b

Abb. 8.**15 a, b** Schematischer Aufbau des Euro-Phantoms.

Prüfparameter

Konstanz der Filmverarbeitung

Die Vorgehensweise ist wie in Kap. 8 beschrieben, jedoch mit einer Änderung: Der Stufenkeil wird auf den unbelichteten Seitenstreifen des Euro-Phantoms aufbelichtet, nachdem der Film mit den in der Abnahmeprüfung festgelegten Parametern – wie bisher bei der monatlichen Konstanzprüfung – mit Röntgenstrahlen belichtet wurde. Die Auswertung der Lichtsensitometrie erfolgt wie in Kap. 8 beschrieben.

Die *Lichtsensitometrie* mit gleichzeitiger *Röntgensensitometrie* (in Punkt 5 mit 10-stufigem Aluminiumkeil) auf dem selben Film schafft bei einer Abweichung zum Bezugswert die Möglichkeit, zwischen verarbeitungsbedingten Einflüssen und Unregelmäßigkeiten der Röntgenanlage zu unterscheiden (Abb. 8.**16**).

- Konstanz der Belichtungsautomatik,
- Konstanz des visuellen Auflösungsvermögens des Gesamtsystems im Hochkontrastbereich,
- Auflösungsvermögen im Niedrigkontrastbereich,
- Punktförmige Auflösung im Niedrigkontrastbereich,
- Sichtbarkeit im Niedrigkontrastbereich,
- Konstanz der brustwandnahen Abbildung,
- Ausschluss von groben Artefakten.

Durchführung

Die Röntgenbelichtung des Euro-Phantoms erfolgt wie oben beschrieben mit den in der Abnahmeprüfung festgelegten Werten: kV, Schwärzung, Brennfleck, Anoden- und Filtermaterial, Folie und richtiges Messfeld.

Auswertung

- Messen der optischen Dichte in Punkt 1, Wert sollte nicht mehr als ±0,15 OD vom Referenzwert abweichen (und grundsätzlich zwischen D 1,4 – D 1,8 festgelegt sein),

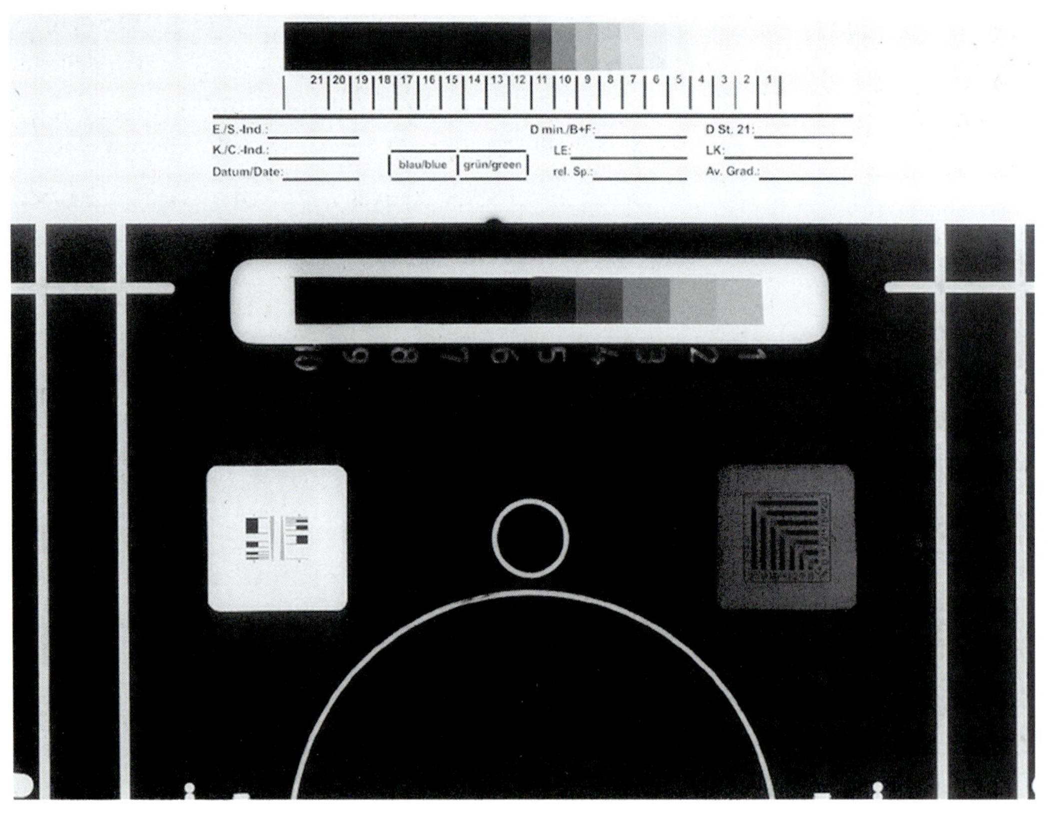

Abb. 8.**16** Euro-Phantom-Aufnahme.

- Überprüfung der visuellen Auflösung in Punkt 2 und 3 mit Lupe, Toleranzen: Hochkontrast in Punkt 2 > 12 lp/mm, Niedrigkontrast in Punkt 3 > 10 lp/mm vertikal und horizontal, Punktauflösung in Punkt 3 > 8, (Hinweis: punktförmige Strukturen reagieren sehr sensibel auf Veränderungen der Belichtungs- und Verarbeitungstechnik, die zu einem erhöhten Rauschen führen!) (s. Abb. 8.**15 b**),
- Sichtbarkeit von 5 mm großen Objekten im Niedrigkontrastbereich (in Punkt 4), Resultat ist abhängig von der Umgebungsdichte, es sollte keine Abweichung zu den Referenzwerten der Abnahmeprüfung festzustellen sein.
- Überprüfung der brustwandnahen Abbildung (in Punkt 6): mit 5 Kugeln zu je 2 mm, die Anzahl der bei der Abnahmeprüfung dargestellten Kugeln sollten sichtbar sein (s. Abb. 8.**15 b**).
- Ausschluss von groben Artefakten (s. Abb. 8.**14**).

Checkliste für wöchentliche Prüfungen

Benötigte Prüfmittel

- Plexiglasplatten 20 – 70 mm,
- Densitometer,
- qualitätsgesicherter Leuchtkasten,
- Lupe Zwei- oder Vierfachvergrößerung,
- Formblatt „Spannungs- und Dickenkompensation" (Abb 8.**17**),
- Formblatt „Qualitätserfassung Film-Folien-System".

„Spannungs- und Dickenkompensation"

Plexiglas in mm	20	20	45	45	45	60	60	60	70	70	70	70
Spannung in kV	25	26	26	27	28	26	27	28	27	28	29	30
Datum:												
mAs												
optische Dichte:												
Datum:												
mAs												
optische Dichte:												
Datum:												
mAs												
optische Dichte:												

Abb. 8.**17** Formblatt „Spannungs- und Dickenkompensation".

Artefaktausschluss

Die Vorgehensweise ist wie in Kap. 8 beschrieben. Dokumentation erfolgt im Formblatt „Qualitätserfassung Film-Folien-System".

Konstanz der Belichtungsautomatik bei unterschiedlicher Röhrenspannung und unterschiedlicher Dicke

Die Vorgehensweise ist wie in Kap. 8 beschrieben. Dokumentation erfolgt im Formblatt „Spannungs- und Dickenkompensation".

Checkliste für vierteljährliche Prüfungen und Arbeiten

Benötigte Prüfmittel

- Geeichte Sensitometer und Densitometer der Herstellerfirma,
- Schwächungskörper 45 mm,
- Kassettenprüfgitter für Mammographiekassetten,
- qualitätsgesicherter Leuchtkasten,
- alle Kassetten sind nummeriert,
- Formblatt „Qualitätserfassung des Film-Folien-Systems",
- Formblatt „Auswertung der Gleichmäßigkeitsprüfung",
- Formblatt der Herstellerfirma zur „Funktionskontrollprüfung".

Anpressdruck

Die Vorgehensweise ist wie in Kap. 8 beschrieben. Dokumentation erfolgt im Formblatt „Qualitätserfassung Film-Folien-System“.

Gleichheit des Verstärkungsfaktors

Die Vorgehensweise erfolgt wie unter Kap. 8, jedoch mit den Werten für Mammographie. Dokumentation erfolgt in Formblatt „Auswertung der Gleichmäßigkeitsprüfung“.

Wartung der Entwicklungsmaschine durch den Techniker

Im Anschluss an die Wartung sollte durch den Techniker eine Funktionskontrollprüfung mit LE-/LK-Bestimmung durchgeführt und dokumentiert werden.

Checkliste für halbjährliche Prüfungen

Benötigte Prüfmittel

- Prüffilm,
- Prüfkassette,
- Abdeckungen, z.B. Pappe für Duka-Test,
- elektronische Stoppuhr mit roten Leuchtziffern,
- qualitätsgesicherter Leuchtkasten,
- Densitometer,
- geeichtes Referenzdosismessgerät,
- Schwächungskörper (45 mm).

Dunkelkammer auf Lichtsicherheit

Die Vorgehensweise ist wie in Kap. 8 beschrieben.

Dosismessung

Sie erfolgt mit einem geeichten Referenzdosismessgerät und einem Schwächungskörper sowie gleichzeitiger Überprüfung der optischen Dichte.

Reproduzierbarkeit der Bildempfängerdosis

Siehe Kap. 8.

Checkliste für jährliche Prüfungen

Lichtdichtigkeit der Kassetten

Die Vorgehensweise ist wie unter Kap. 8 beschrieben.

Kompressionsvorrichtung

Siehe Kap. 8.

Genauigkeit und Stabilität der Röhrenspannung

Siehe Kap. 8.

Genauigkeit der Röhrenleistung

Siehe Kap. 8.

Überprüfung des Rasters (auch in Abhängigkeit zur Dosis)

Siehe Kap. 8.

Übereinstimmung Nutzstrahlenfeld und Bildempfänger

Siehe Kap. 8.

Qualitätssicherung der Betrachtungsbedingungen

Siehe Kap. 8.

9 Fehler erkennen und vermeiden

Verarbeitungs-, Belichtungs- und Handhabungsfehler – mögliche Ursachen

Aufnahme zu dunkel

- Optische Dichte zu hoch,
- falsche Folientaste,
- falsche Folie,
- Entwicklertemperataur zu hoch,
- kein Starter nach Neuansatz,
- Entwickleransatz zu konzentriert,
- Regenerierung zu hoch eingestellt,
- höhere Empfindlichkeit des Films.

Aufnahme zu hell

- Optische Dichte zu niedrig,
- Messkammer nicht vollständig bedeckt,
- falsche Folientaste,
- falsche Folie,
- falsche Messkammerlage,
- keine Zusatzschwärzung bei exzentrisch gelegenem Gewebe,
- niedrige Empfindlichkeit des Films,
- zu viel Starter im Neuansatz,
- Neuansatz zu stark verdünnt.

Aufnahme flau

- Zu harte Strahlenqualität oder zu flacher Film,
- zu niedrige Entwicklertemperatur,
- zu wenig Entwicklerlösung im Tank,
- Umwälzpumpe ausgefallen,
- ungenügend fixierte Filme wurden nochmals durch das Fixierbad, Wässerung und Trocknung geschickt,
- Film wurde vor Erreichen der Solltemperatur eingegeben,
- Regenerierung wurde zu niedrig eingestellt,
- Reinigungschemikalien wurden nicht neutralisiert,
- Fixierbad wurde in den Entwickler verschleppt.

Schwarzweißaufnahme

Zu weiche Strahlenqualität oder zu steiler Film.

Unscharfe, kontrastarme Aufnahme

Ungenügende Kompression.

Unscharfe Aufnahme

- Bewegungsunschärfe,
- Zu geringer Anpressdruck zwischen Film und Folie,
- Lufteinschlüsse zwischen Film und Folie (zu kurze Wartezeit zwischen Einlegen des Films und Belichtung).

Milchige Aufnahme

- Ungenügend fixiert, da Solltemperatur noch nicht erreicht,
- Fixierbad übersäuert,
- Silbergehalt im Fixierbad zu hoch,
- Schlusswässerung zu selten gewechselt,
- zu geringer Wasserzufluss,
- Fixierbad nicht umgewälzt, da Umwälzpumpe ausgefallen.

Aufnahme nass

- Ungenügende Fixierung (z.B. zu stark verdünnt),
- Trocknungstemperatur zu niedrig,
- zu schwacher Rollenandruck,
- zu wenig Härter im Bad,
- zu wenig Härter im Film,
- zu hohe Bädertemperatur (stärkeres Aufquellen und ungenügende Trocknung),
- ungenügende Luftzirkulation (z.B. defekter Gebläsemotor),
- Konzentrate falsch gemischt.

Aufnahme verschmutzt

- Rollen nicht gereinigt,
- unregelmäßige Wartungen,
- fehlender oder verstopfter Wasserfilter,
- organisches Wachstum aufgrund von zu heißem Wasser,
- Chemikalienflecke, da keine Trennung von Trocken- und Nassarbeitsplatz,
- Oxidationsniederschläge, da Maschine über Nacht nicht geöffnet,
- Schlusswässerung wird nur selten entleert, dadurch verstärkte Algenbildung.

Aufnahmen gelb-bräunlich

- Ungenügende Fixierung aufgrund zu niedriger Temperatur,
- ungenügende Fixierung durch zu hohen Silbersalzgehalt,
- Verschleppung von Fixier in die Wässerung,
- Verschleppung von Entwickler ins Fixier.

Aufnahmen schleierig, hell, kontrastarm, u. U. bräunlich

Verunreinigung des Entwicklers mit sauren Substanzen.

Aufnahmen mit erhöhter Körnigkeit

- Zu seltener Neuansatz,
- zu hohe Trocknungstemperatur,
- Filmlagerung zu nahe an der Heizung oder am Sonnenfenster oder zu hohe Raumtemperatur.

Aufnahmen mit erhöhtem Grundschleier

- Filme zu alt,
- Nachleuchten der Folie nach Öffnen der Kassette in hellem Licht und sofortigem Einlegen des Films,
- zu seltener Neuansatz und ständiges Ausgleichen der Aktivität durch Regenerator,
- zu hohe Entwicklerkonzentration,
- zu hohe Entwicklertemperatur,
- Vorbelichtung durch:
  - falsche Filmlagerung (Röntgenstrahlen, feuchte Räume, zu nahe an Heizung/Chemikalien oder Sonnenfenster, zu hohe Raumtemperatur),
  - ungeeignete Dunkelkammerbedingungen wie falsches Duka-Licht, poröse Stellen in Verdunklungsanlage, undichte Tür, defektes Filter, zu geringer Abstand zwischen Lampe und Arbeitsfläche, zu helle Beleuchtung,
  - undichtes Vorratsmagazin.

Aufnahmen mit Druckartefakte

- Schmutz auf den Umlenkrollen,
- defekte Walzen,
- Abdrücke durch Fingerkuppen,
- liegende statt stehende Filmlagerung.

Aufnahmen mit Streifenbildung

- Defekte Rollen,
- zu starker Walzenandruck,
- Umwälzpumpe im Entwickler kaputt, dadurch keine Bewegung des Films am Anfang der Entwicklung,
- Schwenken des Films beim Einlegen.

Aufnahmen mit schwarzen Punkten

- Filme feucht gelagert.
- Folien nach Reinigen nicht vollständig getrocknet.

Aufnahmen mit kleinen weißen Punkten

Ölflecke vom Ölen der Zahnräder (v. a. im Entwicklerrack).

Aufnahmen mit Schichtausrissen

- Defekte Walzen,
- zu hoher Walzendruck,
- Staub und Schmutz auf den Walzen (z. B. durch Ansaugen einer staubigen und schmutzigen Umgebungsluft),
- Schutzschichtprobleme (z. B. zu weiche Schutzschicht),
- Fixier nicht konzentriert genug, dadurch zu wenig Härtung.

Aufnahmen mit elektrostatischen Entladungen

- Zu trockene Luft,
- Trockenreiben der Folie nach dem Reinigen,
- defekte Walzen,
- Aufladung an Metallwalzen in der Entwicklungsmaschine,
- Metalleingabetisch nicht geerdet, Kriechstrom kann nicht abfließen,
- synthetische Kleidung,
- zu starker Druck beim Herausnehmen aus der Kassette.

Staubartefakte

- Folie wird zu selten gereinigt,
- Kartons oder Papier in der Dunkelkammer,
- schmutzige, staubige Dunkelkammer,
- Aschenbecher mit Asche in Dunkelkammer,
- Tageslichtsystem wird als Ablageplatz benutzt (Asche, Brotkrumen, Tüten etc.),
- Kassetten werden nach Entwicklung geöffnet gelagert.

Einstelltechnische Fehler bei kraniokaudaler Projektionsebene

Mamille nicht außerhalb des Brustgewebes und nicht im Profil

- Filmhalterhöhe stimmt nicht,
- unteres Brustgewebe zu wenig nach vorne gezogen,
- kongenitale Anomalie.

Hautfalten

- Unteres Brustgewebe nicht weit genug nach vorne gezogen,
- Fettpolster auf dem äußeren oberen Quadranten,
- Frau dreht Schulter zu weit nach medial,
- Brust liegt leicht verdreht,
- schlaffe Haut an der Brustoberseite.

Brustwandnahes Gewebe nicht vollständig abgebildet

- Patientin nicht entspannt,
- Filmhalterhöhe stimmt nicht,
- brustwandnahes Gewebe eingeklemmt, da Brust ungenügend hochgehoben wurde,
- zu wenig gezogen.
- sehr kleine feste Brust.

Einstelltechnische Fehler bei der Schrägprojektion (mlo)

Mamille nicht außerhalb und nicht im Profil

- Unteres Brustgewebe und/oder axilläre Ausläufer zu wenig nach vorne gezogen,
- exzentrisch liegende Mamille,
- ungenügende Drehung der Patientin in die Filmebene.

Unvollständige Erfassung des M. pectoralis major

- Schulter nicht entspannt,
- Filmhalter zu weit vorne Richtung Brust.

Mediale und untere Brustgewebsanteile nicht vollständig erfasst

- Axilläre Ausläufer zu wenig nach vorne gezogen,
- ungenügende Drehung in die Filmebene,
- Filmhalter zu hoch, Brust wird ungenügend komprimiert und rutscht nach unten.

Untere dorsale Brustgewebsanteile unvollständig dargestellt

- Hüfte hinter dem Filmhalter,
- Patientin zu nah am Filmhalter,
- Hüfte und Füße zu weit weg vom Filmhalter.

Inframammärfalte nicht gestreckt dargestellt

- Brust zu wenig gezogen,
- Brust zu wenig hochgeschoben.

Inframammärfalte nicht sichtbar erfasst

- Hüfte und/oder Füße vom Gerät weggedreht,
- Patientin zu nah am Filmhalter,
- Hüfte befindet sich hinter dem Filmhalter.

Ungenügende Kompression auf mittleres und unteres Brustgewebe (u. U. sind mediale und untere Anteile nicht erfasst)

Die Kompressionsplatte fixiert vorwiegend den äußeren oberen Quadranten, da:

- Patientin sehr „füllig“ ist, mit Fettgewebe in Axilla,
- Filmhalter zu hoch eingestellt,
- Hand zu früh entfernt.

Falten überlagern die Inframammärfalte

Bauchgewebe wird nach oben gedrückt.

Falten in der Axilla

- Patientin mit großer Brust,
- Filmhalter zu hoch, so dass durch übermäßiges Heben der Brust Falten entstehen.

Einstelltechnische Fehler bei der Seitaufnahme (ml und lm)

Mamille nicht außerhalb und nicht im Profil

- Zu wenig unteres Brustgewebe in die Filmebene gezogen,
- ungenügende Drehung der Patientin in die Filmebene,
- exzentrisch liegende Mamille.

Ungenügende Erfassung brustwandnahen Gewebes

- Arm der Patientin liegt hinter dem Filmhalter,
- Brust ist zu wenig von der Brustwand weggezogen,
- Brust wurde zu wenig hochgeschoben,
- Patientin wurde ungenügend in die Filmebene gedreht,
- Brust ist während der Kompression nach unten gerutscht, da:
  - Hand bei noch ungenügender Kompression bereits entfernt wurde,
  - Filmhalter zu hoch ist, Kompression sitzt auf äußerem oberem Quadrant,
  - Fettpolster auf äußerem oberem Quadrant und/oder in der Axilla sind.

Unvollständige Erfassung des M. pectoralis major

- Schulter nicht entspannt,
- Filmhalter liegt zu weit vorne in Richtung Brust.

Untere dorsale Brustgewebsanteile sind nicht vollständig dargestellt

- Hüfte ist hinter dem Filmhalter,
- Patientin steht zu nah am Filmhalter,
- Hüfte und Füße sind zu weit weg vom Filmhalter.

Inframammärfalte nicht gestreckt dargestellt

- Brust zu wenig von der Brustwand weggezogen,
- Brust ungenügend hochgeschoben.

Inframammärfalte nicht sichtbar erfasst

- Hüfte und/oder Füße sind vom Gerät weggedreht,
- Patientin steht zu nah am Filmhalter,
- Hüfte ist hinter dem Filmhalter.

Falten überlagern die Inframammärfalte

Bauchgewebe wird nach oben geschoben.

Falten in der Axilla

- Patientin mit großer Brust und Fettgewebe in der Axilla,
- Filmhalter zu hoch, sodass durch übermäßiges Heben der Brust Falten entstehen.

10 Inzidenz, Pathogenese und Therapie des Mammakarzinoms

Inzidenz

Das Mammakarzinom ist in der westlichen Welt die häufigste zum Tode führende bösartige Erkrankung der Frau. Epidemiologische Statistiken belegen, dass heutzutage jede 8.–10. Frau in Deutschland an Brustkrebs erkrankt. Die Inzidenz dieser Erkrankung ist steigend (Deutschland: 20000–30000 Neuerkrankungen pro Jahr), wobei in zunehmendem Maße auch jüngere Frauen zwischen dem 20. und 35. Lebensjahr betroffen sind. Die Mortalität liegt in den westlichen Ländern bei 30–40 pro 100000 Frauen. Sie nimmt in einer Größenordnung von etwa 0,2% jährlich zu.

Risikofaktoren

Wesentliche Risikofaktoren, die zur Entstehung eines Mammakarzinoms prädisponieren, sind in erster Linie ein hohes Lebensalter, die kontinentale Abstammung (Nordamerika, Europa), ein hoher sozioökonomischer Status und eine familiäre Vorbelastung bei Verwandten 1. Grades. Das relative Risiko ist hierbei jeweils um den Faktor 4 und mehr erhöht. Ein relativ hohes Alter bei Erstgebärenden (> 30 Jahre) sowie eine eigene Brustkrebsanamnese stellen weitere Faktoren dar, die mit einem erhöhten Risiko bis Faktor 4 einhergehen. Unabhängig hiervon ist das Mammakarzinom in etwa 5% der Fälle genetisch bedingt, wobei zusätzlich zum Brustkrebs auch ein Ovarialkarzinom auftreten kann. Die hierfür verantwortlichen Gene wurden in den letzten Jahren lokalisiert oder identifiziert. Hierzu gehören die Brustkrebsgene *BRCA1* (*breast cancer gene 1*) und *BRCA2* (*breast cancer gene 2*). Das Brustkrebsgen *BRCA3* steht offenbar unmittelbar vor seiner Entschlüsselung. Eine Reihe weiterer Gene, u.a. das *AT*-Gen (Ataxia teleangiectasia), gehen mit einem erhöhten Auftreten von Brustkrebs einher.

Pathogenese

Die Pathogenese des Mammakarzinoms ist weiterhin unklar. Die Tatsache, dass der Brustkrebs in mehreren Herden gleichzeitig und auch kontralateral auftreten kann, lässt eine Erkrankung des gesamten laktierenden Systems vermuten. Formalpathogenetisch kann davon ausgegangen werden, dass das Auftreten atypischer Hyperplasien im Bereich der Milchgänge (atypische duktale Hyperplasie, ADH) oder der Läppchen (atypische lobuläre Hyperplasie, ALH) gutartige Vorstufen der malignen Entartung und damit der Entstehung des Mammakarzinoms darstellen. Quantitativ geht das Mammakarzinom hierbei in 85% der Fälle von den Duktusepithelien (duktales Mammakarzinom) aus. Es respektiert hierbei zunächst die natürlichen Grenzen der Milchgänge (duktales Carcinoma in situ, DCIS) und der Läppchen (lobuläre Kanzerisierung). Das lobuläre Carcinoma in situ (CLIS) ist im Gegensatz hierzu ein Tumor, der primär im Läppchen selbst entsteht.

Therapeutische Grundlagen

Die Therapie des Mammakarzinoms erfolgt in aller Regel primär chirurgisch. Unterschieden wird hierbei zwischen der *brusterhaltenden Therapie*, bei der eine lokale operative Tumorentfernung „im Gesunden" in Form einer Tumorektomie, *wide excision*, Segment- oder Quadrantenresektion durchgeführt wird, und radikaleren Operationsverfahren. Indikationen für die Brust erhaltende Behandlung, an die sich die operative Ausräumung der Axilla und eine postoperative Strahlentherapie anschließen, sind im Wesentlichen Tumorgrößen bis 3 cm. Tumoren über 4 cm, infiltrative oder inflammatorische Veränderungen, ausprägte intraduktale Tumoranteile, eine ausgedehnte lymphatische Beteiligung sowie der Nachweis eines multizentrischen Tumorwachstums stellen relative Kontraindikationen einer Organ erhaltenden Behandlung dar. Für Mammatumoren bis 2 cm konnte in der sog. Mailand-Studie gezeigt werden, dass das Lokalrezidivrisiko und das Gesamtüberleben bei Quadrantektomie mit axillärer Lymphonodektomie und Nachbestrahlung der Mamma im Vergleich zur Halstedt-Mastektomie gleich sind. Die Ergebnisse dieser Studie, die für beide Behandlungsformen 10-Jahres-Überlebensraten um 70% nachwies, decken sich mit denen anderer Arbeitsgruppen.

Wenn die Voraussetzungen für eine Brust erhaltende Therapie nicht gegeben sind, gilt die modifizierte radikale Mastektomie als Standardoperation. Hierunter versteht man eine totale Mastektomie mit zusätzlicher Entfernung des M. pectoralis minor und axillärer Lymphonodektomie. Hiervon unterschieden werden müssen die erweiterte einfache Mastektomie (ohne Entfernung der Pektoralismuskulatur) und die radikale Mastektomie (mit Entfernung beider Pektoralismuskeln).

In Abhängigkeit von der Tumorgröße und -ausbreitung sowie vom Hormonrezeptorstatus wird ergänzend eine strahlen- und/oder chemotherapeutische Behandlung bzw. Hormontherapie angeschlossen. Der Einsatz der adjuvanten Chemotherapie kann unmittelbar nach der Operation (adjuvante perioperative Chemotherapie) oder zwischen dem 28. und 35. Tag post operationem (adjuvante postoperative Chemotherapie) erfolgen. Zielsetzung ist die Kontrolle bzw. Vernichtung systemischer Tumorzellen zum Zeitpunkt der Erstdiagnose. Andererseits kann die Chemotherapie bei metastasierendem Mammakarzinom mit palliativer Zielsetzung zum Einsatz kommen.

Weitere Studien beschäftigen sich darüber hinaus mit dem präoperativen Einsatz der adjuvanten Chemotherapie (sog. neoadjuvante Chemotherapie) bei Frauen mit resezierbarem Mammakarzinom. Zielsetzung ist eine Verkleinerung und Regression des Primärtumors im Sinne eines *Downstagings*, um das Ausmaß des operativen Eingriffs möglichst gering zu halten. Darüber hinaus ermöglicht diese Vorgehensweise eine Abschätzung der Effektivität der eingesetzten Chemotherapeutika vor einer evtl. durchgeführten adjuvanten Chemotherapie.

11 Histologie, Klassifikationen und Tumorbiologie

Histopathologie

Generell wird zwischen der präinvasiven und der invasiven Form des Mammakarzinoms unterschieden. Diese Unterscheidung erfolgt ausschließlich anhand der histopathologischen Untersuchung, wobei ein intraduktal (duktales carcinoma in situ, DCIS) oder intralobulär (carcinoma lobulare in situ, CLIS) nachweisbarer Tumor keine Invasion der Basalmembran aufweist. Somit ist bei diesen Tumorformen nicht von einer lymphogenen oder hämatogenen Metastasierung auszugehen. Kommt es zu einer Infiltration der Basalmembran mit überschreitendem Tumorzellwachstum, so spricht man von einem invasiv wachsenden Tumor. Je nach Ursprungsort der Tumorentstehung spricht man nun von einem invasiv duktalen Karzinom (IDC) oder einem invasiv lobulären Karzinom (ILC). In dieser Phase ist potentiell eine Streuung von Tumorzellen in das umgebende lymphatische Gewebe und/oder auf dem Blutweg möglich. Allerdings sei an dieser Stelle betont, dass nicht alle präinvasiven Tumoren (DCIS, CLIS) im Laufe der Zeit in einen invasiv wachsenden Tumor übergehen, da ein Großteil dieser Tumorformen zeitlebens nicht die Basalmembran infiltriert.

Duktales Carcinoma in situ

Beim DCIS handelt es sich histologisch, röntgenologisch und auch hinsichtlich des biologischen Verhaltens um eine sehr heterogene Gruppe. Dies drückt sich u. a. in unterschiedlichen Klassifikationen aus, die zurzeit Anwendung finden. So wird zwischen einer schlecht differenzierten, einer intermediären und einer gut differenzierten Form des DCIS unterschieden, woraus statistisch eine unterschiedliche Tumorbiologie bzw. Prognose resultiert (Tab. 11.**1**).

Ältere Aufteilungen unterscheiden zwischen dem sog. Komedotyp des DCIS, der zentral in den tumorausgefüllten Milchgängen Nekrosen aufweist, und dem Non-Komedotyp. Der Komedotyp entspricht hierbei eher dem schlecht differenzierten Typ und geht mit einer schlechteren Prognose einher. Allerdings ist das DCIS vom Komedotyp häufiger mit linearen oder segmentalen Mikroverkalkungen im Mammogramm assoziiert, so dass es der Diagnostik eher zugänglich ist.

Eine stärkere Berücksichtigung des Gradings sowie des Vorkommens von Nekrosen findet sich in der sog. Van-Nuys-Klassifikation (Tab. 11.**2**).

Tabelle 11.**1** Klassifizierung des DCIS nach Holland

Differenzierung	Vorkommen	Entwicklung
Schlecht	Eher unilokolär	Häufig Übergang in schlecht differenziertes Karzinom
Intermediär	Eher unilokolär	Übergänge in schlecht differenziertes DCIS
Gut	Eher multifokal	Weniger häufig Übergang in gut differenziertes Karzinom

Carcinoma lobulare in situ

Beim CLIS handelt es sich eigentlich nicht um einen malignen Tumor, sondern eher um eine Präkanzerose, die mit einer erhöhten Entstehung sowohl invasiv lobulärer, aber auch invasiv duktaler Karzinome einhergeht, wobei das entsprechende Risiko für beide Mammae in der gleichen Größenordnung liegt. Das CLIS tritt häufig multifokal und/oder bilateral auf. Es zeigt klinisch, sonographisch und mammographisch keine charakteristi-

Tabelle 11.**2** Van-Nuys-Klassifizierung des DCIS nach Silverstein

Kriterium		Prognose
High-Grade mit Nekrosen	(Wie Komedokarzinom)	Schlechter
Low-Grade mit Nekrosen	(Intermediärtyp)	Intermediär
Low-Grade ohne Nekrosen	(Wie Non-Komedokarzinom)	Besser

sche Befundkonstellation und stellt daher eher einen Zufallsbefund im Rahmen der histologischen Aufarbeitung eines Gewebepräparats dar.

Generell wird zwischen der Hauptgruppe der epithelialen Tumoren, die über 95% aller Mammakarzinome umfasst, und anderen Erscheinungsformen bösartiger Mammaveränderungen unterschieden. Hierzu zählen insbesondere solche Befunde, die überwiegend klinisch imponieren, die mesenchymaler Genese sind oder im Zusammenhang mit einer Hauterkrankung oder einem systemischen Grundleiden stehen (Tab. 11.**3**).

Klassifikationen des Mammakarzinoms

Tumorgröße (T), Lymphknotenstatus (N) und eine mögliche Fernmetastasierung (M) werden nach der TNM-Klassifikation der UICC (Union International Contre Le Cancer) angegeben. Von höherer Relevanz ist hierbei das histopathologisch gesicherte TNM-Stadium, das durch ein kleines „p" gekennzeichnet wird (z. B. Stadium pT1 c) (Tab. 11.**4**).

Tabelle 11.**3** Pathologie der wichtigsten malignen Mammaveränderungen. Abkürzungen gemäß American College of Radiology (ACR)

Name	Abkürzung
Epitheliale Tumoren	
➤ Präinvasiv:	
– intraduktales Karzinom	DCIS
– intralobuläres Karzinom	CLIS
➤ Invasiv:	
– invasiv duktal	IDC
– invasiv lobulär	IL
– medullär	MC
– muzinös	CC
– invasiv papillär	IP
– tubulär	TC
Überwiegend klinisch imponierende Befunde	
➤ Inflammatorisches Karzinom	IN
➤ Morbus Paget der Brustwarze	PD
Mesenchymale Tumoren	
Sarkome verschiedenen Ursprungs	Diverse
Hautveränderungen	
Malignes Melanom	MMN
Systemische Erkrkankungen	
➤ Non-Hodgkin-Lymphom	NHL
➤ Leukämische Infiltrate	LI
➤ Morbus Hodgkin	HD

Tabelle 11.**4** TNM-Klassifikation des Mammakarzinoms

T-Stadium[1]	
TX	Primärtumor kann nicht beurteilt werden
T0	Kein Anhalt für einen Primärtumor
Tis	Intraduktales oder intralobuläres Karzinom Morbus Paget der Mamille
T1	Tumorgröße maximal 2 cm in der größten Ausdehnung
T1 mic	Mikroinvasion 0,1 cm oder weniger
T1a	Invasiver Tumor zwischen 0,1 und 0,5 cm Größe
T1b	Invasiver Tumor zwischen 0,5 und 1 cm Größe
T1c	Invasiver Tumor zwischen 1 und 2 cm Größe
T2	Invasiver Tumor zwischen 2 und 5 cm Größe
T3	Tumorgröße über 5 cm in größter Ausdehnung
T4	Tumor jeder Größe mit Infiltration der Brustwand oder Haut.
T4a	Tumor jeder Größe mit Infiltration der Brustwand
T4b	Apfelsinenhaut, Hautulceration oder kutane Tumorknötchen
T4c	Kriterien von T4a und T4b gemeinsam
T4d	Inflammatorisches Mammakarzinom
N-Stadium (histopathologische Klassifikation)[2]	
pNX	Regionäre Lymphknoten können nicht beurteilt werden
pN0	Keine regionären Lymphknotenmetastasen
pN1	Metastasen in beweglichen ipsilateralen axillären Lymphknoten
pN1a	Nur Mikrometastasen unter 0,2 cm Größe
pN1b	Mindestens eine Metastase über 0,2 cm Größe
pN1bi	Metastase(n) in 1–3 Lymphknoten, Größe zwischen 0,2 und 2 cm
pN1bii	Metastase(n) in ≥ 4 Lymphknoten, Größe zwischen 0,2 und 2 cm
pN1biii	Metastase durchbricht Lymphknotenkapsel, Größe unter 2 cm
pN1biv	Metastase in einem Lymphknoten mit einer Größe über 2 cm
pN2	Fixierte Metastasen in regionären Lymphknoten
pN3	Metastasen in Lymphknoten entlang der A. mammaria interna

[1] Bei der histopathologisch definierten pT-Klassifikation, die inhaltlich der T-Klassifikation entspricht, wird die Tumorgröße nach der Messung der invasiven Komponenten bestimmt.

[2] Unter regionären Lymphknotenstationen versteht man ipsilaterale Lymphknoten an der A. mammaria interna und insbesondere die ipsilateralen axillären Lymphknoten. Je nach Lokalisation in der Axilla werden drei Level unterschieden: untere Axilla (Level I), mittlere Axilla (Level II) und apikale Axilla (Level III). Intramammäre Lymphknoten werden zu den axillären Lymphknoten gezählt. Jede andere Lymphknotenmetastase wird als Fernmetastase (M1) klassifiziert.

Bei Vorliegen mehrerer Mammatumoren in einer Brust erfolgt die T-Klassifikation anhand der Beurteilung des Tumors mit der höchsten T-Kategorie. Abhängig vom Abstand der Tumoren wird in diesem Fall zwischen den Begriffen *Multifokalität* und *Multizentrizität* unterschieden.

> **!** Multifokalität: Zwei oder mehrere Karzinome innerhalb eines Quadranten oder einem Abstand von weniger als 2 cm.
> Multizentrizität: Zwei oder mehrere Karzinome in unterschiedlichen Quadranten mit einem Mindestabstand von 2 cm.

Findet sich histologisch in der unmittelbaren Umgebung eines invasiv wachsenden Mammakarzinoms ein deutlicher Anteil eines präinvasiven Tumorwachstums, so spricht man von einer ausgedehnten intraduktalen Tumorkomponente (EIC, *extensive intraductal component*).

Ein weiteres wichtiges Merkmal eines Tumors ist das sog. Grading. Hierunter versteht man den Grad der Differenzierung der Karzinomzellen, der anhand der 3 Kriterien Zellkernpolymorphie, Neigung drüsiger Ausdifferenzierung sowie der Mitoserate bestimmt wird. Üblicherweise werden 3 Gruppen unterschieden:

- Grading I: gut differenzierte Mammakarzinome,
- Grading II: mäßig differenzierte Mammakarzinome,
- Grading III: schlecht differenzierte Mammakarzinome.

Gut differenzierte Mammakarzinome haben statistisch eine deutlich bessere Prognose als Tumoren mit einer schlechten Differenzierung.

Weiterhin erfolgt im Rahmen der histopathologischen und immunhistochemischen Aufarbeitung des Mammakarzinoms eine Bestimmung des Steroidhormonrezeptorstatus oder kurz „Rezeptorstatus". Hierbei werden qualitative Aussagen (positiv/negativ) oder semiquantitative Angaben (Punktesystem von 0 – 12) zum Vorliegen von Östrogen- oder Progesteronrezeptoren innerhalb des Tumorgewebes gemacht.

Prognosefaktoren

Klassische Prognosefaktoren

Die Prognose einer Frau mit einem Mammakarzinom hängt wesentlich von der Tumorgröße (pT-Stadium) und insbesondere vom Lymphknotenstatus (pN-Stadium) ab. Hierbei ist von großer Bedeutung, ob eine axilläre Lymphknotenmetastasierung vorliegt (nodal-positiv) oder nicht (nodal-negativ). Darüber hinaus werden das histologische Grading und der Steroidhormonrezeptorstatus zu den etablierten Prognosefaktoren gezählt.

Neuere (moderne) Prognosefaktoren

Neuere Prognosefaktoren, deren Stellenwert derzeit wissenschaftlich überprüft werden, betreffen zellkinetische Parameter sowie tumorbiologische Messgrößen. Zellkinetische Parameter beschreiben den Zellumsatz und die Zellteilungsrate eines Tumors. Zu ihnen zählt man heutzutage immunhistochemische Proliferationsmarker (z. B. Ki67, MIB, PCNA), Thymidin-Labeling-Index oder die DNA-Zytophotometrie. Tumorbiologische Parameter erfassen in erster Linie solche Eigenschaften des Tumorwachstums, die für den weiteren Verlauf der Erkrankung relevant sind. Man zählt hierzu den Epidermal-Growth-Factor-Rezeptor EGFR, verschiedene Onkogene (z. B. *c-erbB*-Gruppe) und Proteasen.

12 Anamnese und klinische Untersuchung

Im Anschluss an die Erhebung der anamnestischen Daten stützt sich die Diagnostik des Mammakarzinoms im Wesentlichen auf die sog. Tripeldiagnostik. Hierunter versteht man die Kombination aus klinischer Untersuchung (Inspektion und Palpation), konventioneller Mammographie und perkutaner Biopsie, die ggf. durch Mammasonographie und MR-Mammographie sinnvoll ergänzt werden.

Anamneseerhebung

Zur Erfassung des Risikoprofils muss sehr sorgfältig hinterfragt werden, in welchem Ausmaß Brustkrebs bei der Patientin selbst oder bei Blutsverwandten bekannt ist. Hierbei ist neben der Anzahl der Betroffenen auch das jeweilige Erkrankungsalter zu evaluieren, da eine premenopausale Erkrankung stärker zu bewerten ist als ein postmenopausal aufgetretener Tumor. Zudem ist auch das Auftreten von Ovarialkarzinomen in der Verwandtschaft von Bedeutung, da es hier gemeinsame Risikofaktoren (s. *BRCA*-Gen) gibt. Weiterhin müssen die Daten abgefragt werden, die möglicherweise einen Einfluss auf die Bildgebung oder -interpretation haben. Hierzu gehören das Datum der letzten Menstruation, eine mögliche Schwangerschaft, die Einnahme hormonhaltiger Präparate und vorausgegangene Operationen oder Bestrahlungsbehandlungen der Brust. Weiterhin ist natürlich von Interesse, warum sich die Frau zu der aktuellen Mammographieuntersuchung vorstellt. Aus pragmatischen Überlegungen ist es sehr sinnvoll, einen entsprechenden Fragebogen zu verfassen und diesen bereits im Vorfeld der Untersuchung von der Frau ausfüllen zu lassen.

Inspektion

Die Inspektion der weiblichen Brust erfolgt zum einen mit erhobenen, zum anderen mit herabgelassenen Armen. Betrachtet werden Größe, Form und Kontur der Brust, wobei insbesondere auf Haut- oder Brustwarzenabflachungen oder -einziehungen zu achten ist (Abb. 12.**1**, 12.**2**). Bei entsprechenden Auffälligkeiten ist zu erfragen, ob

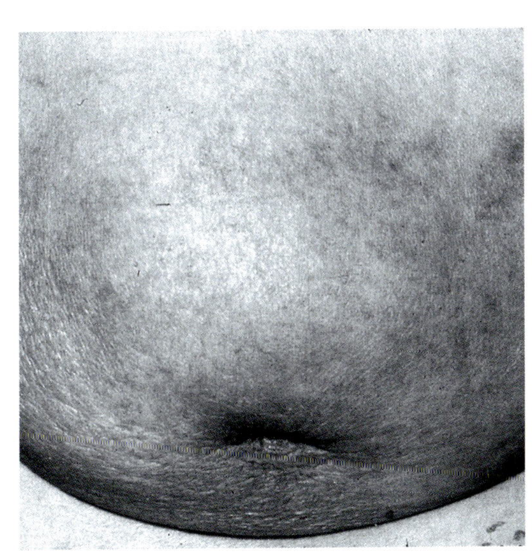

Abb. 12.**1** Komplette Einziehung der Brustwarze bei retromamillär lokalisiertem Mammakarzinom.

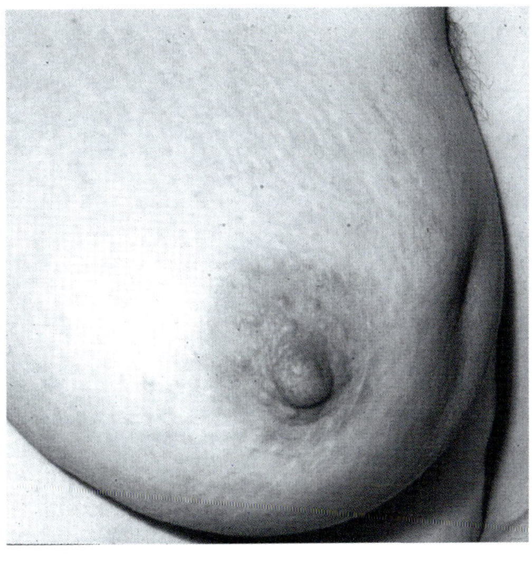

Abb. 12.**2** Hauteinziehung der lateralen Abschnitte der linken Mamma aufgrund eines Karzinoms.

diese seit langem bekannt sind oder einer neu aufgetretenen Veränderung entsprechen. Weiterhin müssen Rötungen, umschriebene oder diffuse Verdickungen der Kutis (z. B. mit prominenter Porenvertiefung, sog. *peau d'orange*), ekzematöse Veränderungen und übermäßig starke Venenzeichnungen beachtet werden (Abb. 12.**3**). Hautanhangsgebilde wie Warzen, Atherome oder Nävi sollten ebenso wie Narben auf einem gesonderten Befundbogen sehr subtil vermerkt werden.

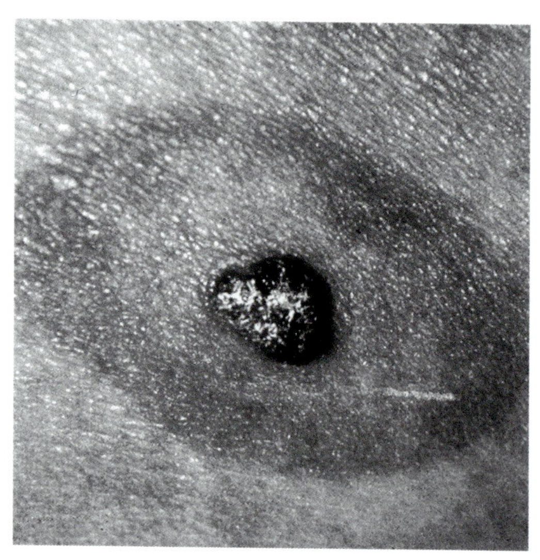

Abb. 12.**3** Ekzematöse Veränderungen der Brustwarze und der Areola bei Morbus Paget.

Palpation

Die Palpation, die immer beide Mammae umfassen sollte, erfolgt üblicherweise im Stehen der Patientin. Ergänzend ist die manuelle Untersuchung im Liegen, z. B. vor oder unmittelbar nach der Ultraschalluntersuchung, ratsam. Es ist hierbei einerseits auf Unterschiede der Drüsenstruktur im Seitenvergleich, andererseits aber auch auf Verhärtungen, Resistenzen oder Knoten in der Brust zu achten. Liegen entsprechende Auffälligkeiten vor, so müssen die Konsistenz, die Konfiguration und die Verschieblichkeit gegenüber dem umgebenden Gewebe geprüft werden. Mit besonderer Einfühlsamkeit sollten die Mamille und die Retroareolarregion palpiert bzw. eine mögliche Sekretion geprüft werden, da diese Regionen sehr empfindlich sind. Die Palpation der Mamma wird durch das Abtasten der Achselhöhlen ergänzt, um den axillären Lymphnotenstatus zu erfassen. Hierzu sollte die Patientin ihre Arme beidseits in der Taille abstützen.

13 Röntgenmammographie

Unter den Bild gebenden Verfahren stellt die Röntgenmammographie weiterhin die Methode der Wahl dar. Sie wird typischerweise in zwei Ebenen durchgeführt und gibt Hinweise über die röntgenmorphologischen Strukturen der Brustdrüse. Hierzu zählen im einzelnen das Drüsenparenchym einschließlich der Milchgänge, das Binde- und Stützgewebe, die Blutgefäße, Lymphknoten, intramammäre Fettgewebsanteile sowie die umgebende Kutis und die Brustwarze.

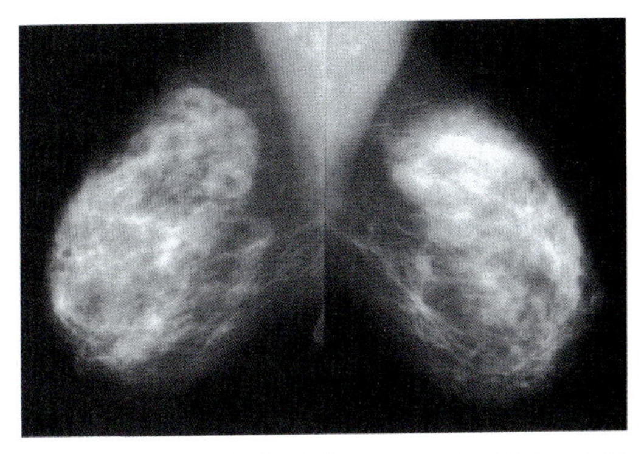

Abb. 13.**1** Normalbefund der Mamma im Röntgenbild (Mammographie in schräger Aufnahmeprojektion). Dargestellt sind der Pektoralisschatten mit Projektion einzelner, nicht pathologisch vergrößerter axillärer Lymphknoten, der seitengleich ausgeprägten Drüsenparenchymkörper, der Cooper-Ligamente sowie der subkutanen und präpektoralen Fettstreifen.

Normalbefund

Im Normalfall zeigt die Mammographie den Drüsenparenchymkörper als dreieckige Verdichtungsstruktur, deren Spitze auf die Mamille und deren Basis zur Thoraxwand gerichtet ist (Abb. 13.**1**). Bei sehr homogener Abbildung des Parenchyms lässt sich die kleinste anatomische Einheit der Mamma, das *Mastion*, erkennen. Durchzogen werden die Bruststrukturen von feinen sternartigen Verdichtungslinien, die Ausdruck des Binde- und Stützgewebes, insbesondere der Cooper-Ligamente sind. Durch sie erfolgt die Substrukturierung des Fettgewebes und die Fixation des Parenchymkörpers mit der Pektoralisfaszie.

Dorsalseitig lässt sich zwischen Parenchymkörper und Faszie des M. pectoralis ein Fettsaum, der sog. *präpektorale Fettstreifen* abgrenzen. Ebenso findet sich zwischen Kutis und Parenchymkörper lipomatöses Gewebe, der sog. *subkutane Fettstreifen*. Die Milchgänge höherer Ordnung, die innerhalb des Parenchyms mammographisch nicht abzugrenzen sind, münden retromamillär in die Hauptmilchgänge. 12–16 dieser Milchgänge 1. Ordnung, die bei lipomatösen Mammae als strichfömige Verdichtungen imponieren, münden in die zentral der Brustdrüse aufsitzende Brustwarze. Die meist peripher verlaufenden Venen sind als tubuläre, teils geradlinig verlaufende, teils mäanderförmig konfigurierte Verdichtungen auf dem Mammogramm sichtbar, während die Arterien in aller Regel nur bei Vorliegen kalkdichter atheromatöser Veränderungen zur Darstellung kommen. In sehr charakteristischer Weise finden sich in der Schrägaufnahme im axillären Ausläufer vor dem M. pectoralis ein oder mehrere, sog. *präpektorale Lymphknoten*, die als ovaläre Herdsetzungen mit glatter Begrenzung und lipomatösem Hilus imponieren. Innerhalb des Drüsenparenchyms gelegene Lymphknoten stellen sich im Gegensatz hierzu eher selten dar.

Physiologische Veränderungen

Grundsätzlich unterliegt der oben beschriebene Aufbau der Mamma und damit das mammographische Bild der weiblichen Brust dem Alter sowie wechselnden hormonellen Einflüssen, die mit dem ovariellen Zyklus, der Schwangerschaft und der Laktation verbunden sind. Bis zum Eintritt der Gravidität sind die tubuloalveolären Drüsenendstücke in der nicht laktierenden Mamma schwach ausgebildet. Sie liegen zusammen mit den Endzweigen des Ductus lactiferus in einer großen

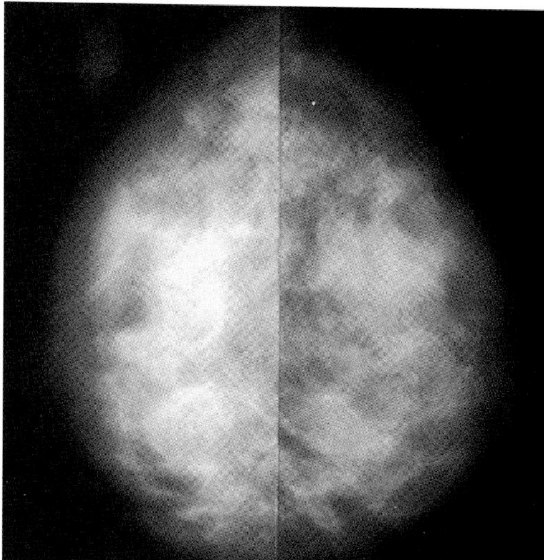

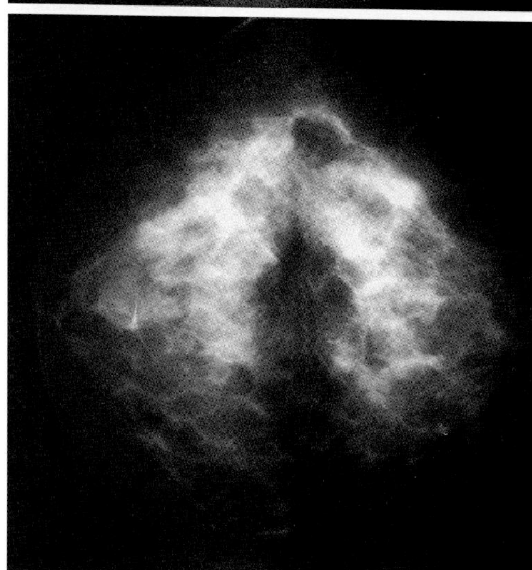

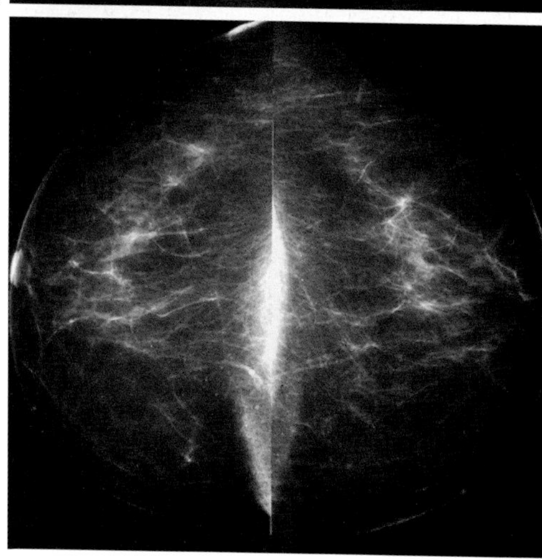

Masse kollagener Fasern. Während der Thelarche, 2–3 Jahre vor der Menarche, vergrößert sich die Brustdrüse. Die Milchgänge teilen sich und breiten sich im umliegenden Bindegewebe aus. Fettgewebe ist in dieser Phase in aller Regel nur spärlich vorhanden, und die Drüsenläppchen entwickeln sich erst allmählich nach der Menarche. Im Laufe des Zyklus tritt während der Ovulation ein geringes Wachstum der Milchgänge auf. In der prämenstruellen Phase wird vermehrt Flüssigkeit eingelagert, so dass eine Vergrößerung der Brust resultiert, die sich bis zum 7. Tag des folgenden Zyklus zurückbildet. Der Ausbau zu einer funktionstüchtigen Drüse erfolgt erst während der Schwangerschaft. Während der Gravidität werden die regulierenden Vorgänge an der Brustdrüse hormonell gesteuert: Östrogene rufen eine Proliferation der Ausführungsgänge und des Mantelgewebes hervor, Progesteron stimuliert die Entwicklung der Drüsenendstücke, und Prolaktin regelt die apokrine Sekretion.

Altersabhängigkeit

Mit Blick auf die Röntgenanatomie bedeutet dies, dass die Brust bis zum 30. Lebensjahr in aller Regel überproportional aus Drüsengewebe besteht, so dass sie mammographisch als sehr dicht imponiert und in der Folge schwer zu beurteilen ist. Allerdings hängen diese Veränderungen auch vom allgemeinen Ernährungszustand ab, so dass es diesbezüglich große interindividuelle Schwankungen gibt. Ab dem 30.–35. Lebensjahr kommt es üblicherweise zu einer Rückbildung des Parenchymkörpers zugunsten von Fettgewebe, woraus eine zunehmende Transparenz und somit eine bessere Beurteilbarkeit der intramammären Strukturen im Mammogramm resultiert (Abb. 13.**2**). Diese Parenchymrückbildung geschieht nicht selten asymmetrisch, findet aber typischerweise in Richtung Brustwarze statt. Im hohen Lebensalter hat sich der Parenchymkörper häufig komplett zurückgebildet, so dass man nun von einer sog. „leeren Mamma“ oder *Involutionsmamma* spricht. In dieser Phase weist die Mam-

Abb. 13.**2a–c** Vergleich der Parenchymdichte von Frauen verschiedener Altersgruppen.
a Dichtes Parenchym einer 30-jährigen Frau.
b Zunehmende Rückbildung der glandulären Komponente bei einer 50-jährigen Frau.
c Annähernd komplett lipomatöse Binnenstruktur der Mamma bei einer 70-jährigen Frau.

mographie aus verständlichen Gründen die höchste diagnostische Aussagekraft auf, da auch kleinste bösartige Tumoren innerhalb des umgebenden Fettgewebes sehr sensitiv zu erkennen sind.

Hormonabhängigkeit

Altersunabhängig ergeben sich aufgrund der unterschiedlichen hormonellen Stimulation ebenfalls Unterschiede in der röntgenologischen Dichte der Brust. Dies wird besonders deutlich während der Schwangerschaft und der Laktationsperiode. In dieser Phase kommt es zu einer extremen Gewebeproliferation und zur Produktion von Muttermilch. Hieraus resultieren extrem dichte Parenchmystrukturen im Mammogramm, die die Beurteilbarkeit deutlich reduzieren. Aber auch innerhalb einer Zyklusphase kommt es zu Schwankungen der Dichte, die in der prämenstruellen Phase im Allgemeinen höher ist als unmittelbar nach der Regel. Die Mammographie sollte daher – wenn möglich – zu Beginn des Zyklus und nach Beendigung der Blutung erfolgen, zumal in diesem Zeitraum auch eine geringere Empfindlichkeit vorliegt, die eine bessere Kompression der Mamma und damit eine optimierte Bildqualität erlaubt. Eine Beeinflussung der Parenchymdichte im Mammogramm erfolgt ebenso bei postmenopausalen Frauen, bei denen eine Hormonersatztherapie (HRT) durchgeführt wird (Abb. 13.**3**). Hier sind es insbesondere die gestagenhaltigen Präparate, die in einem Drittel der Fälle zu einer Zunahme der Parenchymdichte und gelegentlich auch zur Ausbildung zystischer Veränderungen führen. Dies ist insbesondere bei Mammographien von Frauen zu berücksichtigen, die mit einer entsprechenden HRT begonnen haben und bei denen sich im Verlauf eine unerwartete Zunahme der Parenchymdichte zeigt, die gelegentlich zu Fehlinterpretationen verleiten kann. Gegebenenfalls ist hier eine Kontrollmammographie 6–8 Wochen nach Absetzen der Hormontherapie sinnvoll.

In Anlehnung an die Empfehlungen des American College of Radiology (ACR) unterscheidet man heute 4 verschiedene Ausprägungen der Parenchymdichte im Mammogramm (Abb. 13.**4**, Tab. 13.**1**). Eine entsprechende Klassifizierung erscheint sinnvoll, da je nach mammographischer Dichte abgeschätzt werden kann, wie stark die Be-

Tabelle 13.**1** Parenchymdichte und Beurteilbarkeit der Röntgenmammographie

Typ	Charakteristik	Beurteilbarkeit der Mammographie
I	Überwiegend lipomatös	Nicht limitiert
II	Fibroglandulär	Kaum limitiert
III	Überwiegend dicht	Mäßig limitiert
IV	Sehr dicht	Deutlich limitiert

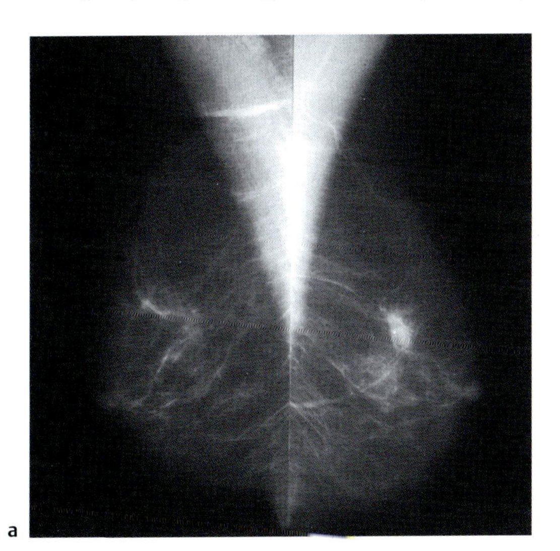

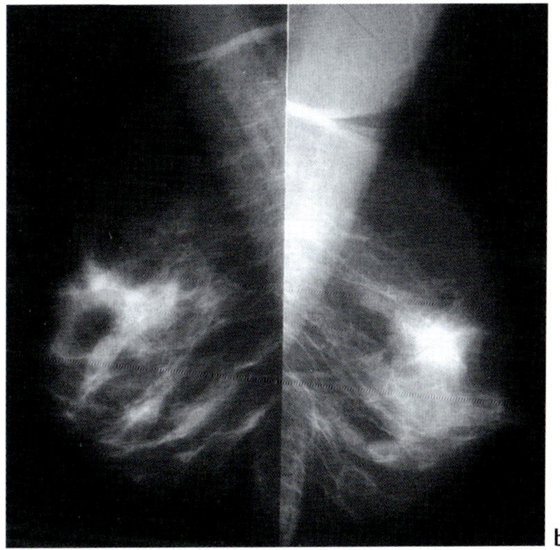

Abb. 13.**3 a, b** Deutliche Zunahme der Parenchymdichte im Mammogramm im Rahmen einer HRT.
a Mammographie vor Durchführung einer Hormonsubstitutionstherapie.
b 2 Jahre nach Durchführung einer Hormonsubstitutionstherapie.

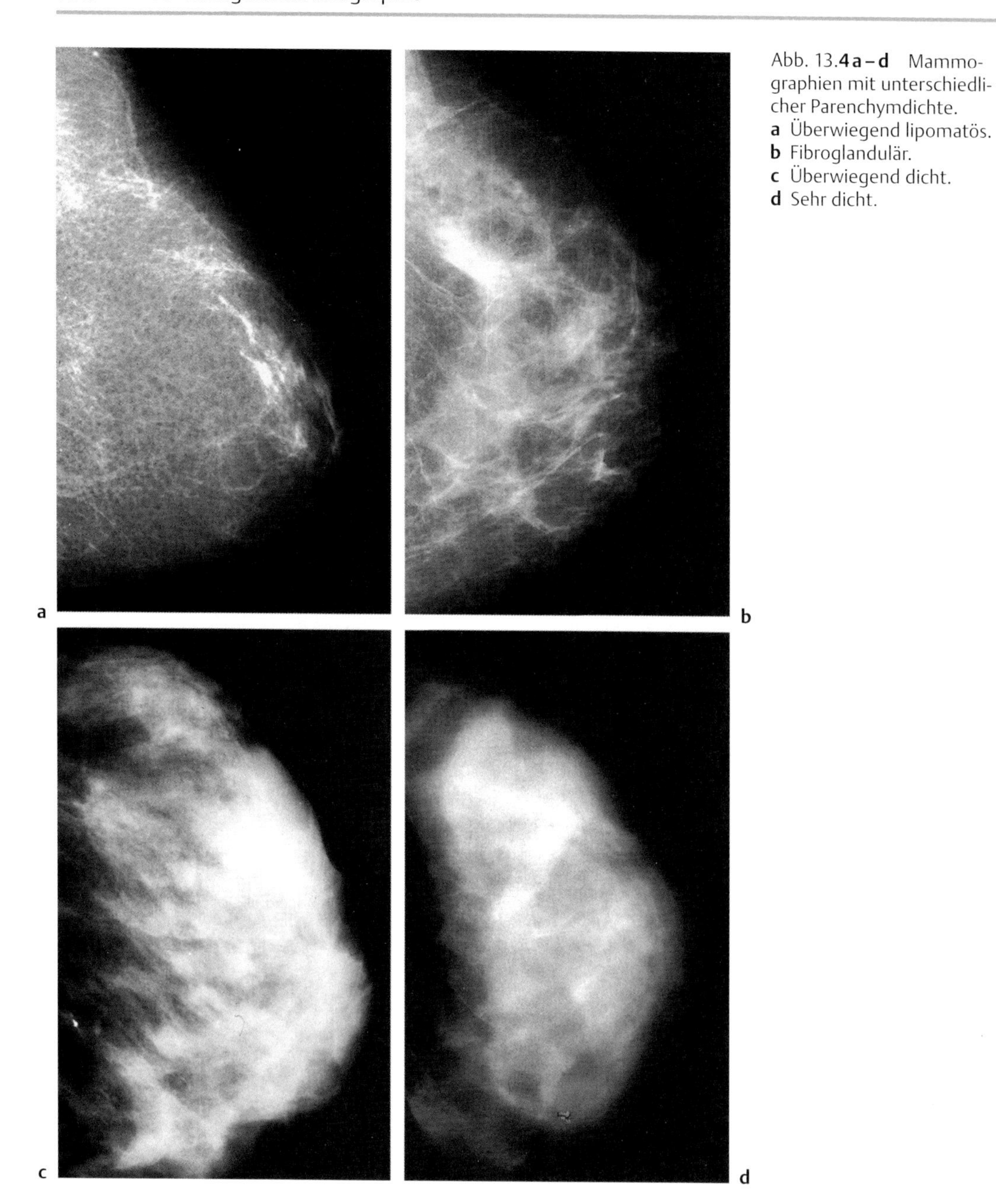

Abb. 13.**4 a – d** Mammographien mit unterschiedlicher Parenchymdichte.
a Überwiegend lipomatös.
b Fibroglandulär.
c Überwiegend dicht.
d Sehr dicht.

urteilbarkeit der Mammographie eingeschränkt ist. In der Vergangenheit hat es weitere Versuche gegeben, die Dichte des Parenchyms im Mammogramm zu klassifizieren, wobei sich zu der o.g. Einteilung jedoch keine gravierenden Unterschiede ergeben.

Indikationen zur Röntgenmammographie

Prinzipiell muss zwischen der Röntgenuntersuchung asymptomatischer Frauen und der Mammographie symptomatischer Patienten unterschieden werden, da sich hieraus deutliche Unterschiede hinsichtlich der Vorgehensweise ergeben. Bei der Röntgenuntersuchung asymptomatischer Frauen wurden in verschiedenen industrialisierten Ländern und in Abhängigkeit vom jeweiligen Gesundheitssystem bisher durchaus unterschiedliche Wege beschritten. In diesem Zusammenhang ist zwischen dem *klassischen Brustkrebs-Screening* einerseits und der sog. *Vorsorgemammographie* (auch „graues" Screening genannt) andererseits zu differenzieren. In Deutschland findet aktuell insofern eine gewisse Umstrukturierung statt, als dass diese beiden Verfahrensweisen derzeit strittig diskutiert werden. Gegenwärtig wird die Durchführbarkeit eines Screenings in Deutschland an drei Zentren evaluiert, während gleichzeitig die bisher durchgeführte Vorsorgemammographie reduziert wurde. Eine endgültige Richtung, in welcher Form zukünftig die Mammographie asymptomatischer Frauen in Deutschland erfolgen wird, ist derzeit noch nicht absehbar.

Vorsorgemammographie (Früherkennungsmammographie, „graues" Screening)

Bei dieser Vorgehensweise steht es jeder Frau ab einem gewissen Alter frei, sich im Sinne der Früherkennung mammographieren zu lassen. Diesbezüglich richten sich die Empfehlungen an alle Frauen ab einem Alter von 35 Jahren, sich einer sog. Basismammographie zu unterziehen, um bei unauffälligem Befund ab dem 40. Lebensjahr alle 2 Jahre erneut mammographiert zu werden. Zusätzlich zur Röntgenmammographie, die üblicherweise in zwei Ebenen pro Mamma angefertigt wird, erfolgt eine klinische Untersuchung der Frauen und bei dichten oder überwiegend dichten Parenchymstrukturen sowie bei mammographisch unklaren Veränderungen eine ergänzende Mammasonographie. Bei Frauen mit deutlich erhöhtem Brustkrebsrisiko (familiäre Belastung, *BRCA*-Trägerinnen) werden Kontrolluntersuchungen in 1-Jahres-Abständen angeraten.

Klassisches Brustkrebs-Screening

Erfahrungen mit dem klassischen Screening liegen seit vielen Jahren in Holland, Schweden, den USA und anderen Ländern vor. Prinzipiell werden bei diesem Modell sämtliche Frauen einer Altersgruppe und einer bestimmten Region schriftlich zur Mammographie eingeladen. Diese wird je nach Studie in einer oder zwei Ebene(n) durchgeführt und zu einem späteren Zeitpunkt von einem Screening-erfahrenen Radiologen ausgewertet. In einigen Screening-Projekten erfolgt zusätzlich eine ergänzende klinische Untersuchung, in anderen nicht. Ergibt sich bei der Auswertung der Mammogramme ein auffälliger Befund, so wird um die erneute Vorstellung der Patientin zur weitergehenden diagnostischen Abklärung gebeten. In dieser Phase erfolgen klinische Untersuchung, die Anfertigung weiterer mammographischer Aufnahmeebenen und ggf. die Durchführung einer Mammasonographie und/oder bioptischer Methoden. An großen Kollektiven konnte bisher gezeigt werden, dass durch die Screening-Mammographie die Mortalität in den entsprechenden Bevölkerungsgruppen in einer Größenordnung bis 30% gesenkt werden kann.

Symptomatische Patientinnen

Bei symptomatischen Patienten, die z. B. aufgrund eines Tastbefunds vorstellig werden, kommt die Röntgenmammographie zusätzlich zur klinischen Untersuchung als wichtigstes bildgebendes Verfahren zum Einsatz. Hierbei gilt es jedoch zu beachten, dass auch bei unauffälligem Mammogramm und insbesondere bei reduzierter Beurteilbarkeit der Mammographie aufgrund dichter Parenchymstrukturen andere Möglichkeiten der Bildgebung genutzt werden müssen, um den entsprechenden Befund endgültig und gewissenhaft abzuklären. Hierzu zählen neben den Möglichkeiten modifizierter mammographischer Untersuchungen (Tubuskompressionsaufnahme, Vergrößerungsmammographie, andere Spezialaufeinstellungen) insbesondere die Mammasonographie und/oder perkutan bioptische Verfahren (Feinnadelpunktion, Stanzbiopsie, Vakuumbiopsie) und ggf. die MR-Mammographie. Das Bestreben muss in diesen Fällen sein, einen unklaren Befund schlüssig einer Diagnose zuzuführen, während Kontrollen nach z. B. 6 Monaten vermieden werden sollten.

Interpretation der Röntgenmammographie

Prinzipiell wird bei der Auswertung von Mammogrammen auf das Vorliegen von Herdbefunden sowie von Mikroverkalkungen geachtet, da maligne Tumoren am häufigsten mit diesen Veränderungen einhergehen. Weiterhin ist der Nachweis von sog. *Architekturstörungen* von Bedeutung.

Herdbefunde im Mammogramm

Herdbefunde im Mammogramm stellen raumfordernde, dreidimensionale Läsionen dar, die in mindestens zwei Ebenen sichtbar sein müssen. Sie grenzen sich damit von Verdichtungen ab, die lediglich in einer Ebene sichtbar sind. Für die weitergehende Beurteilung eines Herdbefunds werden verschiedene Kriterien herangezogen. Dies sind die Form, die Begrenzung und die Dichte einer entsprechenden Läsion (Abb. 13.**5**, Tab. 13.**2**).

Ist die *Form* eines Herdbefunds rund, oval oder lobuliert, so spricht dies in erster Linie für einen benignen Prozess, wenngleich dies nicht beweisend ist. Ist die Form eher irregulär, so handelt es sich wahrscheinlich um einen bösartigen Tumor.

Tabelle 13.**2** Charakteristik von Herdbefunden im Mammogramm

Kriterium	Ausprägung	Karzinomwahrscheinlichkeit
Form	Rund, oval, lobuliert	Gering
	Irregulär	Erhöht
Begrenzung	Umschrieben, mikrolobuliert	Gering
	Unklar (überlagert?)	Unklar
	Unscharf, sternförmig	Erhöht
Dichte	Fettäquivalent	Keine
	Isodens, etwas geringer	Unklar
	Höher als Parenchym	Erhöht

Eine glatte oder mikrolobulierte *Begrenzung* eines Herds deutet eher auf einen gutartigen Befund hin, während die Interpretation bei unscharfer oder sternförmiger Begrenzung eher in Richtung eines bösartigen Tumors geht, sofern nicht eine Narbe nach vorausgegangener Operation vorliegt. Als unklar wird die Begrenzung eines Herds gewertet, wenn möglicherweise eine Überlagerung mit umliegendem Drüsenparenchym anzunehmen ist. Eine fettäquivalente *Dichte* ist immer Aus-

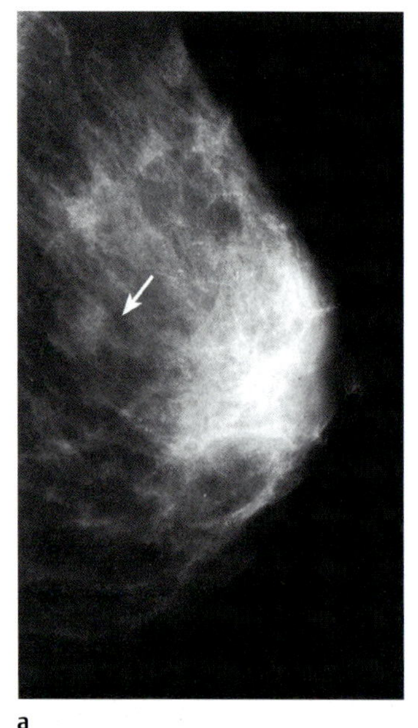
a

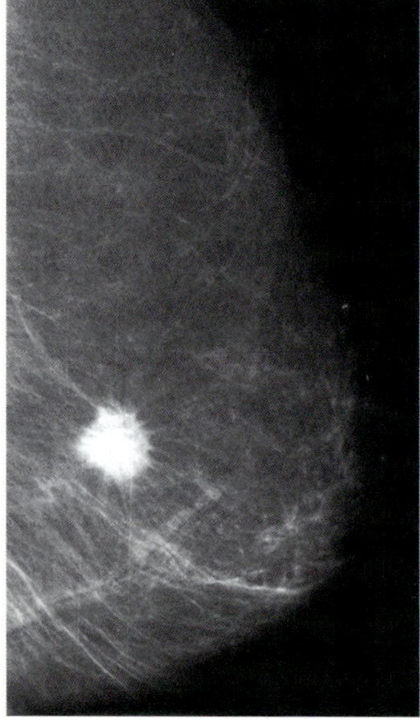
b

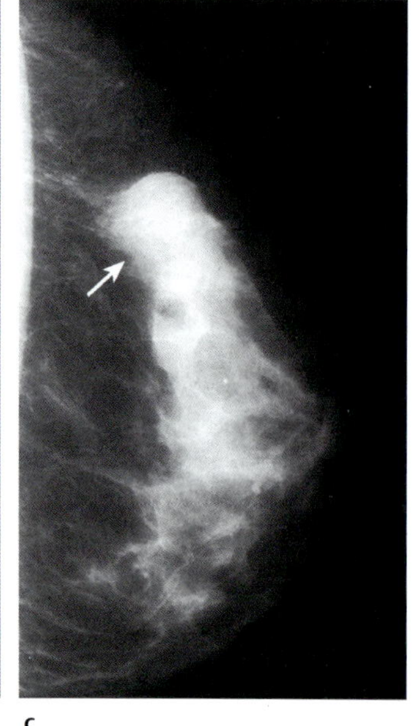
c

Abb. 13.**5a–c** Beispielhafte Darstellung von drei unterschiedlichen Herdbefunden im Mammogramm.
a Unscharf begrenzter Herd mit irregulärer Form und etwas geringerer Dichte als das Parenchym (Pfeil).
b Runder Herd mit sternförmiger Begrenzung innerhalb einer überwiegend lipomatösen Mamma.
c Runder, im Vergleich zum umgebenden Parenchym isodenser Herdbefund mit partiell unklarer Begrenzung bei Überlagerung (Pfeil).

druck eines gutartigen Geschehens, während Karzinome oft deutlich dichter erscheinen als das umliegende Parenchym. Eine isodense oder gering weniger ausgeprägte Dichte als das Parenchym sind eher unspezifischer Genese. Letztendlich führt die Zusammenschau der angesprochenen Kriterien zu einer genaueren Spezifizierung der Dignität eines Herdbefunds.

Kalzifikationen im Mammogramm

Beim Nachweis von Verkalkungen im Mammogramm stellt sich vorab die Frage, ob diese extra- oder intramammär liegen. Tangentialaufnahmen können z. B. klären, ob es sich um kutane Verkalkungen (Deodorant, Puder) handelt. Linear und parallel verlaufende Verkalkungen sind in erster Linie Ausdruck atheromatös veränderter Arterien. Darüber hinaus gibt es eine Vielzahl von gutartigen Verkalkungen, die oft bereits aufgrund morphologischer Kriterien richtig einzuschätzen sind. Zudem handelt es sich hierbei häufig um Makroverkalkungen in einer Größenordnung von 1 mm und mehr (Abb. 13.**6**, Tab. 13.**3**).

Tabelle 13.**3** Gutartige Verkalkungen im Mammogramm

Morphologie	Ursache
Popcornartig	Fibrosiertes Fibroadenom
Lanzettenartig	Plasmazellmastitis
Zentral-transparent, rund	Verkalkte Zyste(n), Ölzyste
Teetassenartig (ml-Projektion!)	Zysten mit Kalkmilch-sediment
Linear, tubulär, knoten-bildend	Verkalktes Nahtmaterial

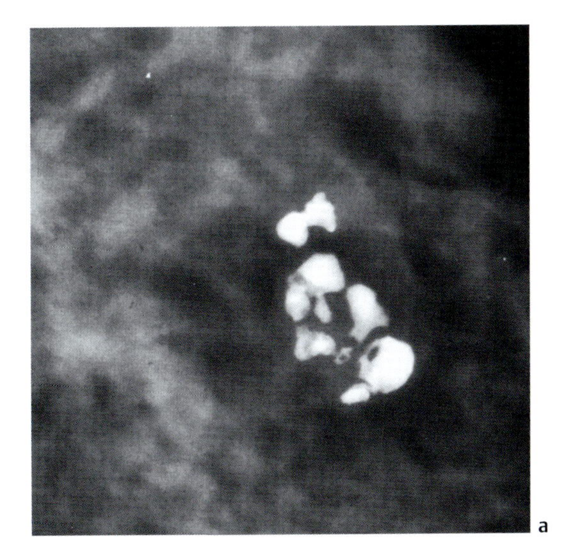
a

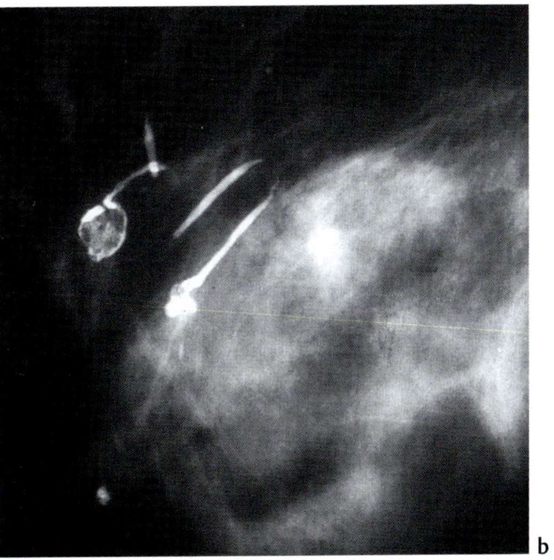
b

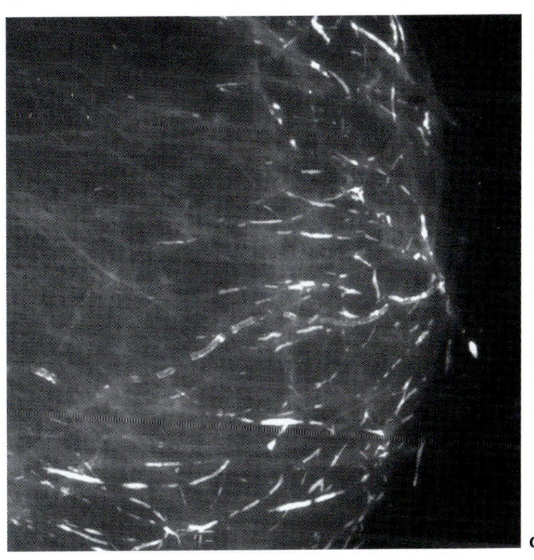
c

Abb. 13.**6 a–c** Beispielhafte Darstellung von drei gutartigen Verkalkungen im Mammogramm.
a Popcornartige Makroverkalkung eines Fibroadenoms.
b Lineare Makroverkalkungen mit angedeuteter „Knotenbildung" als Ausdruck verkalkten Nahtmaterials nach einer operativen Gewebeentnahme.
c Lanzettenartige Makroverkalkungen im Verlauf der Milchgänge bei Plasmazellmastitis.

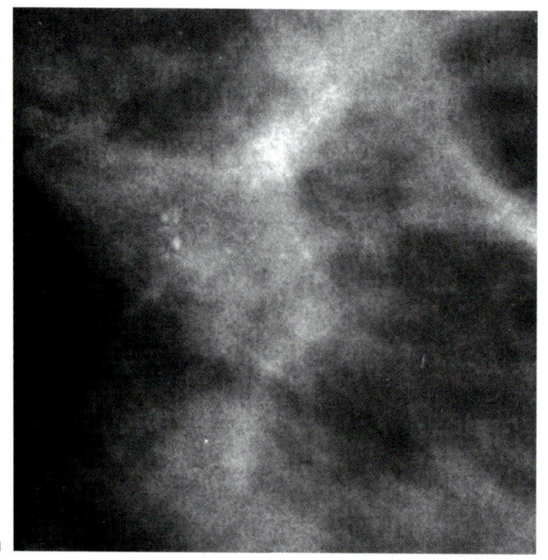

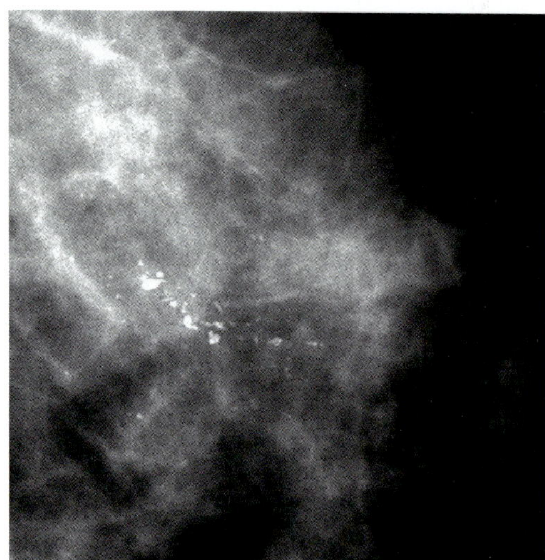

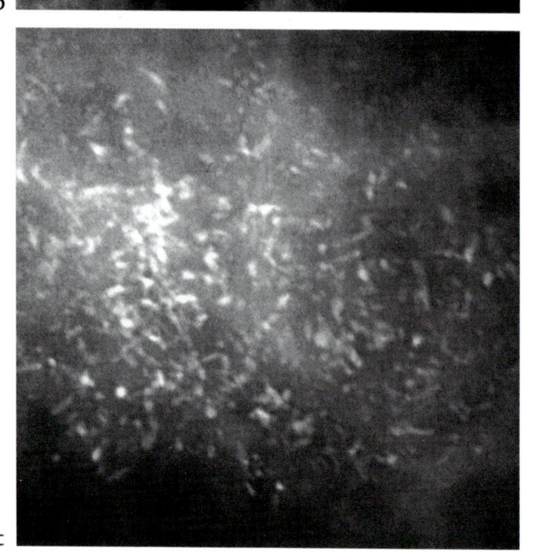

Schwieriger ist die Beurteilung von Mikroverkalkungen, die üblicherweise eine Größe um 0,1 mm (100 µm) aufweisen. Hier kommt der Morphologie der einzelnen Partikel im Vergleich sowie der Anordnung der Verkalkung in der Brust eine große Bedeutung im Rahmen der differentialdiagnostischen Überlegungen zu. Generell ist hier zwischen monomorphen (alle Partikel haben ähnliche Form, aber nicht zwingend ähnliche Größe!), amorphen (Morphe kaum differenzierbar; am ehesten rundlich und flockenartig) und polymorphen (Partikel haben unterschiedliche Formen: rund, länglich, verzweigt) Mikroverkalkungen zu unterscheiden (Tab. 13.**4**). Monomorphe Verkalkungen sind häufig Ausdruck einer sog. *sklerosierenden Adenose*, während amorphe Mikroverkalkungen vermehrt in den Lobuli entstehen und ein unspezifisches Zeichen darstellen. Polymorphe und fein-lineare Mikroverkalkungen, die dem Verlauf der Milchgänge folgen, sind in aller Regel hochsuspekt.

Aufgrund ihrer räumlichen Anordnung in der Brust wird zwischen einer diffusen, einer regionalen, einer segmentalen, einer linearen und einer gruppalen Verteilung von Verkalkungen unterschieden (Abb. 13.**7**, Tab. 13.**5**). Als „gruppal" bezeichnet man hierbei eine Anhäufung von Mikrokalzifikationen in einem Areal von höchstens 2 cm Durchmesser.

Tabelle 13.**4** Morphologie von Mikroverkalkungen

Konfiguration	Karzinomwahrscheinlichkeit
Monomorph	Gering
Amorph	Unklar
Polymorph, fein-linear	Erhöht

Tabelle 13.**5** Verteilungsmuster von Mikroverkalkungen

Anordnung	Karzinomwahrscheinlichkeit
Diffus	Gering
Regional	Unklar
Segmental	Erhöht
Linear	Erhöht
Gruppal	Erhöht

Abb. 13.**7 a–c** Beispielhafte Darstellung von 3 unterschiedlichen Mikroverkalkungen im Mammogramm (Ausschnittsvergrößerungen).
a Diffuse Verteilung monomorpher Verkalkungen bei sklerosierender Adenose.
b Lineare Anordnung polymorpher Mikroverkalkungen bei intraduktalem Karzinom.
c Ausgedehnte regionale Anordnung polymorpher Mikrokalzifikationen bei minimalinvasivem Karzinom.

Architekturstörungen im Mammogramm

Unter dem Terminus Architekturstörung versteht man spiculaeartige Ausziehungen innerhalb des Parenchyms, die von einem Zentrum ausgehen, fokale Retraktionen des Drüsengewebes oder Strukturveränderungen am Parenchymrand ohne eindeutigen Herdbefund. Histologisch handelt es sich häufig um Narben nach vorausgegangener Operation. Besteht keine entsprechende Anamnese, so muss an das Vorliegen einer radiären Narbe oder eines Karzinoms gedacht werden und eine weitere Abklärung erfolgen.

Begleitende Veränderungen

Veränderungen, die mit eindeutigen klinischen Befunden einhergehen, sind auch im Mammogramm nachweisbar und diagnostisch relevant. Hierzu gehören Haut- und Brustwarzenretraktionen, Kutisverdickungen, Hautveränderungen sowie axilläre Lymphknotenvergrößerungen.

Befundklassifikation in der Röntgenmammographie

Das American College of Radiology hat in seiner letzten Ausgabe aus dem Jahre 1998 eine Kategorisierung mammographischer Befunde vorgeschlagen, die für die Festlegung des weiteren diagnostischen bzw. therapeutischen Prozedere sehr hilfreich ist. Hiernach gilt es, die Karzinomwahrscheinlichkeit von Befunden im Röntgenmammogramm einzuschätzen und innerhalb einer der 6 nachfolgend aufgezählten BI-RADS™-Kategorien einzuordnen (Tab. 13.**6**):

Tabelle 13.**6** BI-RADS™- Kategorisierung nach dem American College of Radiology

Kategorie	Bezeichnung	Karzinomwahrscheinlichkeit
BI-RADS™ 0	Inkomplett (weitere Diagnostik notwendig)	Unklar
BI-RADS™ 1	Kein Befund (negativ)	Keine
BI-RADS™ 2	Sicher gutartiger Befund	Keine
BI-RADS™ 3	Wahrscheinlich gutartiger Befund	Ca. 3%
BI-RADS™ 4	Möglicherweise bösartiger Befund	Ca. 30%
BI-RADS™ 5	Hochsuspekter Befund	Ca. 90%

Die Kategorie BI-RADS™ 0 ist dem Screening vorbehalten, sofern sich hier ein unklarer Befund ergibt, der weiter abgeklärt werden muss. Für die Kategorien BI-RADS™ 1 und 2 sind keine weiteren diagnostischen und/oder therapeutischen Maßnahmen vorgesehen. Läsionen der Kategorie BI-RADS™ 3 sollten in 6 Monaten kontrolliert werden. Diesbezüglich sind u.U. Modifikationen hinsichtlich des Prozedere zu erwarten. Befunde der Kategorien BI-RADS™ 4 und 5 müssen durch Biopsie oder eine adäquate Therapie abgeklärt bzw. behandelt werden.

Gutartige Befunde im Mammogramm

Nachfolgend werden die wichtigsten gutartigen Befunde der Brust kurz dargestellt und hinsichtlich ihres typischen mammographischen Erscheinungsbilds präsentiert.

Mastopathie

Histopathologisch handelt es sich bei der Mastopathie um eine Proliferation hormonabhängiger mesenchymaler und epithelialer Strukturen der Mamma. Morphologische Komponenten unterschiedlicher Ausprägung sind Mikro- und Makrozysten, eine Hyperplasie der Läppchen (sog. *Adenose*) und der Azinus- und Milchgangsepithelien (sog. *Epitheliose*) sowie Fibrosierungen des Stromas. Von hoher klinischer Relevanz ist die Frage, ob histologisch neben proliferativen Veränderungen auch atypische Zellen vorliegen, da hiermit ein erhöhtes Karzinomrisiko (Faktor 5) verbunden ist. Im neueren Sprachgebrauch unterscheidet man daher die sog. duktale Hyperplasie (DH) und die sog. atypische duktale Hyperplasie (ADH), die als Vorstufe der malignen Entartung gewertet wird.

Mammographisch ist eine Differenzierung der verschiedenen Mastopathieformen nicht möglich, wenngleich bei sehr unruhigem und/oder dichtem Drüsenparenchym häufig (und irrtümlicherweise) von einer ausgeprägten Mastopathie gesprochen wird. Klinisch kommt diesem Terminus bei der Befundung eines Mammogramms allerdings keine Bedeutung zu, da die Mastopathie einzig über den histologischen Befund definiert ist. Komponenten der Mastopathie sind allerdings in der Mammographie durchaus nachweisbar. Hierzu gehören u.a. Zysten, verschiedene Formen der Adenose und die radiäre Narbe.

Zysten

Makrozysten stellen sich im Mammogramm als runde und glatt begrenzte Herdsetzungen dar, die im Einzelfall in der Peripherie einen schmalen Saum verminderter Dichte (sog. *halo sign*) aufweisen (Abb. 13.**8**). Die Mammographie erlaubt keine Beurteilung der Binnenstruktur einer Zyste. Dies ist die Domäne der Mammasonographie. Eine Zystenpunktion mit anschließender Anfertigung eines Pneumozystogramms nach Auffüllung der Zyste mit Luft erscheint heutzutage nur noch bei Vorliegen einer Beschwerdesymptomatik oder Unklarheit im Sonogramm gerechtfertigt.

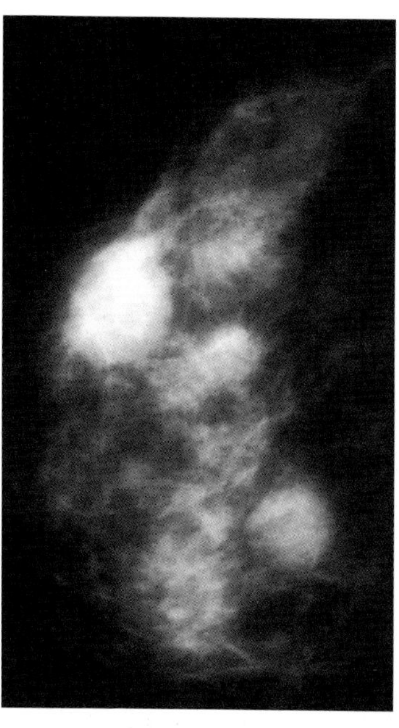

Abb. 13.**8** Zystenmamma mit Darstellung mehrerer, teilweise glatt begrenzter, teilweise durch das umgebende Parenchym überlagerter runder Herdbefunde.

Sklerosierende Adenose

Die sklerosierende Adenose zeigt sich mammographisch in erster Linie durch den Nachweis diffus angeordneter und überwiegend monomorpher Mikroverkalkungen, die in aller Regel bilateral zu finden sind. Die Diagnose kann mammographisch beweisend gestellt werden, wenn sich in der mediolateralen Projektion Sedimentationseffekte von intrazystischer Kalkmilch (*Teetassenphänomen*) nachweisen lassen (Abb. 13.**9**).

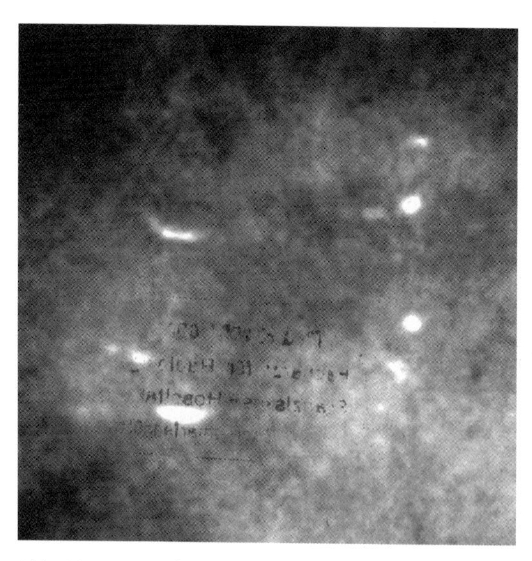

Abb. 13.**9** Ausschnitt eines mediolateralen Mammogramms mit teils rundlichen, teils halbmondförmigen Kalksedimentationen („Teetassen") bei sklerosierender Adenose.

Radiäre Narben

Radiäre Narben stellen eine fokale Retraktion des Drüsenparenchyms dar. Sie dürfen nicht mit postoperativen Narben nach einer offenen Biopsie verwechselt werden. Mammographisch imponiert die radiäre Narbe als sternförmige Architekturstörung mit fettäquivalentem Zentrum (Abb. 13.**10**). Aufgrund der vergleichsweise hohen Koinzidenz mit malignen Tumoren (insbesondere dem tubulären Karzinom) sollten radiäre Narben durch eine offene Biopsie abgeklärt werden.

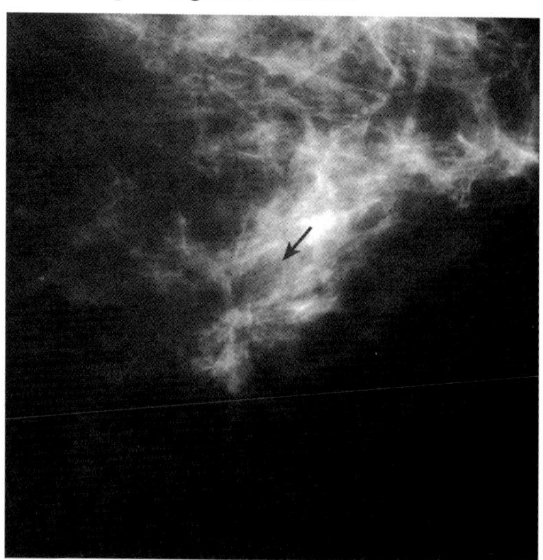

Abb. 13.**10** Störung der normalen Architektur des Drüsenparenchyms mit sternförmiger Retraktion der Strukturen und lipomatösem Zentrum. Histologisch gesicherte radiäre Narbe (Pfeil).

Fibroadenom

Das Fibroadenom stellt den häufigsten gutartigen Tumor bei jungen Frauen dar. Histologisch handelt es sich um einen fibroepithelialen Mischtumor. Klinisch imponiert er als glatter, rundlicher Knoten, der gut verschieblich ist. Mammographisch erfüllt er bei einer Lokalisation innerhalb von Fettgewebe alle Kriterien eines gutartigen Befunds. Er zeigt eine runde, ovale oder lobulierte Form auf, ist glatt begrenzt und von homogener Dichte (Abb. 13.**11**). Gelegentlich findet sich beim Fibroadenom ein *Halo Sign* in Form eines schmalen, weniger röntgendichten Saums. Während es sich histologisch bei jungen Frauen oft um wasserreiche, myxoide Fibroadenome handelt, neigen diese mit zunehmendem Alter zur Fibrosierung und Verkalkung. Die hierbei entstehenden popkorn- oder hantelartigen Verkalkungen sind im Mammogramm pathognomonisch. Eine Sonderform des Fibroadenoms stellt das sog. juvenile Riesenfibroadenom dar, das als schnellwachsender Tumor insbesondere während der Pubertät auftritt. Fibroadenome weisen keine erhöhte Entartungstendenz auf.

Papillom

Papillome sind benigne epitheliale Zellwucherungen, die innerhalb der Milchgänge wachsen und

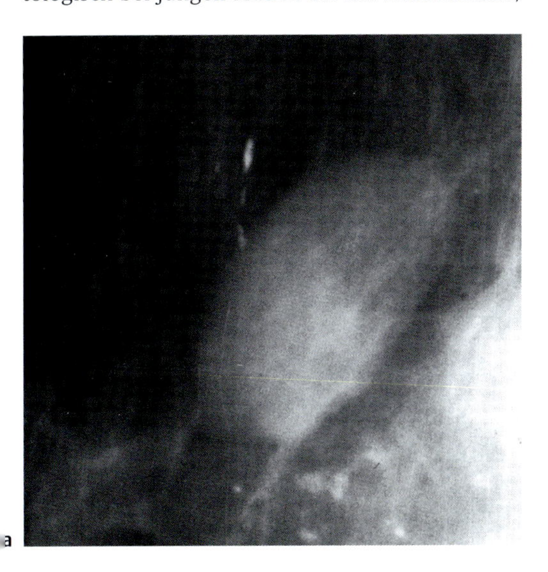

a

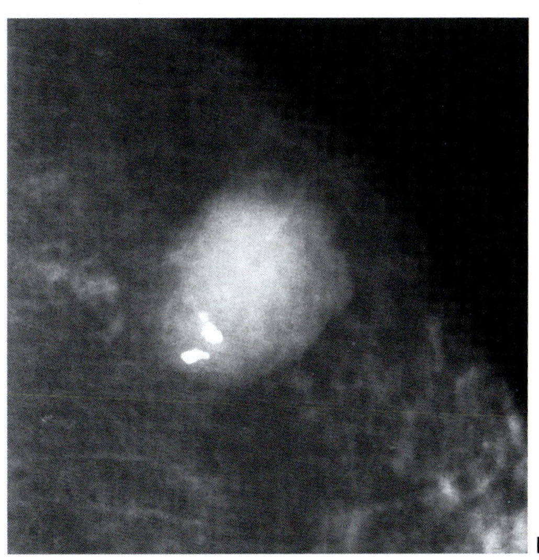

b

△
Abb. 13.**11 a, b** Mammographische Ausschnitte.
a Darstellung einer ovalären, überwiegend glatt begrenzten Raumforderung. (histologisch: myxoides Fibroadenom).
b Rundliche Raumforderung mit mikrolobulierter Begrenzung und marginalen Makroverkalkungen (histologisch: fibrosiertes Fibroadenom.

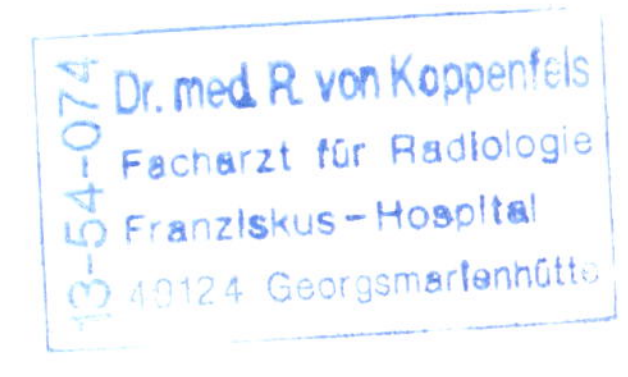

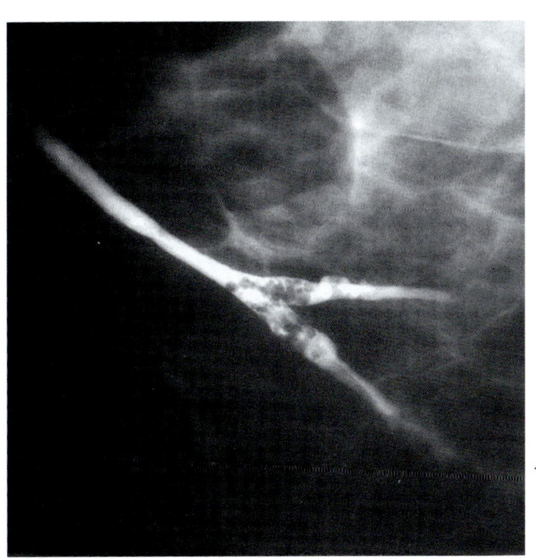

◁ Abb. 13.**12** Galaktographie mit Kontrastmittelaussparungen im Bereich der Aufzweigung eines retromamillären Milchgangs in Gänge höherer Ordnung als Ausdruck von mehreren Papillomen.

daher mammographisch in aller Regel nur nach entsprechender Kontrastmittelapplikation (Galaktographie) darstellbar sind (Abb. 13.**12**). Je nach Anzahl findet man galaktographisch eine oder mehrere rundliche oder ovaläre und glatt begrenzte Kontrastmittelaussparungen oder Kontrastmittelabbrüche. Klinisch fallen die Papillome gehäuft durch eine pathologische Sekretion (blutige Absonderung aus der Mamille) auf.

Lipom, Hamartom

Das Lipom stellt eine umschriebene Ansammlung von Fettgewebszellen dar, die von einer sehr zarten Kapsel umgeben sind. Korrespondierend hierzu zeigt die Mammographie eine runde, glatt begrenzte Raumforderung mit fettäquivalenten Dichtewerten. Der mammographische Befund ist pathognomonisch. Das Hamartom ist ein intramammärer Mischtumor, der sich aus Parenchym, Fettgewebe und fibrotischem Stroma zusammensetzt und ebenfalls eine zarte Pseudokapsel besitzt. Mammographisch imponiert es als rundliche Raumforderung, deren Binnenstruktur dem normalen Drüsenparenchyms entspricht. Das Hamartom erinnert somit an eine zweite Parenchymanlage in der Brust, sodass man es auch als „Mamma in der Mamma“ bezeichnete. Beide Veränderungen sind Nebenbefunde, die nicht mit einer erhöhten Entartungsrate einhergehen (Abb. 13.**13**).

Mastitis

Die Mastitis ist eine Infektion der Mamma, die sich teils interstitiell, teils duktal ausbreitet. Klinisch imponiert sie in der klassischen Trias mit *Überwärmung*, *Schmerzen* und *Rötung*. Tritt sie während der Stillzeit auf, bezeichnet man sie als puerperale Mastitis. Außerhalb der Stillzeit (nonpuerperale Mastitis) stellt sie hohe differentialdiagnostische Ansprüche, da sie gegenüber dem inflammatorischen Karzinom abgegrenzt werden muss. Dies ist allerdings weder mammographisch noch mit anderen Bild gebenden Verfahren zuverlässig möglich, da beide Krankheitsbilder mit identischen morphologischen Veränderungen einhergehen. Für die Mammographie sind dies die Kutisverdickung, diffuse Transparenzminderungen (verwaschene Strukturen) des Parenchyms im Seitenvergleich und ggf. axilläre Lymphknotenvergrößerungen (Abb. 13.**14**).

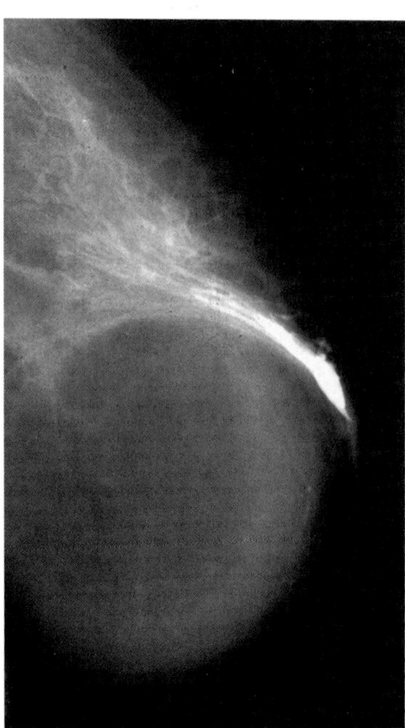

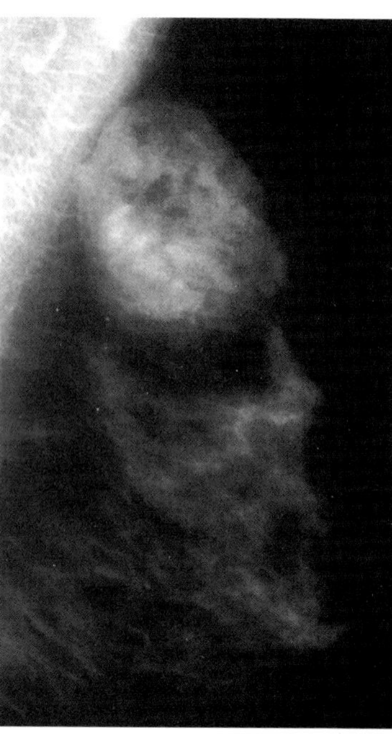

Abb. 13.**13 a, b** Lipom und Hamartom.
a Ausgedehntes Lipom mit fettäquivalenter Dichte und Verdrängung des umliegenden Parenchyms nach kranial.
b Hamartom mit teils glandulärer, teils lipomatöser Binnenstruktur und glatter Begrenzung durch eine Pseudokapsel.

Postoperative bzw. posttherapeutische Veränderungen

Nach einem operativen Eingriff treten üblicherweise morphologische Veränderungen der Brust auf, die im Mammogramm typische Veränderungen mit sich bringen und daher bekannt sein müssen. Hierzu gehören in erster Linie die *Narbenbildung* und die *Fettgewebsnekrose*. Nach stattgehabter Bestrahlungsbehandlung treten ebenso charakteristische mammographische Veränderungen auf, die nachfolgend beschrieben werden.

Narbe

Innerhalb der ersten 6 Monate nach einer offenen Biopsie oder einem Trauma findet die Wundheilung statt. Nach Beendigung dieses Zeitraums resultiert eine Narbe. Histologisch handelt es sich hierbei um ein faserreiches, zell- und gefäßarmes Gewebe. Mammographisch stellen solche Narben gehäuft ein diagnostisches Problem dar, da sie als unscharf begrenztes Areal mit spiculaeartigen Ausziehungen durchaus Kriterien eines malignen Tumors erfüllen (Abb. 13.**15**). Wichtig bei der Beurteilung der Mammogramme ist daher die Entwicklung solcher Veränderungen im Verlauf (Voraufnahmen!). Bei unklaren Befunden erlaubt die MR-Mammographie oft eine klare Differenzierung und Abgrenzung gegenüber einem Karzinom.

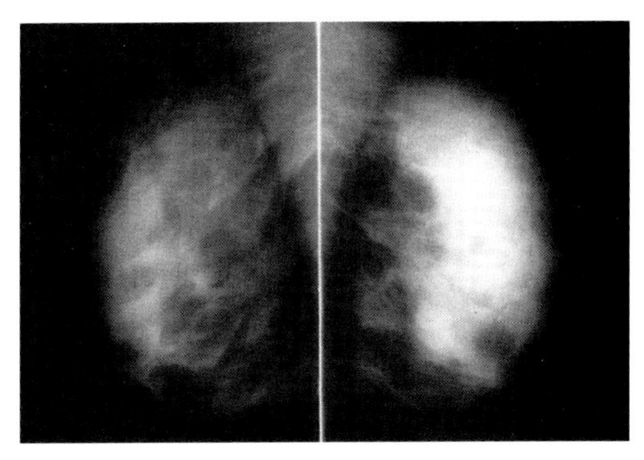

Abb. 13.**14** Mastitis der linken Mamma. Mammographisch deutliche Zunahme der Dichte der linken Mamma im Seitenvergleich. Keine Mikrokalzifikationen.

Fettgewebsnekrose

Nach Traumatisierung von Fettgewebe kann es zum Zelluntergang kommen, so dass im Rahmen der Wundheilung aus dem Granulationsgewebe eine Narbe entsteht. Kommt es zur Verflüssigung von Fettgewebe, so ist zusätzlich die Ausbildung von Fettgewebsnekrosen und von sog. *Ölzysten* möglich. Mammographisch finden sich rundliche, zentral transparente (fettäquivalente) Herde mit z. T. bizarren Makroverkalkungen, die in aller Regel eine klare Diagnose erlauben (Abb. 13.**16**).

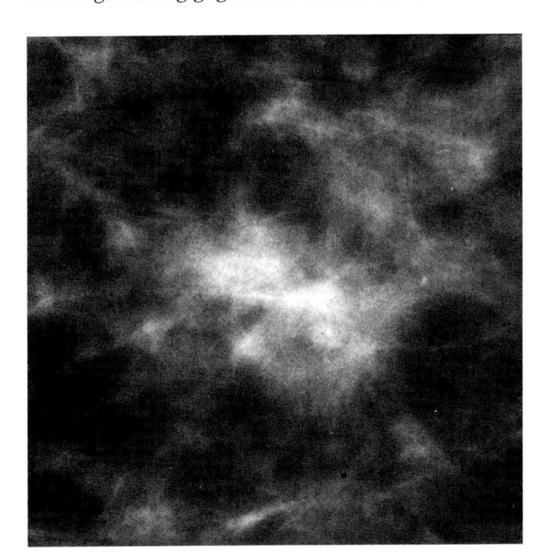

Abb. 13.**15** Postoperative Narbe. In der mammographischen Ausschnittsvergrößerung sternförmige Verdichtungsstruktur im Bereich der Narbe. Differentialdiagnostisch schwierige Abgrenzbarkeit gegenüber einem malignen Tumor.

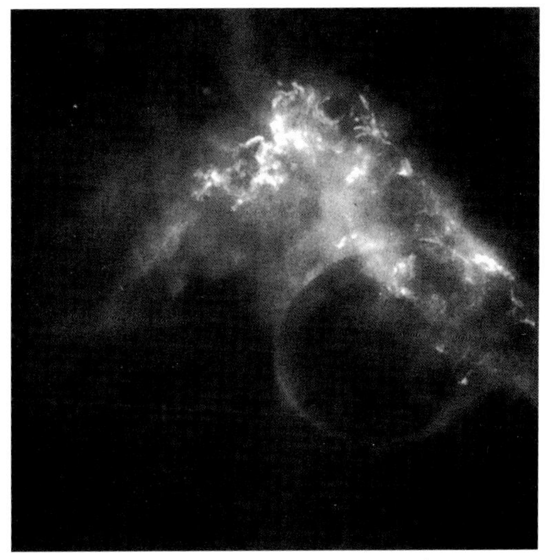

Abb. 13.**16** Postoperative Fettgewebsnekrose. In der mammographischen Ausschnittsvergrößerung bizarre Makro- und Mikroverkalkungen sowie rundliche Läsion mit erhöhter zentraler Transparenz als Ausdruck einer Ölzyste.

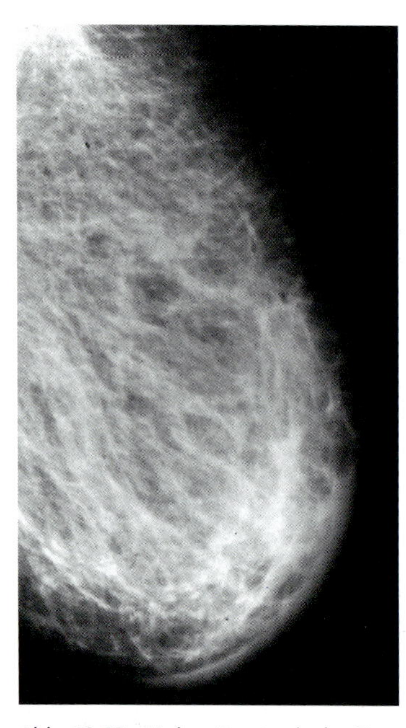

Abb. 13.**17** Linke Brust nach Tumorektomie eines Mammakarzinoms und Bestrahlungsbehandlung. Mammographisch deutliche Trabekelverdickung, diffuse Dichteanhebung und Kutisverdickung. Differentialdiagnostisch schwierige Abgrenzbarkeit gegenüber einem inflammatorischen Mammakarzinom (Anamnese!).

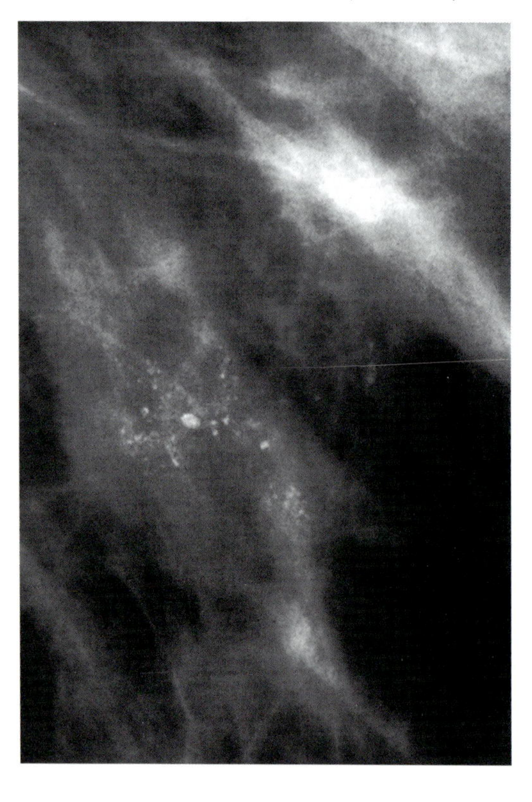

Abb. 13.**18** Intraduktales Mammakarzinom (DCIS). Mammographisch in der Ausschnittsvergrößerung gruppal angeordnete polymorphe Mikrokalzifikationen. Keine Verdichtung der Parenchymstrukturen.

Bestrahlungsbehandlung

Nach brusterhaltender Therapie des Mammakarzinoms schließt sich üblicherweise eine Bestrahlungsbehandlung der Brust in einer Größenordnung von etwa 60 Gy an. Reaktiv kann es zur Überwärmung, Rötung und zum Ödem kommen (Abb. 13.**17**). Die Ausprägung dieser Veränderungen ist interindividuell sehr unterschiedlich. Mammographisch finden sich die Zeichen der Inflammation in Form von Kutisverdickung und verminderter Transparenz des Parenchyms (Seitenvergleich!).

Bösartige Befunde im Mammogramm

Nachfolgend wird das Spektrum der wichtigsten bösartigen Mammabefunde kurz dargestellt und anhand charakteristischer mammographischer Befunde illustriert.

Duktales Carcinoma in situ

Das DCIS (intraduktales Karzinom) ist histologisch charakterisiert durch eine Proliferation maligner epithelialer Zellen innerhalb des Milchgangsystems. Eine Tumorinfiltration bzw. -invasion durch die umgebende Basalmembran in das umgebende Stroma liegt nicht vor. Klinisch ist das DCIS häufig okkult. Der Mammographie kommt hinsichtlich der Erkennung des DCIS eine übergeordnete Funktion zu, da solche intraduktalen Karzinome in etwa 70% der Fälle mit Mikroverkalkungen innerhalb der Milchgänge auftreten. Je nach Ausdehnung des DCIS handelt es sich hierbei um lineare, gruppale oder segmentale Anordnungen von Mikrokalkpartikeln, die eine unterschiedliche Konfiguration (Polymorphie: rund, linear, verzweigt) aufweisen (Abb. 13.**18** – 13.**20**). In diesem Zusammenhang ist die zusätzliche Vergrößerungsmammographie für die subtile Analyse von Mikroverkalkungen oft hilfreich. Allerdings zeigen nicht alle DCIS-Tumoren Mikroverkalkungen. Ein gewisser Teil fällt mammographisch durch sternförmige oder aber durch eher uncharakteris-

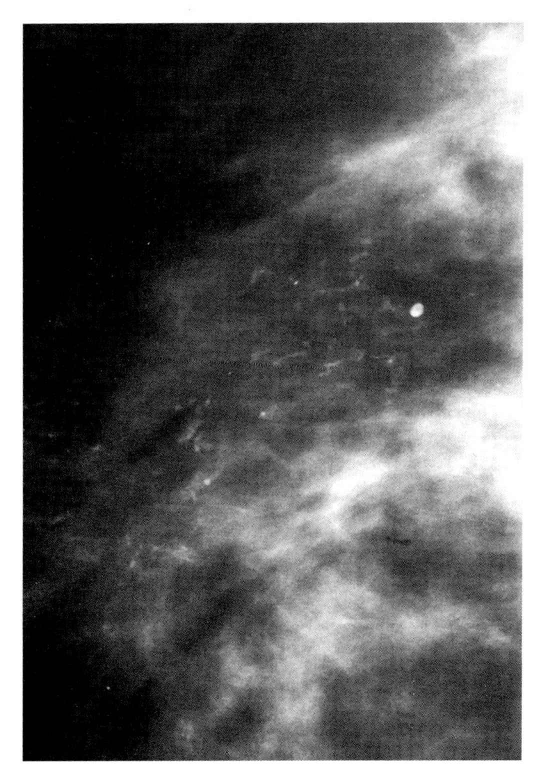

Abb. 13.**19** Intraduktales Mammakarzinom (DCIS). Ausgedehntes Areal polymorpher Mikrokalzifikationen mit teils länglichen, teils verzweigten Kalzifikationen in den Milchgängen. Keine Verdichtung der Parenchymstrukturen.

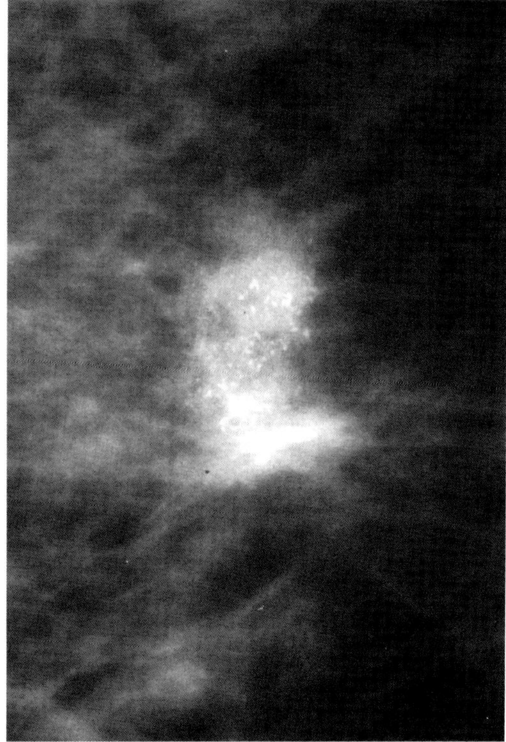

Abb. 13.**20** Intraduktales Mammakarzinom mit minimalinvasiver Komponente. Mammographisch unscharf begrenzte Verdichtungsstruktur mit endotumoralen polymorphen Mikrokalzifikationen.

tische, unscharf begrenzte Herdsetzungen oder Verdichtungen auf. In diesen Fällen liegen histologisch allerdings oft Hinweise auf ein minimalinvasives Tumorgeschehen vor. Darüber hinaus stellt das DCIS gelegentlich einen Befund dar, der einzig histologisch im Rahmen einer anderweitig indizierten Probeexzision auffällt und in der Bild gebenden Diagnostik kein Korrelat besitzt. Der Sonographie und der MR Mammographie kommt nur eine untergeordnete Bedeutung in der Diagnostik des DCIS zu.

Carcinoma lobulare in situ

Das CLIS gehört im strengen Sinne nicht zu den malignen Mammatumoren, da es zwar als Risikofaktor für die Entstehung von Brustkrebs, nicht aber als Präkanzerose gewertet wird. Histologisch handelt es sich um eine Proliferation maligner epithelialer Zellen in den Drüsenläppchen (Lobuli) und den Endstücken der Drüsengänge. Auch beim CLIS findet sich keine Zellinvasion durch die umgebende Basalmembran. Das CLIS stellt in aller Regel einen Zufallsbefund bei der histologischen Aufarbeitung von Mammagewebe dar. In sämtlichen Bild gebenden Verfahren, also auch der Mammographie, gibt es keine charakteristischen Veränderungen, die auf das Vorliegen eines CLIS zuverlässig hinweisen.

Invasives duktales Karzinom

Das IDC stellt den häufigsten malignen Tumor der Brustdrüse dar. Der Entstehungsort ist das Milchgangsystem. Histologisch weist es keine spezielle Zelldifferenzierung auf. Die Zuordnung erfolgt dadurch, dass es als Mammakarzinom keiner anderen Gruppe zugeordnet werden kann. Daher rührt auch die Bezeichnung NOS (*not otherwise specified*). Mammographisch weist das IDC eine große Variabilität auf. Typischerweise zeigt es die Kriterien der Malignität in Form eines unscharf begrenzten, irregulären Herdbefunds mit zentraler Dichtesteigerung. In etwa 30% der Fälle finden sich endotumorale Mikroverkalkungen, die häufig gruppal und polymorph zur Darstellung kommen. Entsprechende Mikroverkalkungen in der unmittelbaren Tumorperipherie weisen auf eine mögliche intraduktale Tumorkomponente in der Umgebung des Haupttumors hin (sog. EIC, *extensive intraductal component*). Unabhängig hiervon kann das IDC mammographisch aber auch als runder, lobulierter oder mikrolobulierter Herdbefund imponieren. Innerhalb dichter Parenchymstrukturen ist die Detektion des IDC gelegentlich erschwert, wenn der Herd eine parenchymäquivalente Dichte zeigt. Tubuskompressionsaufnahmen sind bei entsprechenden Hinweisen hilfreich (Abb. 13.**21** – 13.**23**).

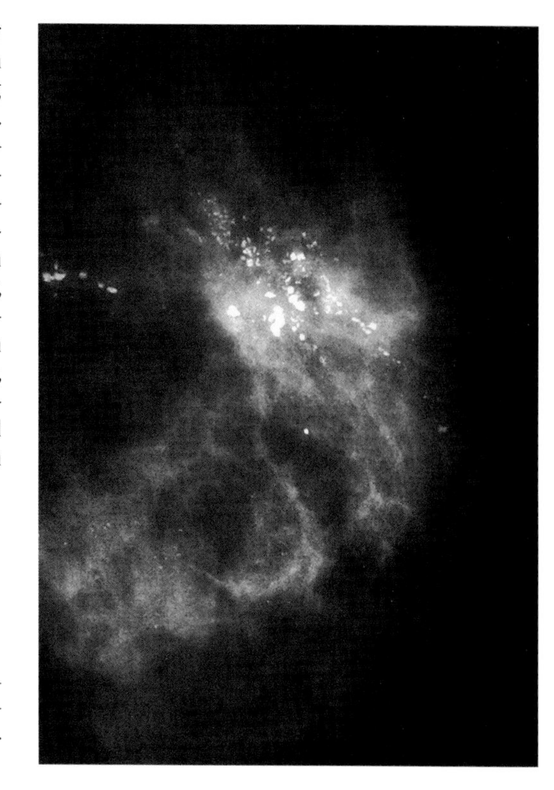

Abb. 13.**21** Invasiv duktales Mammakarzinom mit ausgedehnter intraduktaler Tumorkomponente. Mammographisch unscharf begrenzte Verdichtung oben außen. Diffuse Mikro- und Makroverkalkungen.

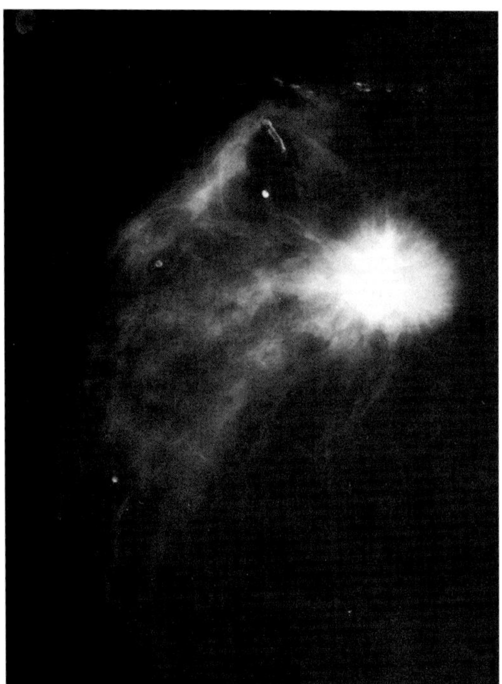

Abb. 13.**22** Typisches invasiv duktales Mammakarzinom (IDC) mit strahliger Begrenzung des Tumorherds. Nebenbefundlich verkalkte Arterien.

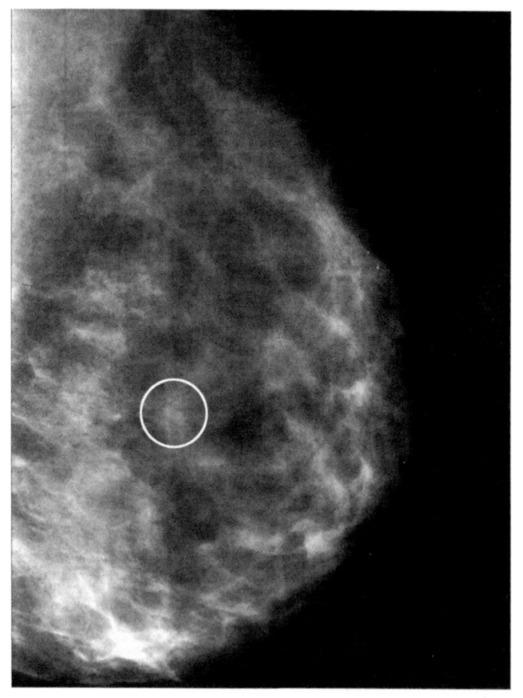

Abb. 13.**23** Mammographisch schwer erkennbares invasiv duktales Mammakarzinom (Kreis) innerhalb der überwiegend dichten Parenchymstrukturen.

Invasives lobuläres Karzinom

Das Tumorwachstum des IL findet seinen Ursprung im Läppchensystem, von dem es infiltrierend in die Umgebung der Lobuli und der terminalen Drüsenendstücke wächst. Prinzipiell werden eine noduläre und eine diffuse Wachstumsform unterschieden. Das morphologische Erscheinungsbild des nodulären IL entspricht dem des IL. Das diffus entlang der Ligamente wachsende IL ist hingegen mit allen Bild gebenden Verfahren nur begrenzt detektierbar, da es schwer vom umgebenden Drüsenparenchym abzugrenzen ist. Mammographisch imponiert das diffuse IL durch unscharfe Herdsetzungen oder Verdichtungen sowie gelegentlich auch durch Architekturstörungen und Geweberetraktionen (*shrinking sign*). Mikroverkalkungen sind beim IL nur selten nachweisbar. Der klinisch neu aufgetretene Tastbefund ohne eindeutiges Korrelat in der Röntgenmammographie sollte an das Vorliegen eines diffusen IL denken lassen und durch weitergehende Bild gebende Methoden (z.B. Tubuskompression, Sonographie) bzw. mit perkutanen Biopsieverfahren abgeklärt werden (Abb. 13.**24**, 13.**25**).

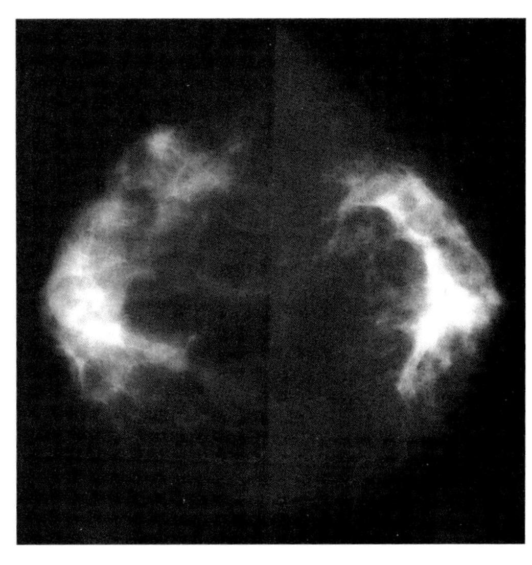

Abb. 13.**24** Ausgedehntes invasiv lobuläres Mammakarzinom (IL) links. Seitenasymmetrie des Drüsenkörpers mit retrahiertem Parenchym der linken Mamma (sog. shrinking sign). Klinisch auffällige Verhärtung der gesamten linken Mamma.

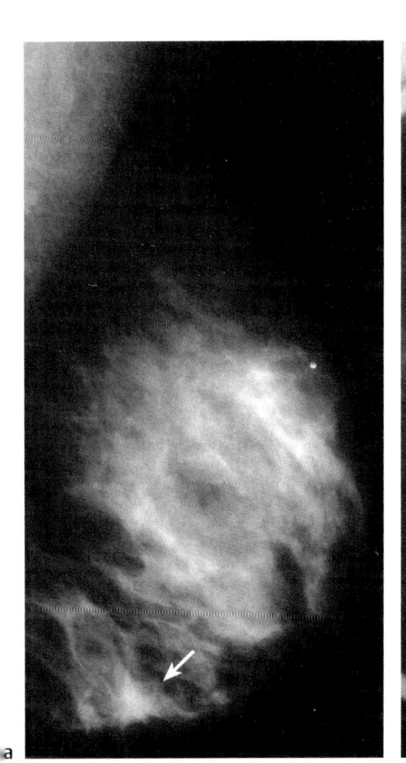

a

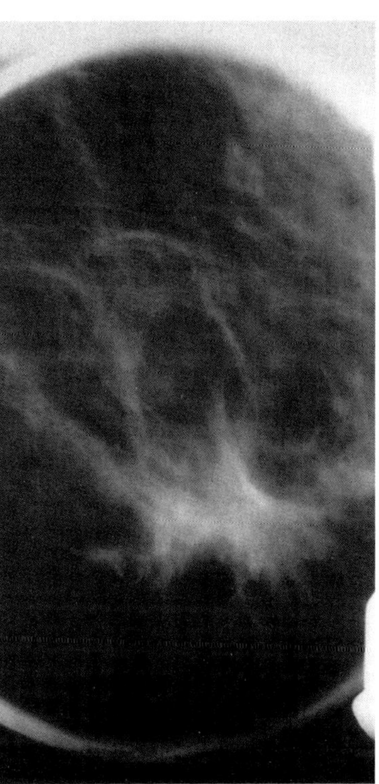

b

Abb. 13.**25** Invasiv lobuläres Mammakarzinom im kaudalen Abschnitt der linken Mamma (Pfeil) (**a**) bei hier vorliegendem auffälligen Palpationsbefund. Deutlichere Darstellung des Tumors in der Tubuskompressionsaufnahme (**b**).

Spezifische Karzinomformen

Zu den Karzinomen der Brust, die aufgrund ihres charakteristischen histologischen Bilds eindeutig einer Tumorentität zugeordnet werden können, gehören u. a. das medulläre, das muzinöse, das invasiv papilläre und das tubuläre Karzinom. Hinsichtlich des Auftretens und des mammographischen Erscheinungsbilds weisen diese Tumoren im Einzelfall Besonderheiten auf, die allerdings in der klinischen Routine von untergeordneter Bedeutung sind. So erscheint das medulläre Karzinom, das gehäuft bei jüngeren Frauen mit positivem *BRCA*-Gen-Nachweis auftritt, häufig eine rundliche Form und eine glatte Begrenzung auf (DD: Fibroadenom). Das muzinöse Karzinom geht extrem selten mit Mikroverkalkungen einher, und das tubuläre Mammakarzinom imponiert häufig als sternförmige Herdsetzung im Mammogramm (Abb. 13.**26**, 13.**27**).

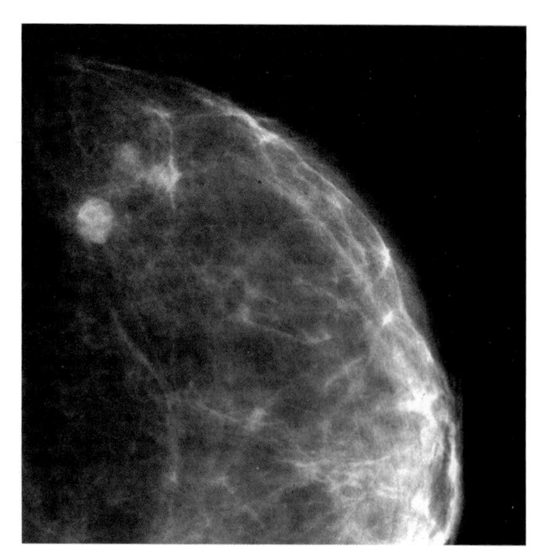

Abb. 13.**26** Medulläres Karzinom. Runder, glatt begrenzter Herdbefund im Mammogramm. Mammographisch eher Kriterien eines gutartigen Befundes.

Morbus Paget

Beim Morbus Paget handelt es sich um ein intraepidermales Carcinoma in situ, das in aller Regel primär klinisch in Form von ekzematösen Mamillen- und Areolaveränderungen auffällt. Mammographisch findet sich korrespondierend hierzu gelegentlich eine Mamillenabflachung und eine strangförmige retromamilläre Verdichtung mit darin nachweisbaren Mikroverkalkungen (Abb. 13.**28**). Erstreckt sich die Ausdehnung der Mikroverkalkungen auf weitere Anteile des Drüsenparenchyms, so muss vom Vorliegen eines ausgedehnten DCIS intramammär ausgegangen werden.

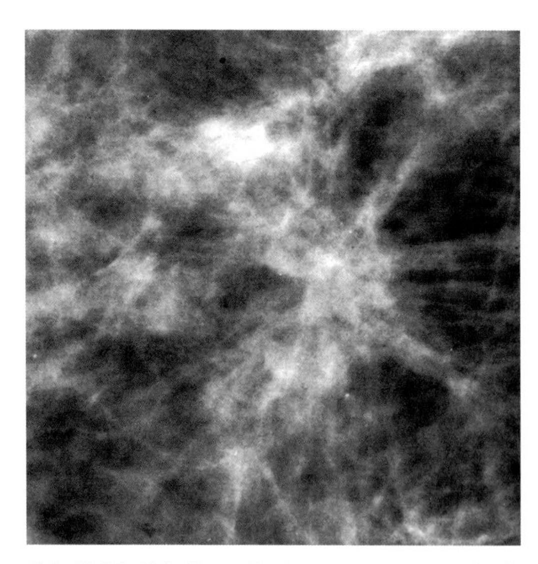

Abb. 13.**27** Tubuläres Karzinom. Mammographisch sternförmige Verdichtungsstruktur mit einzelnen endotumoralen Mikroverkalkungen.

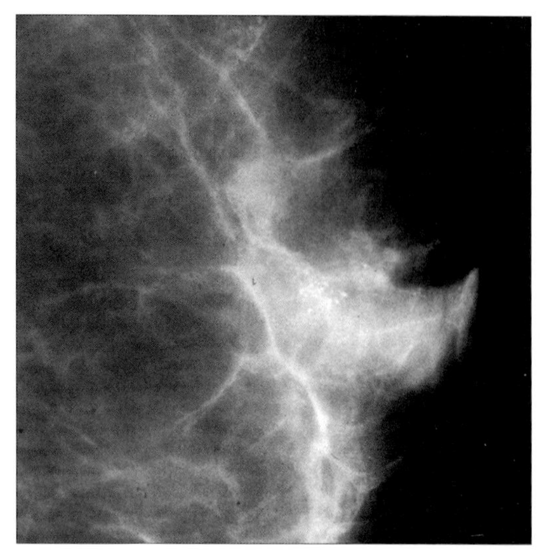

Abb. 13.**28** Morbus Paget der Mamille. Im Mammogramm stegartige Verdichtung der Mamille und der Retromamillärregion mit Nachweis von intraduktalen Kalzifikationen.

Inflammatorisches Mammakarzinom

Auch das inflammatorische Mammakarzinom wird primär klinisch diagnostiziert. Es handelt sich hierbei um die diffuse Ausbreitung eines wenig differenzierten Mammakarzinoms mit begleitendem Kutiserythem. Klinisch sind alle Kriterien der Inflammation (Überwärmung, Schmerzen und Rötung) erfüllt, so dass die Abgrenzung gegenüber einer (non-puerperalen) Mastitis sehr schwierig ist. Dies gilt ebenso für alle Bild gebenden Verfahren, die diesbezüglich in aller Regel keine eindeutige Differenzierung erlauben. Im Zweifelsfall ist daher die operative Abklärung anzustreben. Die Mammographie zeigt eine Kutisverdickung, diffuse Transparenzminderungen (verwaschene Strukturen) des Parenchyms im Seitenvergleich und ggf. axilläre Lymphknotenvergrößerungen (Abb. 13.**29**).

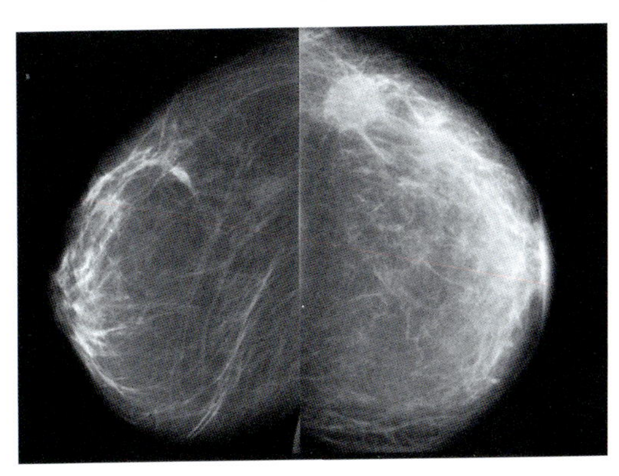

Abb. 13.**29** Inflammatorisches Mammakarzinom der linken Brust. Kutisverdickung und diffuse Transparenzminderung der linken Mamma im Seitenvergleich. Zusätzlich Darstellung eines unscharf begrenzten Tumorknotens in den lateralen Abschnitten der linken Brust.

Stellenwert der Röntgenmammographie

Die Röntgenmammographie stellt weiterhin das wichtigste Bild gebende Verfahren im Rahmen der Mammadiagnostik dar. Die wesentliche Bedeutung dieses Verfahrens liegt in der *Frühdiagnostik des Mammakarzinoms*. Bei klinisch unauffälligen Frauen kann die Röntgenmammographie als einzige Methode sehr sensitiv intramammäre Mikroverkalkungen als Zeichen eines intraduktalen Malignoms oder kleinste Karzinome innerhalb von lipomatösem oder fibroglandulärem Drüsenparenchym nachweisen. Dies ermöglicht im Einzelfall die Frühdiagnose von Brustkrebs, der in Kenntnis der Tumorbiologie des Mammakarzinoms erst in 1 oder oder 2 Jahren klinisch aufgefallen wäre. Hieraus resultiert die Möglichkeit einer sehr frühen Therapie und einer damit verbundenen guten Prognose.

Bei *symptomatischen Patientinnen* dient die Röntgenmammographie der weitergehenden Spezifizierung eines klinisch auffälligen Befunds und dem Nachweis bzw. Ausschluss weiterer Tumormanifestationen ipsi- und/oder kontralateral. Im Rahmen *der Kontrolluntersuchungen nach Brust erhaltender Therapie* ermöglicht die Mammographie zudem eine kontinuierliche Überwachung der Tumorpatienten mit dem Ziel des frühzeitigen Nachweises eines Karzinomrezidivs bzw. eines metachron auftretenden Zweittumors in anderer Lokalisation.

14 Strahlenexposition und Karzinomrisiko

Bei der Röntgenmammographie der weiblichen Brust kommen ionisierende Strahlen zur Anwendung, so dass es immer wieder Diskussionen über die hiermit verbundene Strahlenexposition gab. Dies ist in sofern begründet, da es sich bei dem Drüsenparenchym einerseits um ein sehr strahlenempfindliches Gewebe handelt, andererseits sehr niedereenergetische Röntgenstrahlen (sog. „weiche" Röntgenstrahlung) zum Einsatz kommen, die weniger risikoarm einzuschätzen sind als die „harte" Röntgenstrahlung.

Parenchymdosis

Die mittlere Parenchymdosis beträgt bei einer Mammographie in zwei Ebenen mit einem modernen Untersuchungsgerät ca. 1,8 mGy, wobei von einem Streubereich zwischen 0,25 mGy – 3 mGy auszugehen ist. Sie liegt damit eindeutig unterhalb des von der Deutschen Gesellschaft für Senologie sowie vom Bundesgesundheitsamt festgesetzten oberen Grenzwerts von 5 mGy. Berücksichtigt man die höhere biologische Wirksamkeit der o.g. weichen Röntgenstrahlung und geht diesbezüglich von einem Bewertungsfaktor von 3 aus, so errechnet sich für die Zweiebenenmammographie eine Äquivalentdosis (Produkt aus Energiedosis und Bewertungsfaktor für das Risiko der verschiedenen Strahlenarten) von 5,4 mSv.

Risiko der Karzinomentstehung

Die mit einer Mammographie einhergehende Exposition kann hinsichtlich ihres Risikos, einen malignen Tumor zu induzieren, dem natürlichen Risiko der Karzinomentstehung einer in einem industrialisierten Land lebenden Frau exemplarisch gegenübergestellt werden, um die Dimensionen zu verdeutlichen: Das Risiko einer 45-jährigen, in Deutschland lebenden Frau, in den nächsten 20 – 30 Jahren an Brustkrebs zu erkranken, beträgt etwa 10%. Wird bei dieser Frau einmalig eine Röntgenmammographie durchgeführt, so beträgt das hiermit verbundene Strahlenrisiko unter Berücksichtigung der o.g. Äquivalentdosis von 5,4 mSv etwa 0,0024%. Insgesamt erhöht sich durch die einmalige Mammographie das Brustkrebsrisiko bei dieser Frau somit von 10,0% auf 10,0024%. Führt man zwischen dem 45. und 60. Lebensjahr bei dieser Frau weitere 10 Mammographien durch, so resultiert hieraus eine Erhöhung ihres Brustkrebsrisikos auf 10,02%. Nach dem 60. Lebensjahr kommt es zu keiner statistisch erfassbaren Erhöhung des Strahlenrisikos. Zusammenfassend liegt somit das natürliche Brustkrebsrisiko, das u.a. durch genetische, psychosoziale und ökonomische Aspekte beeinflusst wird, wesentlich höher als das der einmaligen Röntgenmammographie in der angesprochenen Altersgruppe.

Strahlenempfindlichkeit bei jungen Frauen

Die Strahlenempfindlichkeit des Drüsenparenchyms jüngerer Frauen ist allerdings anders zu bewerten. Dies betrifft in besonderem Maße Frauen unter 30 Jahren, bei denen das Strahlenrisiko in einer Größenordnung von Faktor 5 – 10 höher liegt (Abb. 14.**1**). Die Indikation zur Röntgenmammographie ist für diese Altersgruppe daher besonders eng zu stellen, zumal die Aussagekraft der Methode aufgrund der häufig vorliegenden dichten Parenchymstrukturen ohnehin stark limitiert ist. Hier bietet sich somit häufig die Mammasonographie als geeignetes diagnostisches Instrumentarium an.

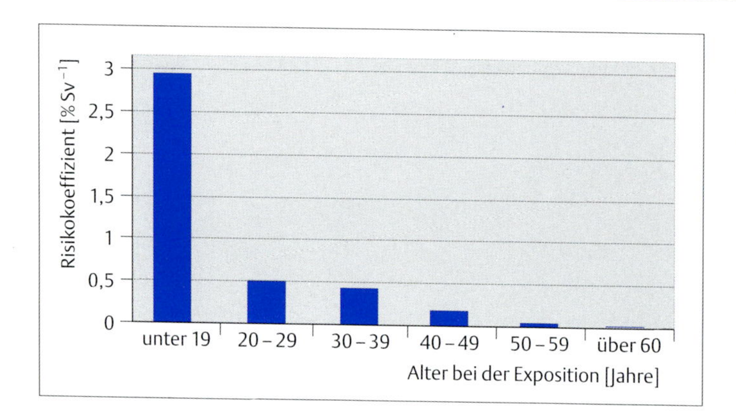

Abb. 14.**1** Lebenszeit-Mortalitätsrisiko durch strahleninduzierten Brustkrebs in Abhängigkeit vom Lebensalter bei der Strahlenexposition (nach NAS, 1990).

Familiäre Vorbelastung und *BRCA*-Trägerinnen

Die Empfindlichkeit des Drüsenparenchyms gegenüber ionisierenden Strahlen ist bei Patientinnen mit familiär bedingtem Mammakarzinom höher als bei Frauen ohne entsprechende Vorbelastung. Allerdings ist der Anteil der Frauen mit einem familiären Risiko mit 0,5% der Gesamtbevölkerung eher gering. Von diesen Frauen haben wiederum 60–70% einen positiven Nachweis eines Brustkrebsgens (*BRCA1* und/oder *BRCA2*). Das natürliche Risiko, im Laufe ihres Lebens an Brustkrebs zu erkranken, ist sowohl für familiär vorbelastete Frauen mit 20% als auch insbesondere für *BRCA*-Trägerinnen mit 70–80% im Vergleich zur Normalbevölkerung deutlich erhöht.

Vergleich von Nutzen und Risiko

Überlegungen zum Nutzen und Risiko der Röntgenmammographie haben zu berücksichtigen, wie viele Frauen einerseits aufgrund des mammographischen Nachweises von Brustkrebs nicht versterben, und bei wie vielen Frauen andererseits durch die Mammographie ein Brustkrebs induziert wird, an dem die Frau später versterben wird. Entsprechende Kalkulationen hierzu belegen, das das Nutzen-Risiko-Verhältnis bei jährlichen Mammographien ab dem 40. Lebensjahr etwa 1000:1 beträgt. Ab dem 60. Lebensjahr zieht die Mammographie kein quantifizierbares Risiko mehr nach sich.

Diesen Ausführungen ist anzumerken, dass sich der Nutzen (d.h. kein Versterben am Mammakarzinom) innerhalb weniger Jahre zeigt, während sich das Risiko (d.h. Versterben am strahleninduzierten Mammakarzinom) erst in 20 oder mehr Jahren manifestiert. Unabhängig von all diesen Überlegungen muss die Indikation zur Durchführung einer Röntgenuntersuchung generell kritisch gestellt und vom untersuchenden Arzt überprüft werden.

15 Ergänzende Untersuchungsverfahren

Mammasonographie

Die Mammasonographie stellt ein wichtiges Untersuchungsverfahren dar, das ebenso wie die Röntgenmammographie auf dem Nachweis morphologischer Veränderungen in der Mamma basiert. Grundsätzlich differenziert es die verschiedenen Gewebearten aufgrund ihrer charakteristischen Schallreflexionsmuster. Hierbei lassen sich prinzipiell insbesondere flüssigkeitsgefüllte Strukturen sehr zuverlässig gegenüber soliden Veränderungen abgrenzen. Bei der Sonographie werden keine ionisierenden Strahlen eingesetzt.

Technik der Mammasonographie

Bei der Sonographie werden Ultraschallimpulse einer definierten Frequenz in das Gewebe ausgesandt, die von dort reflektierten Schallwellen wiederum registriert und zu einem auswertbaren Bild verarbeitet. Die Schallwellen werden von elektronischen Kristallarrays oder von sich bewegenden Kristallen, die im Schallkopf untergebracht sind, ausgesandt. Für die Untersuchung der Brust wird heutzutage typischerweise das zweidimensional abbildende B-Bild-Verfahren (B-Scan, Brightness-Bild) eingesetzt, während dem eindimensionalen A-Bild-Verfahren (A-Scan, Amplitudenbild) für die hier anfallenden Fragestellungen keine Bedeutung zukommt. Die Palette der eingesetzten Schallköpfe reicht von 5 – 15 MHz. Für die Mammadiagnostik werden routinemäßig Schallköpfe mit Frequenzen zwischen 5 und 10 MHz empfohlen, während der Einsatz höher auflösender Systeme eher gezielten Fragestellungen vorbehalten ist, die sich aus der routinemäßigen Untersuchung ableiten. Allgemein gilt, dass höhere Frequenzen eine bessere räumliche Auflösung, jedoch eine geringere Eindringtiefe in das Gewebe erlauben.

Prinzipiell wird zwischen dem *Parallelscanverfahren* (*linear scan*), bei dem das Aussenden der Schallimpulse durch linear verlaufende Kristallgruppen erfolgt, und dem *Konvexscanverfahren* (*curved array*), bei dem die Kristalle auf einem gekrümmten Kreisausschnitt (Radius > 25 mm) angeordnet sind, unterschieden. Das Parallelscanverfahren bietet hierbei eine gute Auflösung über den gesamten Bildausschnitt, während gebogene Schallköpfe eher zur weiteren Abklärung palpatorisch und/oder mammographisch suspekter Läsionen geeignet sind. Linearschallköpfe mit dynamischer elektronischer Fokussierung werden gegenwärtig als das geeignetste Equipment in der Mammasonographie erachtet.

Qualifikationsvoraussetzungen

§ 135 Abs. 2 SGBV legt u. a. folgende Qualitätsvoraussetzungen zur Durchführung von Untersuchungen in der Ultraschalldiagnostik fest:

- Verwendung eines B-Mode-Geräts,
- *linear scan* oder *curved array* mit integrierter Vorlaufstrecke oder Sektorscan mit integrierter Vorlaufstrecke,
- Nennfrequenz 5,0 – 7,5 MHz,
- Arbeitsbereich 0,5 – 4,0 cm,
- umschaltbarer Sendefokus mit Fokuslagen in 0,5 – 17 cm, 1,5 – 3.5 cm und 3,0 – 5,0 cm Tiefe,
- Bildfeldbreite mindestens 5 cm in 1,5 cm Tiefe und maximal 8 cm ab Hautoberfläche,
- Bildfeldtiefe mindestens 5 cm,
- Bildrate von mindestens 15 Bildern/s bei Einfachfokus.

Methodik

Die Untersuchung erfolgt üblicherweise in Rückenlage der Patientin mit beidseits erhobenen Armen. Schallreflektionen durch Luft zwischen dem Schallkopf und der Haut werden durch die Verwendung eines Ultraschall- Gels vermieden. Es werden verschiedene Untersuchungstechniken unterschieden:

- mäanderförmige Untersuchung (kontinuierliche Schallkopfbewegung von lateral nach medial, anschließend mit einer Überlappungszone von medial nach lateral),
- mamilloradiäre Untersuchung (kontinuierliche Schallkopfbewegung kreisförmig um die Brustwarze).

Generell erfolgt die Untersuchung mit geringer Kompression des Gewebes. Beim Nachweis von Auffälligkeiten erfolgt die Abbildung in verschiedenen Untersuchungsebenen sowie eine gezielte Darstellung mit vermehrter Kompression. Die Mammasonographie schließt die sonographische Untersuchung beider Achselhöhlen obligat ein.

Befunddokumentation

Die Sonographie der Mamma stellt kein standardisiertes Verfahren dar. Somit liegt die Auswahl der abzubildenden Befunde allein in der subjektiven Entscheidung des Untersuchers. Die Empfehlungen gehen dahin, dass jeder im Ultraschall auffällige Befund in mindestens zwei Ebenen dokumentiert werden sollte. Die entsprechende Dokumentation kann auf Papierbildern, Laserausdrucken oder per Video erfolgen und sollte in jedem Fall wichtige Einstellparameter sowie ein Piktogramm mit Darstellung der Untersuchungsregion und Befundlokalisation beinhalten.

Indikationen

Die wichtigsten Indikationen zur Mammasonographie sind nachfolgend aufgelistet:

- auffälliger Palpationsbefund bei sehr jungen Frauen (< 30 Jahre) sowie bei Schwangeren und Stillenden zur weitergehenden Abklärung des Tastbefunds (primärer Einsatz der Sonographie ohne vorherige Mammographie),
- überwiegend dichte oder sehr dichte Parenchymstrukturen in der Röntgenmammographie zur Detektion eines malignen Tumors und/oder zum Staging vor geplanter Operation (additiver Einsatz der Sonographie),
- auffälliger Palpationsbefund oder unklarer Herd in der Röntgenmammographie und/oder MR-Mammographie zur weiteren Spezifizierung der Läsion und/oder ggf. zur ultraschallgesteuerten perkutanen Gewebeentnahme (additiver bzw. interventioneller Einsatz der Sonographie),
- postoperative Serome und Hämatome und entzündliche Prozesse (alleiniger Einsatz der Sonographie im Rahmen ggf. notwendiger Kontrolluntersuchungen),
- axillärer Lymphknotenstatus,
- Verlaufskontrolle als benigne eingestufter Befunde,
- Prothesendiagnostik.

Die Mammasonographie stellt ein nicht belastendes, kostengünstiges und gut verfügbares Untersuchungsverfahren dar, dass grundsätzlich bei jeder unklaren Befundkonstellation ergänzend zum Einsatz kommen sollte.

Normalbefund

Die einzelnen Komponenten der Mamma zeigen im Ultraschallbild ein charakteristisches Schallverhalten, das nachfolgend von der Kutis bis zur Pektoralisfaszie aufgeführt wird (Abb. 15.**1**):

- Kutis: echoreiches Band,
- subkutanes Fettgewebe: echoarmer Saum,
- Cooper-Ligamente: netzförmige echoreiche Linien (z. B. im Subkutangewebe),
- Drüsenkörper:
  - Drüsenläppchen: ovaläre echoarme Strukturen,
  - Bindegewebe: interlobäre echoreiche Strukturen,
  - Milchgänge: echofreies bzw. echoarmes Gangsystem, (insbesondere retromamillär),
- retromammäres Fettgewebe: echoarmer Saum,
- Faszie des M. pectoralis: sehr echoreiche bandartige Struktur.

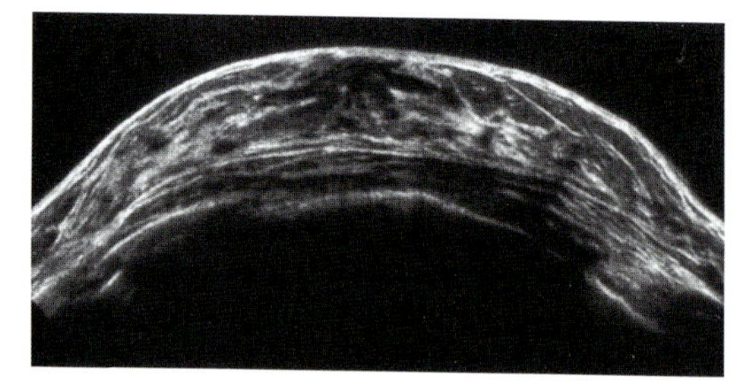

Abb. 15.**1** Sonographischer Normalbefund der weiblichen Brust in Höhe der Mamille mit regelrechter Darstellung des Parenchyms und der etwas erweiterten retromamillären Milchgänge (SonoCT™, Fa. ATL).

Auswertekriterien

Zu den wesentlichen Auswertekriterien der Mammasonographie zählen die *Form* eines Herdbefunds, seine *Tumorachse* und die *Komprimierbarkeit* durch den Schallkopf. Querovale, lobulierte oder runde Läsionen sprechen hierbei eher für benigne Befunde, während irregulär begrenzte, hochovale oder mikrolobulierte Veränderungen eher mit malignen Tumoren korrelieren. Lässt sich ein Tumor unter zunehmender Kompression nicht oder kaum verformen, so spricht dies eher für ein Karzinom. In Übereinstimmung zu anderen Bild gebenden Verfahren ist eine glatte *Randkontur* eher Ausdruck eines gutartigen Prozesses, während dies bei unscharf begrenzten Läsionen oftmals nicht der Fall ist.

Hinsichtlich des Echoverhalten wird zwischen *Echogenität, Binnen- und Randecho* sowie *dorsalem und lateralem Schallverhalten* unterschieden. Eine zweifelsfrei echofreie Läsion ist mit großer Sicherheit Korrelat einer Mammazyste und schließt somit einen soliden bösartigen Tumor zuverlässig aus. Echoarme oder echoreiche Herde können im Gegensatz hierzu sowohl Ausdruck maligner, als auch benigner Tumoren sein, so dass dieses Kriterium eher als unspezifisch zu werten ist. Im Gegensatz hierzu spricht ein inhomogenes Binnenecho deutlich mehr für ein Karzinom. In ähnlicher Weise sind bilaterale Schallschatten eher Zeichen der Gutartigkeit, während dies für unilaterale oder fehlende laterale Schallphänomene nicht gilt. Dorsal des Befunds führen Malignome häufig zur Schallabschwächung, während eine dorsale Schallverstärkung in Kombination mit anderen charakteristischen Befunden oft das Vorligen einer harmlosen Zyste beweist. Ein weiteres wichtiges Auswertekriterium ist die *Beurteilung der Tumorumgebung*. Finden sich hier Zeichen der Strukturstörung, so stützt dies die Interpretation im Sinne eines malignen Tumors (Tab. 15.**1** – 15.**3**, Abb. 15.**2** – 15.**5**).

Letztendlich hat die Einschätzung einer sonographisch auffälligen Läsion alle o. g. Auswertekriterien zu berücksichtigen und hinsichtlich ihres Stellenwertes zu integrieren. Allerdings gibt es weiterhin kein Punktesystem o. ä., das eine additive Bewertung der verschiedensten Beurteilungskriterien erlaubt. Hieraus wird verständlich, dass die Qualität der Mammasonographie neben technisch-methodischen Aspekten auch in einem sehr großen Maße von der Erfahrung des Untersuchers abhängt.

Tabelle 15.**1** Typische sonographische Befundkonstellation einer einfachen Zyste

Form	Rund, oval
Tumorachse	Quer
Komprimierbarkeit	Gut
Randkontur	Schmal, echoreich
Echogenität der Läsion	Echoleer
Dorsales Schallverhalten	Verstärkt
Laterale Schallschatten	Bilateral, schmal
Umgebungsarchitektur	Ungestört

Tabelle 15.**2** Typische sonographische Befundkonstellation eines Fibroadenoms

Form	Rund, oval, lobuliert
Tumorachse	Quer
Komprimierbarkeit	Gering
Randkontur	Schmal, echoreich
Echogenität der Läsion	Echoarm
Dorsales Schallverhalten	Kein Phänomen oder gering verstärkt
Laterale Schallschatten	Bilateral, schmal
Umgebungsarchitektur	Ungestört

Tabelle 15.**3** Typische sonographische Befundkonstellation eines Mammakarzinoms

Form	Irregulär
Tumorachse	Hoch
Komprimierbarkeit	Keine
Randkontur	Breite oder schmale Ausläufer, Echogenität abhängig vom Stromagehalt
Echogenität der Läsion	Variabel: echoleer, echoarm, echoreich
Dorsales Schallverhalten	Meist Auslöschungsphänomene
Laterale Schallschatten	Unilateral oder keine Phänomene
Umgebungsarchitektur	Gestört

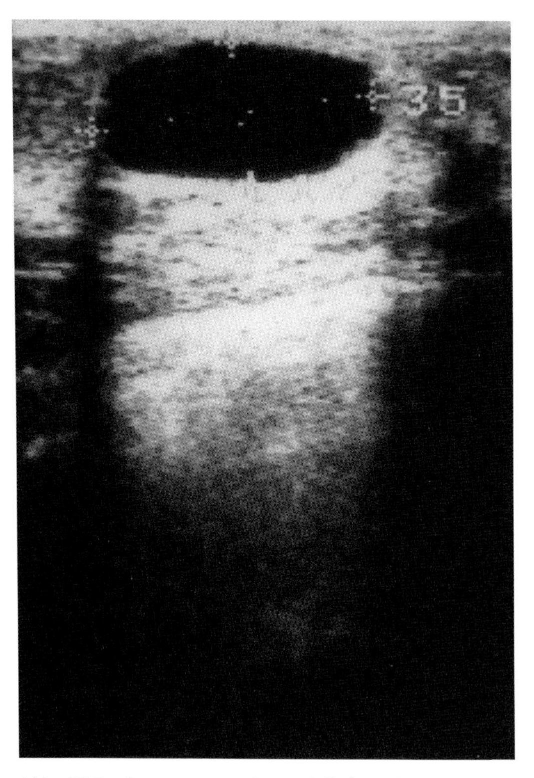

Abb. 15.**2** Sonogramm einer einfachen Mammazyste mit Darstellung eines echofreien, ovalen Herdbefundes mit dorsaler Schallverstärkung.

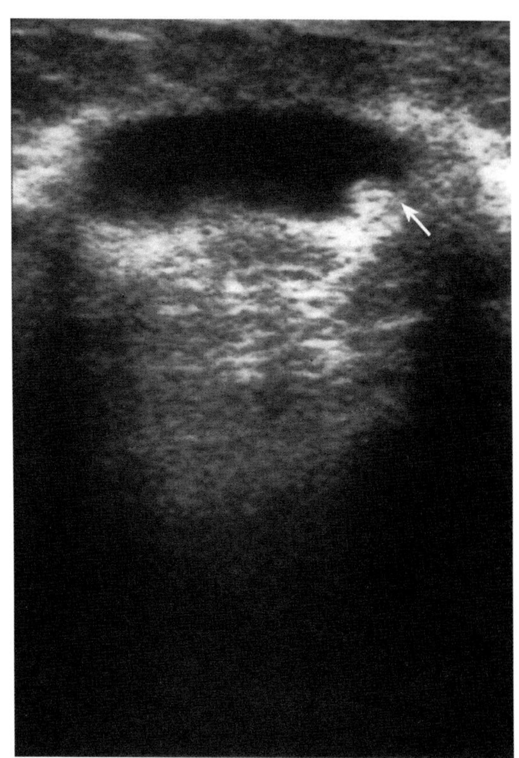

Abb. 15.**3** Intrazystisches Mammakarzinom. Im Sonogramm ovaläre zystische Raumforderung mit kleinem echoreichen Tumor an der Zystenwand (Pfeil).

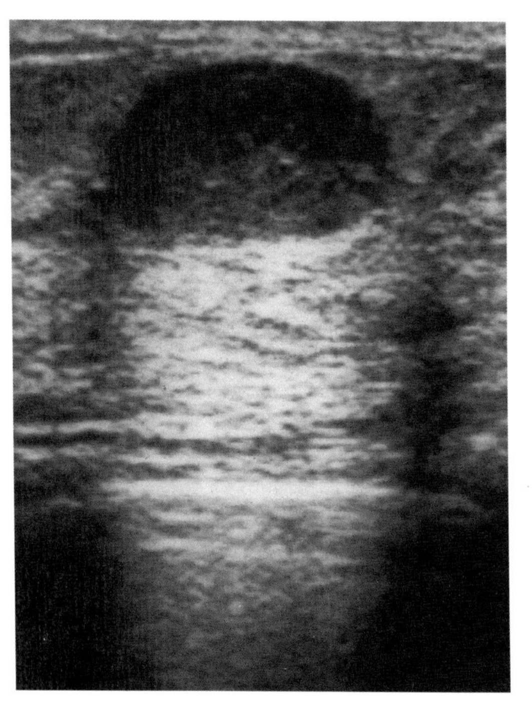

Abb. 15.**4** Typisches Fibroadenom. Sonographisch glatt begrenzte, ovale Herdsetzung mit intermediärem Binnenecho und bilateralem Schallschatten.

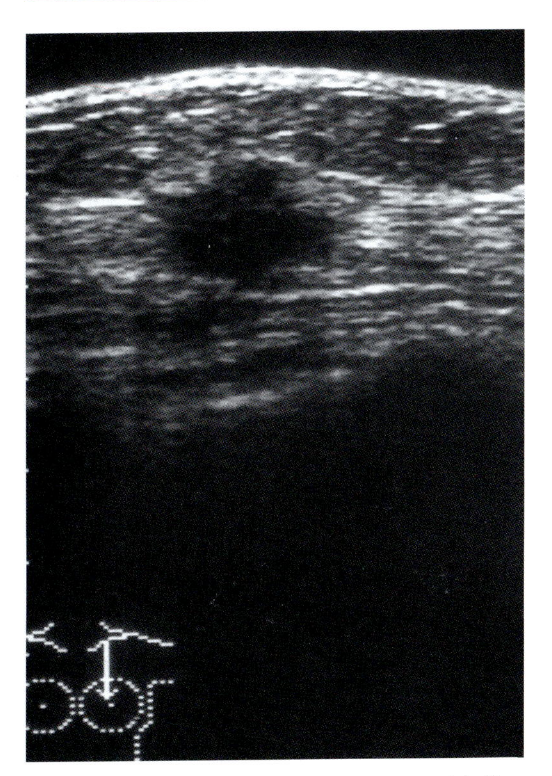

Abb. 15.5 Mammakarzinom. Im Sonogramm lobulierter, unscharf begrenzter Herdbefund mit einzelnen dorsalen Schallauslöschungen und Unterbrechung ligamentärer Mammastrukturen.

Farbkodierte Duplexsonographie

In den letzten Jahren häufen sich die Mitteilungen über den Einsatz der farbkodierten Duplexsonographie (FKDS) der weiblichen Brust. Dieses Verfahren erlaubt zusätzlich zur Erfassung der o.g. morphologischer Kriterien des B-Bilds die Darstellung der intramammären Durchblutungsverhältnisse. Wenngleich in einigen der Studien über recht positive Ergebnisse berichtet wird, so lässt sich der Stellenwert dieses Verfahrens zum heutigen Zeitpunkt noch nicht entgültig definieren. Aktuell kann der Einsatz der FKDS nur unter kontrollierten Studienbedingungen, nicht aber im Rahmen routinemäßiger diagnostischer Untersuchungen empfohlen werden. Dies gilt auch für den zusätzlichen Einsatz lungengängiger Ultraschallkontrastmittel, über die im Zusammenhang mit der FKDS berichtet wird.

Stellenwert der Mammasonographie

Als Ergänzung zur Mammographie stellt die Mammasonographie das wichtigste Bild gebende Untersuchungsverfahren in der Mammadiagnostik dar. Neben der Differenzierung zwischen zystischen und soliden Läsionen liegt die Domäne des Verfahrens insbesondere in der Tumorsuche innerhalb der mammographisch dichten und daher schwer beurteilbaren Brust. Hiervon profitieren auch junge Patientinnen, bei denen die Sonographie primär vor Anfertigung einer Röntgenmammographie zum Einsatz kommen sollte. Zudem eignet sich die Methode sehr gut als Orientierung bei der perkutan bioptischen Abklärung von auffälligen Tastbefunden (ultraschallgesteuerte Biopsie). Limitationen weist die Mammasonographie in der Frühdiagnostik des Mammakarzinoms auf, da intraduktale Tumoren, die häufig mit Mikroverkalkungen einhergehen, mit diesem Verfahren nicht zuverlässig zu detektieren sind. Die Methode ist nicht standardisiert, so dass die Qualität der Untersuchung in starkem Maße von der Erfahrung des Untersuchers abhängt.

MR-Mammographie

Maligne Tumoren zeichnen sich in aller Regel durch eine erhöhte Durchblutung aus. Dies ist zum einen auf Gefäßneubildungen innerhalb und in der Peripherie des Tumors (sog. *Tumorneoangiogenese*) zurückzuführen, zum anderen ist es durch die Tumorzusammensetzung (Tumormatrix) begründet. Mit der MRT der Brust steht ein diagnostisches Verfahren zur Verfügung, das solche Regionen mit pathologischen Durchblutungsverhältnissen in der Mamma nachweisen kann. Hierin besteht ein wesentlicher Unterschied zu anderen Bild ebenden Verfahren wie der Röntgenmammographie oder der Mammasonographie, die bekanntermaßen Informationen über die Morphe, nicht aber über die Vaskularisation der Mamma liefern. Als Schnittbild gebendes Verfahren bietet die MRT darüber hinaus die Möglichkeit, die intramammären Gewebestrukturen der Brust überlagerungsfrei und in sehr dünnen Schichten darzustellen, wobei die freie Wahl der Schichtebene auch ansonsten schwer zugängliche Regionen (z.B. thoraxwandnahe Parenchymabschnitte) gut darzustellen vermag. Ein weiterer Vorteil der Methode besteht in der sehr hohen Weichgewebsdifferenzierung, so dass unterschiedliche Gewebestrukturen (z.B. Fett, Parenchym, Ligamente) in Abhängigkeit von der eingesetzten Sequenz in unterschiedlicher Signalgebung dargestellt und hierdurch gut unterschieden werden können.

Terminvergabe

Für die Kontrastmittel (KM)-gestützte MR-Mammographie sind bereits bei der Terminvergabe einige wichtige Dinge zu beachten. Dies betrifft einerseits allgemeine Kontraindikationen für die MRT, die die Durchführung einer entsprechenden Untersuchung verbieten, andererseits brustspezifische Fragen, die im Vorfeld geklärt werden sollten (Tab. 15.**4**).

Die MRT der Brust sollte nicht durchgeführt werden, wenn die Patientin einen Herzschrittmacher trägt, wenn eine Operation an den hirn- oder herzversorgenden Gefäßen (insbesondere bei Gefäßclipping) innerhalb der letzten 6–8 Wochen durchgeführt wurde, oder wenn bereits in der Anamnese eine Unverträglichkeitsreaktion nach Gabe eines paramagnetischen Kontrastmittels aufgetreten ist.

Erfolgte eine diagnostische (Galaktographie, perkutane Biopsie, offene Biopsie) oder eine therapeutische Intervention (offene Biopsie, Tumorektomie, Bestrahlungsbehandlung), so sind im Einzelfall bestimmte Intervalle zwischen dem entsprechenden Eingriff und der Durchführung der MR-Mammographie zu beachten, um störende KM-Mehranreicherungen zu vermeiden. So kann die MRT der Mamma nach einer Galaktographie oder einer vorausgegangenen perkutanen Biopsie (Feinnadelpunktion, Stanzbiopsie) ohne Einschränkungen durchgeführt werden. Nach einer offenen Biopsie sollte die MRT erst 6 Monate postoperativ eingesetzt werden, da ansonsten mit deutlichen KM-Anreicherungen im Rahmen der Wundheilung und Narbenbildung zu rechnen ist. Nach einer zusätzlichen Bestrahlungsbehandlung im Rahmen der Brust erhaltenden Therapie (BET) verlängert sich dieses Intervall auf etwa 12 Monate, wobei hier eine große interindividuelle Schwankungsbreite besteht.

Es sollte sichergestellt sein, dass bei der Patientin eine komplette Vordiagnostik (klinische Untersuchung, Röntgenmammographie, ggf. Sonographie und/oder perkutane Biopsie) durchgeführt wurde. Angefertigte Voraufnahmen und Befunde sind von der Patientin zur MRT mitzubringen, so dass es sicher ist, dass die Ergebnisse der vorausgegangenen Diagnostik und die Aufnahmen der Mammographie (und eventueller sonographischer Dokumentationen) zum Zeitpunkt der MR-Mammographie vorliegen.

Tabelle 15.**4** Checkliste für die Terminvergabe zur MR-Mammographie

- Kontraindikationen:
  - Herzschrittmacher?
  - Operation an hirn- oder herzversorgenden Gefäßen?
  - Allergie nach Gabe von paramagnetischen Kontrastmitteln?
- Vorausgegangene Diagnostik:
  - Klinische Untersuchung (Befund?)
  - Röntgenmammographie (Befund und Aufnahmen?)
  - Mammasonographie (Befund und Bilddokumentation?)
  - Perkutane Biopsie (Zytologisches/histologisches Ergebnis?)
- Vorausgegangene Interventionen:
  - Galaktographie?
  - Perkutane Biopsie?
  - Offene Biopsie?
  - Bestrahlungsbehandlung der Mamma?
- Hormoneinnahme:
  - Präparat?
- Zyklusphase:
  - 2. oder 3. Zykluswoche?
- Korrekte Indikation?

Die MRT sollte in der 2. oder 3. Zykluswoche erfolgen, sofern dies die Indikation erlaubt, während in der 1. und 4. Zykluswoche im Einzelfall mit einer vermehrten und störenden Mehranreicherung des Kontrastmittels zu rechnen ist. Nach Hormoneinnahme (insbesondere Gestagenpräparate) kann ebenfalls ein starkes Enhancement auftreten, so dass eine Wiederholung der Untersuchung 6–8 Wochen nach Absetzen des Hormonpräparats sinnvoll ist.

Die Patientin muss zur MR Mammographie nicht nüchtern erscheinen, da die zur Verfügung stehenden paramagnetischen Kontrastmittel eine extreme gute Verträglichkeit aufweisen, so dass davon ausgegangen werden kann, dass keine KM-Unverträglichkeiten oder Zwischenfälle auftreten.

Patientenaufklärung und -vorbereitung

Vor der Untersuchung wird die Patientin über die Risiken und den Ablauf der MR-Mammographie aufgeklärt. Im Aufklärungsgespräch müssen die Risiken der KM-Unverträglichkeiten oder Allergien angesprochen werden. Weiterhin sollte der Patientin mitgeteilt werden, dass die Untersuchung innerhalb des MR-Geräts etwa 15 min dauert und dass während der Messungen mit Geräuschen durch die Gradientenschaltungen zu rechnen ist. Hierbei sollte unbedingt darauf hingewiesen werden, dass sich die Patientin während der dynamischen Messungen nicht unnötig bewegen sollte, um Artefakte bei der anschließenden Bildnachbearbeitung zu vermeiden.

Bereits außerhalb des Untersuchungsgeräts wird bevorzugt kubital (Ellenbogenvene) eine Braunüle platziert, an die ein ca. 2 m langer, kochsalzgespülter Verlängerungsschlauch mit einem Dreiwegehahn montiert ist. Über dieses System werden während der Untersuchung das Kontrastmittel und die notwendige NaCl-Nachinjektion (mindestens 20 ml) verabreicht.

Vor der Lagerung der Patientin auf dem Untersuchungstisch sollte nochmals explizit überprüft werden, dass die Patientin sämtliche ferromagnetischen Gegenstände (Uhr, Münzen, Schmuck, etc.) abgelegt hat.

Indikationen zur KM-gestützten MR-Mammographie (Karzinomdiagnostik)

Die Indikationen zur MR-Mammographie leiten sich aus den o.g. Vorteilen des Verfahrens ab: Das Auffinden von invasiv wachsenden Tumoren innerhalb dichter Parenchymstrukturen, die mammographisch nur eingeschränkt zu beurteilen sind, gelingt mit der MRT sehr gut. In dieser Konstellation erscheint der Einsatz der MRT folglich *dann* besonders sinnvoll, wenn zusätzlich ein erhöhtes Karzinomrisiko seitens der Patientin besteht. Dies betrifft zum einen Frauen, bei denen ein Mammakarzinom mit anderen Verfahren diagnostiziert wurde und eine operative Therapie notwendig ist. Hier vermag die MR-Mammographie wichtige Zusatzinformationen über die Tumorgröße, das Ausbreitungsmuster sowie das Vorhandensein weiterer Karzinomherde in der ipsi- oder der kontralateralen Brust zu liefern. Auch nach Brust erhaltender Therapie eines Mammakarzinoms kommt der MRT eine wichtige Bedeutung zu, da die Mamma in dieser Situation aufgrund der vorausgegangenen chirurgischen und strahlentherapeutischen Behandlung mit anderen Bild gebenden Verfahren nur begrenzt überwacht werden kann (Abb. 15.**6**). Dies gilt in besonderem Maße für Frauen, bei denen nach einer Mastektomie eine Wiederaufbauplastik durchgeführt wurde. Nach operativen Eingriffen jedweder Art ist die MRT hilfreich zur weiteren Abklärung von sternförmigen Verdichtungen im Operationsbereich. Hier ist eine Unterscheidung zwischen einer Narbe und einem Tumorrezidiv oder einem Narben-

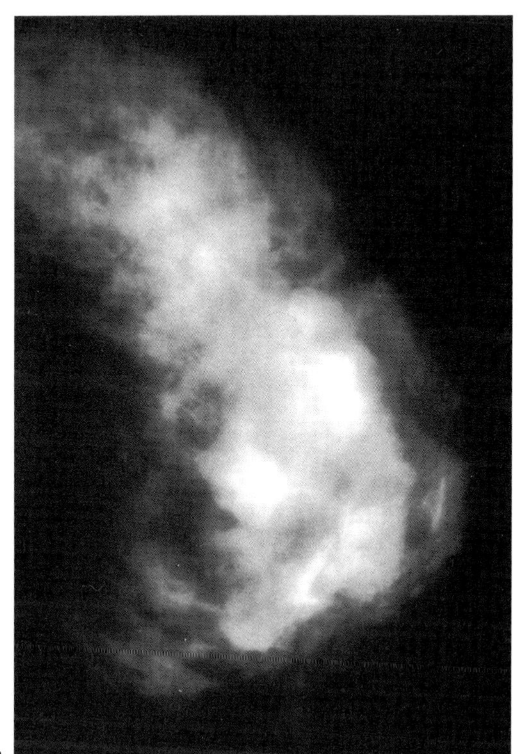
a

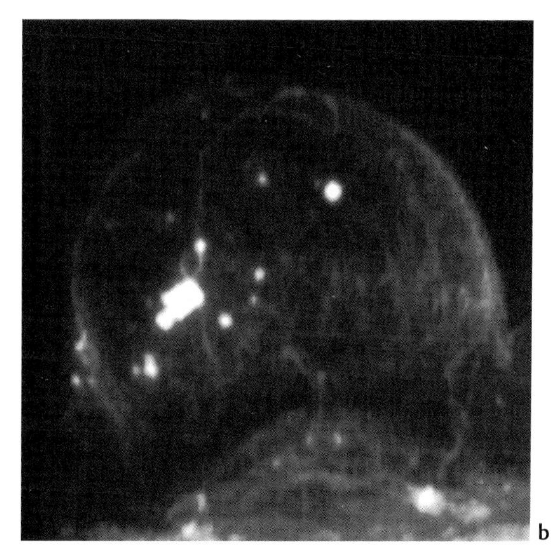
b

Abb. 15.**6 a, b** Multizentrisch wachsendes Mammakarzinom.
a Mammographie der linken Mamma mit extrem dichten Parenchymstrukturen ohne erkennbare Tumoren.
b In der KM-gestützten MR-Mammographie Nachweis zahlreicher hypervaskularisierter Karzinomknoten in verschiedenen Quadranten.

karzinom mammographisch, aber auch sonographisch anhand morphologischer Kriterien oft sehr schwierig (Abb. 15.**7**). Die KM-gestützte MRT erlaubt bei dieser Fragestellung eine zuverlässige Differenzierung zwischen einer nicht oder nur sehr gering durchbluteten Narbe und einem Malignom, das typischerweise mit einer starken Vaskularisation einhergeht.

Eine weitere Indikation zur MRT, die allerdings nur bei sehr wenigen Patientinnen besteht, ist die Suche nach dem Primärtumor bei Frauen, bei denen als einziger Befund ein metastatisch befallener axillärer Lymphknoten diagnostiziert wurde (sog. *CUP-Syndrom, carcinoma unknown primary*) (Abb. 15.**8**). Weiterhin wird über Vorteile der Methode im Rahmen der Überwachung von Patientinnen berichtet, die wegen eines Mammakarzinoms primär chemotherapiert werden (sog. *neoadjuvante Chemotherapie*). Im Rahmen des hierbei notwendigen Monitorings erlaubt die MR-Mammographie konkrete Aussagen darüber, ob die Patientin von der eingeleiteten medikamentösen Therapie profitiert (z. B. sog. *Responder*) oder nicht (sog. *Non-Responder*). Es liegen weiterhin Mitteilungen darüber vor, dass die MR-Mammographie in der Karzinomsuche bei Frauen mit sehr stark erhöhtem familiären Brustkrebsrisiko (z. B. Frauen mit positivem Nachweis des Brustkrebsgens *BRCA1* und/oder *BRCA2*) anderen Bild gebenden Verfahren deutlich überlegen ist.

Der Einsatz der KM-gestützten MR-Mammographie muss in solchen Fällen, in denen die vorausgegangenen diagnostischen Verfahren (Klinik, Mammographie, Sonographie, Biopsie) keinen eindeutigen Befund ergeben haben, mit Blick auf die vergleichsweise hohen Kosten der MRT kritisch gesehen. Oft zeigt es sich, dass in diesen sog. „Problemfällen" nicht die komplette Palette der diagnostischen Möglichkeiten genutzt wurde. Dies betrifft die Anfertigung einer ergänzenden Tubuskompressionsaufnahme bei unklarer Verdichtungsstruktur im Mammogramm ebenso wie die perkutane Biopsie bei klinisch, mammographisch oder sonographisch unklarer und einer der Biopsie zugänglichen Läsion. Dennoch ist davon auszugehen, dass die MR-Mammographie im Einzelfall auch in solchen Problemfällen das Spektrum der Diagnostik sinnvoll komplettieren kann.

Indikationen zur nativen MR-Mammographie (Prothesendiagnostik)

Die MR-Mammographie ist die Methode der Wahl für die Beurteilung von Brustprothesen (Tab. 15.**5**).

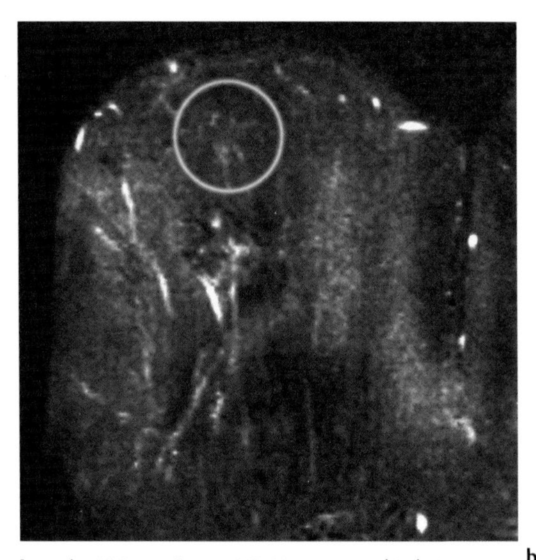

Abb. 15.**7 a, b** Postoperative Narbe. Im Mammogramm unscharf begrenzte Läsion lateral nach offener Biopsie (Kreis).

a Differentialdiagnostisch schwierige Unterscheidung zwischen Narbe und Karzinom.

b In der KM-gestützten MR-Mammographie keine Kontrastmittelaufnahme (Kreis) im Bereich der Läsion als zuverlässiger Hinweis auf ein narbiges Geschehen.

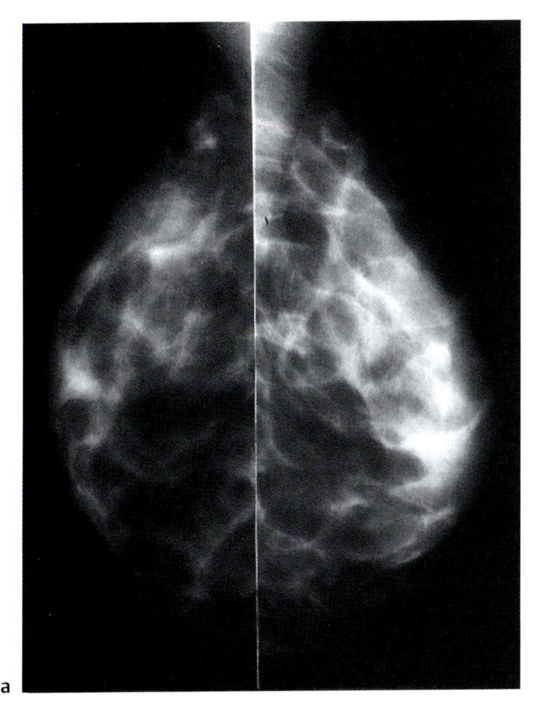

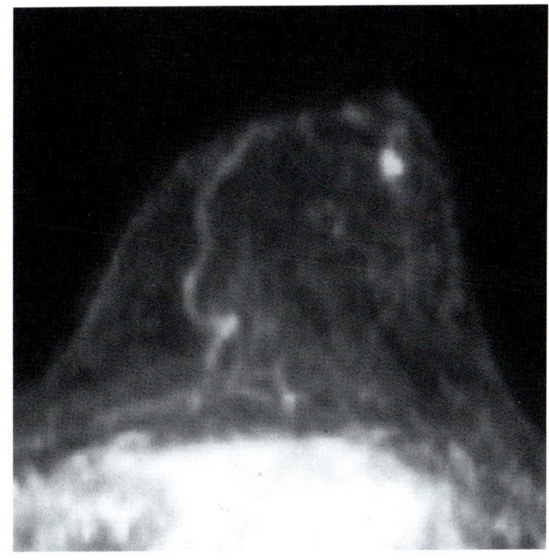

Abb. 15.**8 a, b** CUP-Syndrom. Vorstellung der Patientin nach Entfernung einer axillären Lymphknotenmetastase links. Mammographisch bei überwiegend dichten Parenchymstrukturen kein sicher abzugrenzender Tumor (**a**). In der KM-gestützten MR Mammographie hypervaskularisierter Herdbefund links retroareolär (**b**). Histologisch kleines Mammakarzinom links.

Es kommen hierbei typischerweise Untersuchungsprotokolle zum Einsatz, die eine selektive Darstellung von Silikon bzw. Kochsalz/Wasser erlauben. Hierbei handelt sich in erster Linie um T2-gewichtete- und IR- (Inversion-recovery-) Sequenzen. Sie erlauben den hochsensitiven Nachweis von Komplikationen nach Implantation einer Silikonprothese. Zu erwähnen sind in diesem Zusammenhang zum einen die sog. intrakapsuläre Ruptur, bei der die Silikonhülle rupturiert ist, während die umgebende Kapsel noch intakt ist (Abb. 15.**6**). Zum anderen erlaubt die MRT zuverlässig den Nachweis von extrakapsulären Rupturen, bei denen zusätzlich zur Ruptur der Hülle auch eine Verletzung der umgebenden Kapsel vorliegt, so dass Silikon aus der Prothese mit dem intramammären Gewebe in Kontakt tritt (Abb. 15.**10**). Die MRT ermöglicht weiterhin sowohl die Diagnostik des sog. Gelblutens als auch den Nachweis von umschriebenen intramammären Silikonansammlungen (sog. *Silikonome*) nach Entfernung einer Silikonprothese.

Tabelle 15.**5** Indikationen zur MR-Mammographie

- ➤ Präoperatives Staging:
  - Tumorausdehnung, umgebende intraduktale Tumorkomponente
  - Multifokalität (Zweittumor im identischen Quadranten)
  - Multizentrizität (Zweittumor > 2 cm vom Hauptbefund)
  - kontralateraler Zweittumor
- ➤ Postoperatives Follow-up:
  - Differenzierung zwischen Narbe und Karzinom
  - Rezidivsuche nach Brust erhaltender Therapie
- ➤ Primärtumorsuche bei CUP-Syndrom
- ➤ Monitoring unter neoadjuvanter Therapie
- ➤ Tumorsuche bei Hochrisikofrauen (insbesondere *BRCA*-Trägerinnen)
- ➤ Diskrepante Ergebnisse in der Mammographie, Sonographie und/oder Biopsie
- ➤ Nachweis von Prothesenkomplikationen (hier: modifiziertes MRT-Protokoll)

Abb. 15.**9** Intrakapsuläre Prothesenruptur. In der MR-Mammographie sphagettiähnliche Strukturen (sog. *linguini sign*) innerhalb der Brustprothesen beidseits als Ausdruck der rupturierten Prothesenhüllen. ▷

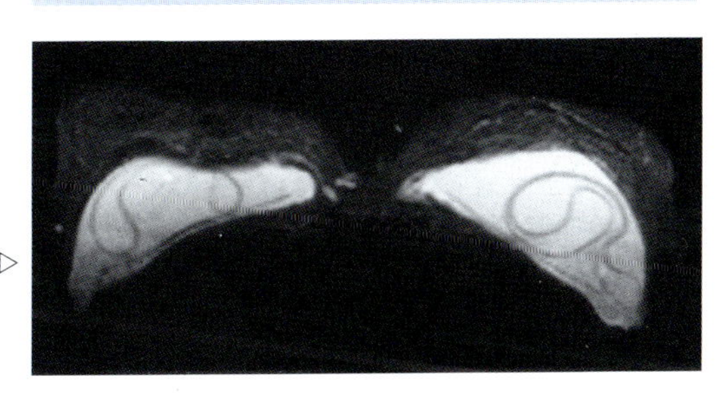

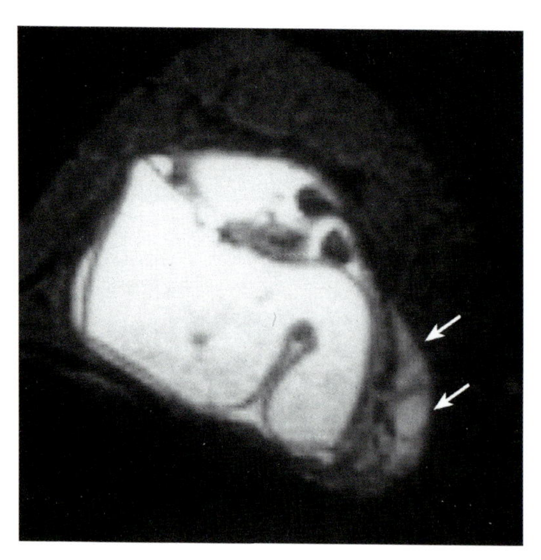

Abb. 15.**10** Extrakapsuläre Ruptur. In der MR-Mammographie (silikonsensitive Sequenz) Nachweis von Silikon lateral der Prothesenkapsel (Pfeile).

Grenzen der MR-Mammographie

Intraduktale Tumoren gehen häufig (noch) nicht mit einer vermehrten Tumorvaskularisation einher, da sie sich lange Zeit über Diffusion ernähren. Erst zu dem Zeitpunkt, an dem die Tumorzellen die Basalmembran überschreiten und somit per definitionem als invasiv wachsendes Karzinom zu bezeichnen sind, beginnt aufgrund der nun stattfindenden Expression von Tumorangiogenesefaktoren die Ausbildung pathologischer Gefäßformationen (Tumorneoangiogenese), die in der KM-gestützten MRT nachweisbar sind. Unklare Mikrokalzifikationen in der Mammographie, die gelegentlich Ausdruck intraduktal wachsender Tumoren (insbesondere dem DCIS) sind, stellen somit keine Indikation für die MR Mammographie dar.

Entzündliche Veränderungen der weiblichen Brust wie granulomatöse Veränderungen, Entzündungen der Brustdrüse während der Stillzeit (puerperale Mastitis) oder außerhalb der Stillzeit (non puerperale Mastitis), Abszedierungen gehen typischerweise mit einer vermehrten Vaskularisation im Sinne der reaktiven Hyperämie einher, die in der MRT nach Kontrastmittelgabe zu einem Signalenhancement führt. Folglich könne solche Veränderungen kernspintomographisch nicht zuverlässig von einem inflammatorischen Mammakarzinom, das klinisch ebenfalls alle Zeichen der Inflammation besitzt, differenziert werden.

Bei dichten Parenchymstrukturen junger Frauen, die mammographisch nur eingeschränkt zu beurteilen sind, ist die MR-Mammographie nur indiziert, wenn eine der o.g. Indikationen (insbesondere positiver *BRCA*-Nachweis) vorliegt. Andernfalls sollte die MRT nicht durchgeführt werden, da die Wahrscheinlichkeit, ein invasives Karzinom zu detektieren, zum einen extrem gering ist. Zum anderen muss mit einer überproportional hohen Quote falsch-positiver Befunde gerechnet werden, da bei jungen Frauen häufig gutartige Läsionen vorliegen (insbesondere das *myxoide Fibroadenom*), die mit einer erhöhten und gelegentlich karzinomtypischen Mehranreicherung einhergehen. Junge Frauen mit entsprechend dichtem Parenchym sollten vielmehr ergänzend sonographisch untersucht werden (Tab. 15.**6**).

Tabelle 15.**6** Keine Indikationen zur MR-Mammographie

- Abklärung von Mikroverkalkungen zur Frage der operativen Abklärung
- Differenzierung entzündlicher Brustveränderungen
- Untersuchung junger Patientinnen mit dichten Parenchymstrukturen, z. B. als Ersatz für die Röntgenmammographie

Technische Aspekte

Die KM-gestützte MR-Mammographie wird heutzutage typischerweise an leistungsstarken Ganzkörpermagneten (Feldstärke 0,5 T – 1,5 T) unter Verwendung von speziellen, auf die Anatomie der weiblichen Brust abgestimmten Oberflächenspulen durchgeführt. Die Untersuchung erfolgt in Bauchlage der Patientin, so dass beide Brüste frei in das Lumen der Mammaspule hineinragen. Zur Fixierung der Brust sollten ergänzend Kissen in der Messspule integriert oder spezielle Kompressionshilfen eingesetzt werden.

Methodik

Die MRT-Untersuchung der Mamma erfolgt grundsätzlich einmalig vor der intravenösen Gabe eines paramagnetischen Kontrastmittelgabe und anschließend mehrere Male danach, um somit sowohl die An-, als auch die Abflutung des Kontrastmittels innerhalb der Brust beurteilen zu können. Die MR Mammographie stellt somit eine dynamische Untersuchung dar. Für die Kontrastmitteluntersuchung werden typischerweise T1-gew. Gradienten-Echo- (GE-) Sequenzen eingesetzt. Diese sind zum einen sehr kontrastmittelsensitiv, d.h. sie zeigen in Arealen mit KM-Anreicherung eine deutliche Signalzunahme (sog. Enhancement). Andererseits erlauben sie die zügige Untersuchung beider Mammae innerhalb von wenigen Minuten. Die dynamischen Einzelmessungen sollten jeweils maximal 2 min dauern, wobei die Schichtdicke 4 mm nicht überschreiten darf. Schichtlücken sind hierbei zu vermeiden. Einigkeit besteht inzwischen darüber, dass sowohl die 2D-Technik (Anregung und Auslesung von Einzelschichten) als auch die 3D-Technik (Anregung und Auslesung eines Zielvolumens) für die MR-Mammographie geeignet ist. Das sog. *field-of-view* (FOV) sollte beide Mammae umfassen und die Einfaltung der seitlich am Körper liegenden Oberarme vermeiden (z.B. FOV 300 – 320 mm). Weitere wichtige Untersuchungsparameter sind in Tab. 5.**7** aufgeführt.

Das Kontrastmittel wird nach Anfertigung der ersten Nativuntersuchung intravenös über die bereits platzierte Braunüle appliziert und mit mindestens 20 ml physiologischer Kochsalzlösung nachgespült. Die Dosierung beträgt hierbei üblicherweise 0,1 mmol Gadolinium (Gd) pro kg Körpergewicht (KG), dies entspricht 0,2 ml des Kontrastmittels pro kg KG. Bei Verwendung der 3D-Technik erscheint auch eine höhere Dosierung bis maximal 0,2 mol Gd/kg KG sinnvoll.

Die zusätzliche Anfertigung von T2-gewichteten Bildern, die wasserreiche Areale signalreich zur Darstellung bringen, ist hilfreich. Einerseits können mit dieser Technik auch sehr kleine Zysten sehr sensitiv dargestellt werden. Andererseits stellt das Signalverhalten in der T2-Gewichtung im Einzelfall ein hilfreiches differentialdiagnostisches Kriterium bei Vorliegen stark hypervaskularisierter Herdbefunde dar: So zeigen myxoide Fibroadenome häufig ein sehr kräftiges Signal in der T2-Gewichtung, während das Signal maligner Tumoren in dieser Sequenz häufig intermediär ist.

Bildnachbearbeitung

Zur besseren Detektibilität vermehrt kontrastmittelanreichernder Läsionen ist die Subtraktion von Bildern vor und nach Kontrastmittelgabe notwendig (Tab. 15.**8**). Hierbei sollten die Nativaufnahmen (vor KM-Gabe) insbesondere von Frühaufnahmen nach KM-Gabe (z.B. 1. oder 2. Messung post KM) subtrahiert werden, während die Subtraktion von Spätaufnahmen diagnostisch wenig informativ ist. Findet sich ein Areal mit gesteigerter KM-Anreicherung, so muss der zeitliche Verlauf der KM-Aufnahme und der KM-Abgabe in Form einer sog. *Signal-Zeit-Kurve* ausgewertet werden. Diesbezüglich ist eine Messregion (ROI, Größe 2 – 5 Pixel) im Areal mit dem stärksten Enhancement zu platzieren und der Kurvenverlauf zu berechnen. Für die Präsentation der MR-Mammographie eignet sich die Darstellung sämtlicher Subtraktionsaufnahmen in der sog. MIP (*maximum intensity projection*) Technik, da hierbei die gesamte Mamma dreidimensional abgebildet wird. Für gezielte Fragestellungen können auch multiplanare Rekonstruktionen der Subtraktionsaufnahmen (MPR-Bilder) angefertigt werden.

Tabelle 15.**7** Technik und Methodik der KM-gestützten MR-Mammographie

Feldstärke	0,5 T – 1,5 T
Positionierung der Patientin	Bauchlage, Arme längs am Körper
Sende- und Empfangsspule	Bilaterale Brustspule
MRT-Technik	2 D oder 3 D
Zeitliche Auflösung/ Sequenz	< 2 min
Räumliche Auflösung/ Sequenz	≤ 4 mm, keine Messlücken (sog. *gaps*)
Field-of-view	300 – 350 mm
Matrix	256×256
Anzahl der Messungen	1 vor KM, ca. 5 nach KM
Kontrastmittel	$\frac{0{,}1\ \text{mmol Gd}}{\text{kg KG (2 D-Technik)}}$ $\frac{0{,}1-0{,}2\ \text{mmol Gd}}{\text{kg KG (3 D-Technik)}}$
Bildnachbearbeitung	Obligat

Auswertekriterien

Die Auswertung der KM-gestützten MR-Mammographie berücksichtigt sowohl dynamische als auch morphologische Kriterien (Tab. 15.**9**). Zu den dynamischen Kriterien zählen die Anflutung des Kontrastmittels in der initialen Phase der Untersuchung, dies entspricht dem Zeitraum zwischen der KM-Applikation und den ersten 3 min danach. Hier spricht insbesondere eine starke Anreicherung (= steile Anstiegskurve) für einen malignen

Tabelle 15.**8** Bildnachbearbeitung der MR-Mammographie

- Bildsubtraktion
- Signal-Zeit-Kurven in geeigneten ROIs
- MIP-Technik
- MPR-Technik

Tabelle 15.**9** Auswertekriterien und multifaktorielles Score-System für die MR-Mammographie

Kriterium	0 Punkte	1 Punkt	2 Punkte
Initialer Signalanstieg (1. – 3. Minute post KM)	< 50%	50 – 100%	> 100%
Postinitialer Signalverlauf (3. – 8. Minute post KM)	Anstieg	Plateau	*wash out*
Form der KM-Anreicherung	Rund, oval	Irregulär	–
Begrenzung der KM-Anreicherung	Scharf	Unscharf	–
Anflutung des Kontrastmittels	Homogen	Dendritisch, inhomogen	*rim sign*
Erreichbare Gesamtpunktzahl:			0 – 8
Befundeinschätzung:			
0 – 2 Punkte	Sicher gutartig		
3 Punkte	Fraglich gutartig		
4 – 5 Punkte	Wahrscheinlich bösartig		
6 – 8 Punkte	Karzinomtypisch		

Tumor, wenngleich auch einige gutartige Befunde mit einem starken initialen Enhancement einhergehen können.

Der Zeitraum von der 3. Minute bis zum Ende der Untersuchung (z. B. 8. Minute) nach KM-Gabe bezeichnet man als postinitiale Phase. Hier unterscheidet man einen weiteren Anstieg des Signalenhancements im zeitlichen Verlauf (eher benigne), eine sog. Plateauphase ohne wesentliche Änderung der Signalkurve (benigne oder maligne) und ein Auswaschphänomen (sog. *wash out*, typisch für maligne Veränderungen).

Zu den morphologischen Kriterien zählen die *Form, die Begrenzung und das Anflutungsmuster* einer KM-anreichernden Läsion. Irreguläre, unscharf begrenzte Areale mit einer anfänglich randständigen KM-Aufnahme (sog. Ringenhancement oder *rim sign*) sind oft Ausdruck eines malignen Tumors, während runde oder ovaläre, glatt begrenzte und homogen KM-anreichernde Tumoren eher für ein gutartiges Geschehen sprechen.

Letztendlich erlaubt die multifaktorielle Auswertung sowohl der dynamischen als auch der morphologischen Kriterien die besten Ergebnisse für die MR-Mammographie. Als Hilfestellung gibt es hierfür ein spezielles Auswerteschema, dass jedem Einzelkriterium in Abhängigkeit vom konkreten Befund eine Punktzahl zuordnet, so dass aus der Summe der Punkte ein Gesamtscore bestimmt werden kann, der eine recht zuverlässige Einschätzung eines hypervaskularisierten Befunds erlaubt.

Stellenwert der MR-Mammographie

Die KM-gestützte MR-Mammographie ist ein relativ neues und vergleichsweise teueres Untersuchungsverfahren, dass die Palette der Bild gebenden Verfahren im Rahmen der Mammadiagnostik bei gezielten Indikationen sinnvoll ergänzt. Der wesentliche Unterschied zu anderen Verfahren ist der Nachweis einer pathologischen Vaskularisation, während Mammographie und Sonographie in erster Linie Informationen über morphologische Auffälligkeiten liefern. Im Wesentlichen wird die MR-Mammographie zum präoperativen Staging bei Patientinnen mit einem suspekten oder karzinomtypischen Befund und im Rahmen der Tumornachsorge bei Patientinnen nach BET angewendet. Unabhängig hiervon ist die MRT die Methode der Wahl zum Nachweis von Prothesenkomplikationen. Hierbei kommen jedoch spezielle Untersuchungsprotokolle (ohne Kontrastmittel) zum Einsatz.

Die MR-Mammographie sollte ausschließlich ergänzend zu anderen diagnostischen Methoden wie Mammographie, Sonographie und perkutanen Biopsieverfahren angewendet werden. Die Befunde dieser vorausgegangenen Verfahren sollten bei der Interpretation der MR-Mammographie integriert werden, um letztendlich eine Gesamtbeurteilung aller Verfahren und der hieraus abzuleitenden Konsequenzen zu erstellen. Bei gezielter Indikationsstellung, technisch und methodisch einwandfreier Durchführung der Untersuchung und multifaktorieller Auswertung besitzt die KM-gestützte MRT im Vergleich mit anderen Verfahren die höchste Sensitivität für den Nachweis invasiver Karzinome bei durchaus akzeptabler Spezifität. Frühformen des Mammakarzinoms (insbesondere intraduktal wachsende Tumoren) sind allerdings nicht zuverlässig erfassbar.

Lokalisationsverfahren

Unklare Mammabefunde, die nicht palpabel sind und durch eine offene Biopsie abgeklärt werden sollen, müssen präoperativ für den Operateur markiert werden. Dies geschieht typischerweise mit speziellen Markierungsdrähten, durch die Einbringung einer Kohlesuspension oder (bei unmittelbar subkutaner Lage) auch durch eine Hautmarkierung. Seitens der Industrie steht eine Vielzahl an Markierungsdrähten unterschiedlicher Konfiguration zur Verfügung. Die Palette reicht hier von korrigierbaren (z. B. Typ Homer Lok) bis hin zu nicht korrigierbaren Drähten (z. B. Typ Hook-Wire, Widerhakendraht) (Abb. 15.**11**).

Die präoperative Markierung kann Ultraschall-(US-)gestützt oder mammographisch gestützt (stereotaktisch) durchgeführt werden. Für stereotaktische Lokalisationen kommen entweder geeignete Lochplatten oder spezielle Lagerungstische zum Einsatz. Auf der Grundlage zweier senkrecht zueinander stehender Mammographieaufnahmen (cc und ml) ist auch eine sog. „Frei-Hand"-Markierung denkbar, deren Nadelposition anschließend mammographisch dokumentiert und ggf. korrigiert wird. Liegt ein Befund vor, der ausschließlich durch MRT nachzuweisen ist, so erfolgt im Einzelfall eine MRT-gestützte Lokalisation mit einem MRT-kompatiblen Draht. Generell sollte die Intervention durch das Verfahren gestützt werden, dass am besten verfügbar bzw. durchführbar ist, d. h. US-gestützte Lokalisationen sind stereotaktischen und diese den MRT-gestützten Markierungen vorzuziehen.

Die perioperative Untersuchung des entfernten Präparats zur Verifizierung der vollständigen Befundentfernung ist obligat und insbesondere im Falle von unklaren Mikroverkalkungen unentbehrlich. Praktisch erfolgt eine solche Abklärung in Form einer sog. *Präparateradiographie*, die in Kenntnis des mammographischen Ausgangsbefunds ausgewertet wird. Hierbei ist zu klären, ob z. B. die Verkalkungen komplett oder nur partiell entfernt wurden. Für die Positionierung solcher Präparate stehen verschiedene Transportbehälter zur Verfügung. Diese erlauben über ein integriertes Koordinatensystem die exakte Lokalisation des Befunds innerhalb des Präparats, sodass der Pathologe gezielte Schnitte anfertigen kann.

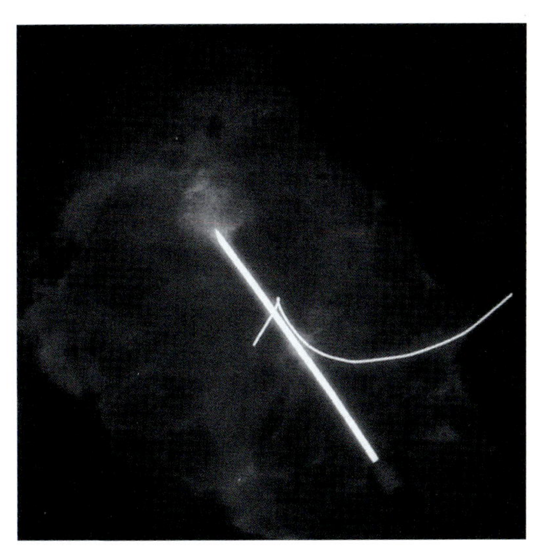

Abb. 15.**11** Präparateradiogramm mit vollständiger Darstellung eines entfernten Herdbefunds. Zusätzlich Abbildung des präoperativ stereotaktisch eingebrachten Markierungsdrahts und einer Nadelmarkierung für den Pathologen.

Punktionsverfahren

Bei den perkutanen Punktionsverfahren der Mamma wird – je nach Durchmesser der verwendeten Punktionsmaterialien – zwischen Feinnadelpunktion, Stanzbiopsie und Vakuumstanzbiopsie unterschieden. Darüber hinaus gibt es neuere Entwicklungen in Form sog. minimal-invasiver Resektionsverfahren. Alle Techniken stellen ausschließlich ein diagnostisches und kein therapeutisches Verfahren dar, sodass beim Nachweis eines bösartigen Tumors üblicherweise eine chirurgische Sanierung erfolgt.

Feinnadel(aspirations)punktion (FNAP, FNP)

Bei der FNP werden mit einer dünnen Kanüle (22 – 18 gg.) durch fächerförmiges Punktieren unter Sog einzelne Zellen gewonnen, die anschließend zytologisch untersucht werden. Hierdurch ist in aller Regel eine Differenzierung zwischen gut- und bösartigen Tumoren möglich. Allerdings reicht das gewonnene Material nicht zur Bestimmung anderer relevanter Größen, z. B. des Hormonrezeptorstatus, aus. Die FNP ist ein akzeptables Verfahren zur weitergehenden Abklärung von unklaren Palpationsbefunden oder sonographisch auffälligen Herden. Unabhängig hiervon kann dieses Verfahren zur Entlastung schmerzhafter Mammazysten eingesetzt werden. Die FNP stellt unter den Biopsieverfahren die Methode mit der geringsten Invasivität dar.

Stanzbiopsie (core biopsy)

Die Stanzbiopsie wird mit Kanülen in einer Größenordnung zwischen 18 und 14 gg. durchgeführt. Es werden hierbei Stanzzylinder gewonnen, die eine histologische und immunhistochemische Untersuchung des Gewebeverbands erlauben. Es können nacheinander mehrere perkutane Punktionen oder aber mehrere Entnahmen von Stanzzylindern nach einmaliger Positionierung einer Führungskanüle (Koaxialtechnik) erfolgen. Die Indikation zur Stanzbiopsie besteht sowohl beim Vorliegen unklarer Herdbefunde als auch bei suspekten Mikroverkalkungen. Eine mögliche Limitation erfährt die Stanzbiopsie bei der Abklärung von Mikrokalzifikationen, da das entnommene Stanzmaterial in Einzelfällen nicht repräsentativ sein kann (sog. *sampling error*). In jedem Fall wird die mammographische Untersuchung der entnommenen Stanzzylinder mit einem angemessenen Vergrößerungsfaktor empfohlen (Stanzzylinderradiographie).

Vakuumstanzbiopsie (z. B. Mammotome)

Bei der Vakuumstanzbiopsie werden über einen einmalig gewählten perkutanen Zugangsweg mit angelegtem Vakuum zwischen 20 und 25 Gewebezylinder (11 gg.) entnommen (Abb. 15.**12**). Hierdurch kann ein komplettes Gewebeareal in der Größenordnung von 1 – 2 cm^3 entfernt werden. Dies ermöglicht bei korrekter Nadelpositionierung die sichere Erfassung von Mikrokalzifikationen und bei kleineren Kalkgruppen deren komplette Entfernung. Auch bei dieser Technik erfolgt eine mammographische Untersuchung der Stanz-

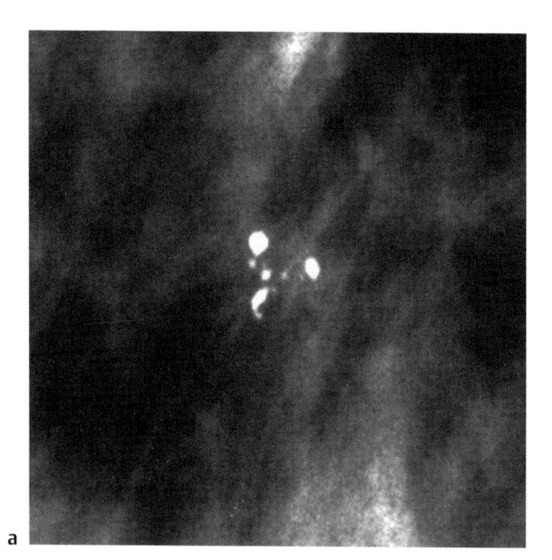

a

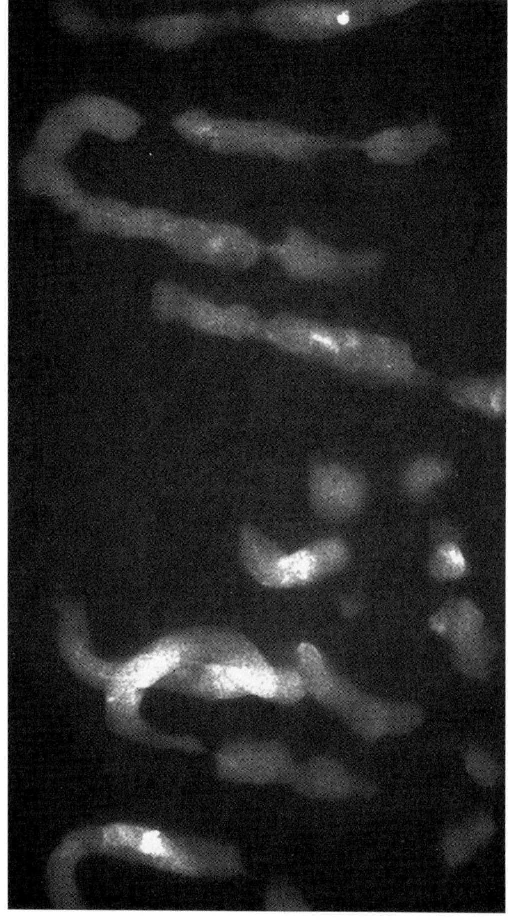

b

Abb. 15.**12** Unklare Mikroverkalkung im Mammogramm (**a**). Dokumentation der vollständigen Kalkentfernung im Präparateradiogramm der Stanzzylinder (**b**) nach Vakuumstanzbiopsie (Mammotome).

zylinder. Kleinere solide Herdbefunde können mit der Vakuumstanzbiopsie ebenfalls komplett reseziert werden. Im Anschluss an die Intervention kann eine Markierung des Resektionsbettes mit einem Coil sinnvoll sein, um im Falle eines bösartigen Befunds eine Orientierung für die notwendige operative Sanierung des entsprechenden Areals zu ermöglichen. Nach eigenen Erfahrungen kommt der Vakuumstanzbiopsie insbesondere bei Patientinnen mit einer Veränderung der Kategorie Bi-RADS 3 oder Bi-RADS 4 eine Bedeutung zu, da diese Methode eine repräsentative und ge-

senen Gutartigkeit bleibt diesen Frauen ein diagnostischer operativer Eingriff erspart.

Minimal-invasive Resektionsverfahren

Das sog. ABBI- sowie das Site-Select-System sind Punktionsvorrichtungen, mit denen über einen einmaligen kutanen Zugangsweg komplette Gewebezylinder mit Durchmessern von 5 – 20 mm in einem Stück reseziert werden können. Im Anschluss hieran erfolgt eine chirurgische Versorgung des kutanen Zugangswegs. Der Einsatz dieser Systeme beschränkt sich im deutschsprachigen Bereich bisher auf wenige Anwender.

16 Digitale Mammographie

Entwicklung der digitalen Mammographie

Im Gegensatz zu anderen radiologischen Untersuchungen, in denen sich digitale Aufnahmeverfahren inzwischen fest etabliert haben, konnte sich diese Technik in der Röntgenmammographie lange Zeit nicht durchsetzen. So wurde diese digitale Mammographie in der Vergangenheit oftmals kontrovers diskutiert und von vielen Radiologen abgelehnt, da die begrenzte Ortsauflösung der zur Verfügung stehenden digitalen Bildempfängersysteme allgemein nicht akzeptiert wurde. Hierin ist auch der Grund zu sehen, dass sich der primäre Ansatz einer nachträglichen Digitalisierung primär analog gewonnener Bilder und die hiermit verbundene Möglichkeit der Bildnachverarbeitung nicht haben durchsetzen können.

Digitale Stereotaxie

Erste Ansätze der direkten digitalen Mammographie beruhten auf der Basis sog. CCD-Chips. Dies sind Sensoren, deren Matrix mit einem Röntgenleuchtstoff (z. B. Caesiumjodid als Szintillator) gekoppelt ist. Diese Chips sind allerdings aufgrund ihrer Herstellung aus einkristallinen Siliziumscheiben nur in kleinen Größen herstellbar und damit für die Abbildung der kompletten Mamma nicht geeignet. Sie werden jedoch erfolgreich im Rahmen der digitalen Stereotaxie für präoperative Lokalisationen und perkutane Biopsien eingesetzt, zum Beispiel der Mammo-Diagnost 4000 der Fa. Philips und das Obdima-Gerät der Fa. Siemens (Feldgröße 49 mm × 85 mm / Ortsauflösung von 20 LP pro mm).

Direkte digitale Vollfeldmammographie mit Lumineszenzradiographie

In einem weiteren Schritt bot es sich an, mit einer radiographischen Direktvergrößerung in Verbindung mit der Lumineszenzradiographie und unter Verwendung von hochauflösenden Speicherfolien die limitierte Ortsauflösung bisheriger digitaler Techniken zu verbessern. Speicherfolien (bestehend aus Phosphorkristallen) werden hierbei durch Röntgenstrahlung zur Phosphoreszenz angeregt und mit Hilfe eines Laserstrahls wird das latente Bild ausgelesen, indem die Elektronen unter Abgabe von Licht auf ihr ursprüngliches Energieniveau zurückgebracht werden. Dieses Licht wird in elektrische Signale umgesetzt und in ein Graustufenbild (Monitorbild) umgewandelt. Am Monitorbild können Kontrast- und Helligkeitsänderungen, Zooming, Inversion und Lupenfunktionen vorgenommen werden.

Bei Verwendung dieser Technik erwies sich die 1,7-fache Vergrößerungsmammographie zwar als akzeptabel, konnte sich jedoch nicht entscheidend durchsetzen. Allerdings zeigte sich bereits in dieser Phase, dass die 4,0-fache digitale Ausschnittsvergrößerung den vergleichbaren Aufnahmen in konventioneller Film-Folien-Technik überlegen war. Mit dem *Digiscan M der Fa. Siemens* ist nun eine weitere Optimierung der Vollfeldmammographie auf der Basis der Speicherfolientechnik gelungen. Die Anlage umfasst einen Reader, eine Acquisitionsworkstation, einen Simomed-Monitor (2 K) und Speicherfolienkassetten (18/24 cm und 24/30 cm), die mit vielen im Markt befindlichen Auflagetischen kompatibel sind.

! Mit einer Bildmatrix von 4800 × 6000 Pixel wird beim Format 24/30 cm eine Ortsauflösung von 8 Lp/mm erreicht (Abtastfrequenz 20 Pixel pro mm/ Dynamikbereich größer 100 mm).

Direkte digitale Vollfeldmammographie mit Cäsiumiodid-gekoppeltem Flach-Detektor

Derzeit liegen die meisten Erfahrungen mit der direkten digitalen Vollfeldmammographie mit dem Senographe 2000 D der Fa. GE Medical Systems vor. Hinsichtlich der Doppelfokus-Bimetallanode, der nominellen Brennfleckgröße, der Filter und der Rasterkonfigurationen bestehen keine Unterschiede zu anderen modernen Film-Folien-Mammographieanlagen. Im Gegensatz zur herkömmlichen Kassettenlade besitzt das digitale Vollfeldgerät jedoch einen Cäsiumiodid-gekoppelten Flachdetektor aus amorphem Silizium. Die Pixelgröße des Detektors beträgt 100 μm × 100 μm, woraus eine Bildmatrix von 1900 × 2300 oder 4,37 Millionen Bildpunkten resultiert. Die Quantenausbeute dieses Systems ist mit etwa 55% deutlich höher als die eines konventionellen Systems (20%). Der Dynamikbereich, d. h. der Dosisbereich, der von dem Detektor ohne Unter- oder Übersteuerung in digitale Daten umgesetzt werden kann, liegt bei mehr als 10000:1 und damit sehr viel höher als der eines konventionellen Film-Folien-Systems (ca. 30:1) (Tab. 16.**1**). Die Ortsauflösung liegt bei Übersichtsaufnahmen bei ca. 5 Lp/mm, bei Zielaufnahmen bei ca. 9 Lp/mm. Die Speichertiefe umfasst 14 bit.

Tabelle 16.**1** Technische Kenngrößen des digitalen Vollfeldgeräts Senographe 2000 D

Detektortyp	Flachdetektor aus amorphem Silizium
Szintillator	Cäsiumiodid
Abbildungsfläche	19 × 23 cm
Matrix	1 900 × 2 300 Pixel
Pixelgröße	100 μm
Effektive Quantenausnutzung	55% (28 kV bei 0 Lp//mm)
Dynamikbereich	> 1:10.000
Speichertiefe	14 bit
Ortsauflösung	Ca. 5 Lp/mm (bei Übersichtsaufnahmen) ca. 9 Lp/mm (bei Zielaufnahmen)

Ergebnisse

Die Ergebnisse der bisher durchgeführten Studien am Phantom und der Untersuchungen an größeren Patientenkollektiven erlauben folgende Statements zur digitalen Vollfeldmammographie (FFDM):

- Die Kontrast-Detailerkennbarkeit ist deutlich besser als die der konventionellen Film-Folien-Kombination (FFM).
- Am Phantom kann belegt werden, dass eine Dosisreduktion auf etwa 60% der ursprünglichen Exposition möglich ist, um identische Ergebnisse zu erzielen.
- Der subjektive Bildeindruck der digitalen Vollfeldmammographie ist deutlich angenehmer und informativer als der der FFM, da eine konstant gute Bildqualität erzielt wird, sodass belichtungsbedingte Wiederholungsaufnahmen erheblich reduziert werden können.
- Die Nachbearbeitungsmodalitäten am Monitor (insbesondere die Zooming-Funktion) erlauben in begrenztem Maße einen Verzicht auf zusätzliche direkte Vergrößerungsmammographien.
- Die Beurteilung dichter Parenchymstrukturen gelingt mit der FFDM besser als mit der FFM.
- In intraindividuellen Vergleichstudien erweist sich die FFDM der FFM in der Detektion und in der Charakterisierung von Mikroverkalkungen gering überlegen.
- Monitorbefundung und Wegfall der Hardcopies erlauben eine Kostenreduktion.

Stellenwert und Perspektiven

Die digitale Mammographie steht seit wenigen Jahren einzelnen Anwendern zur Verfügung. Dennoch kann sie bereits jetzt als einer der wesentlichen Meilensteine der Mammadiagnostik in den letzten Jahren betrachtet werden. Insbesondere die bisherigen Ergebnisse mit der digitalen Vollfeldtechnik sind dermaßen ermutigend, dass innerhalb der nächsten 3 bis 5 Jahre eine Verlagerung der konventionellen Film-Folien-Technik auf digitale Techniken zu erwarten ist. Hierbei sind insbesondere das Potenzial der weiteren Dosisreduktion, die konstant hohe Bildqualität und eine hieraus resultierende Verbesserung der diagnostischen Sicherheit die entscheidenden Kriterien. Mit Blick auf ein mögliches Brustkrebs-Screening bietet sich die digitale Mammographie ohnehin an, da der Dosisreduktion bei der reihenweisen

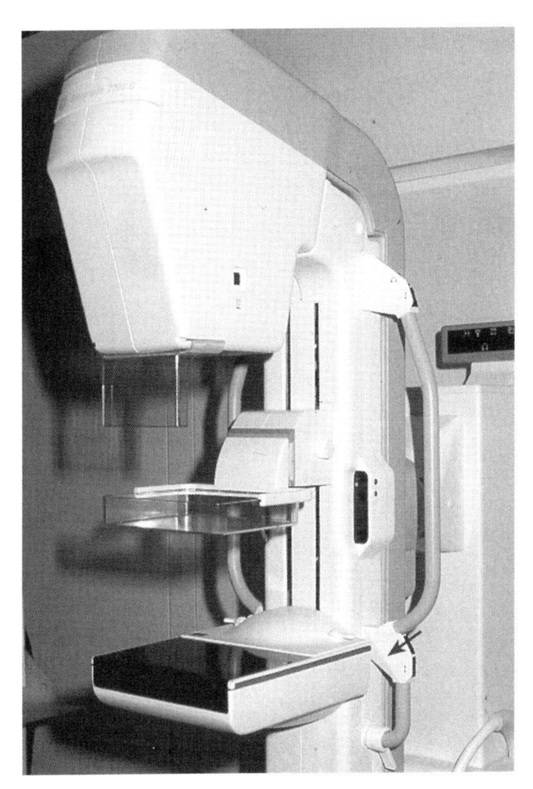

Abb. 16.**1** Digitales Vollfeldgerät mit digitalem Flachdetektor (Pfeil) anstatt Kassettenlade.

Untersuchung gesunder Bevölkerungskollektive eine noch höhere Bedeutung zukommt. Zudem erlaubt die digitale Technik im Rahmen des Screenings und der hierbei anfallenden hohen Untersuchungszahlen die Möglichkeit der digitalen Archivierung, der Einholung von Zweitmeinungen über die Teleradiologie und eine Computer-unterstütze Auswertung der Mammogramme (sog. CAD-Systeme) (Abb. 16.**1** – 16.**4**).

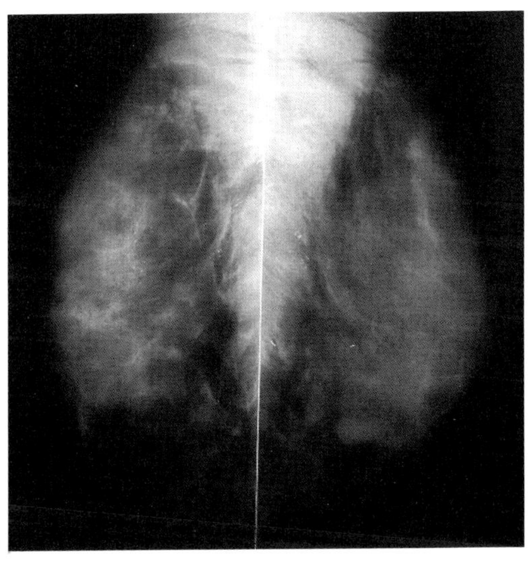

a

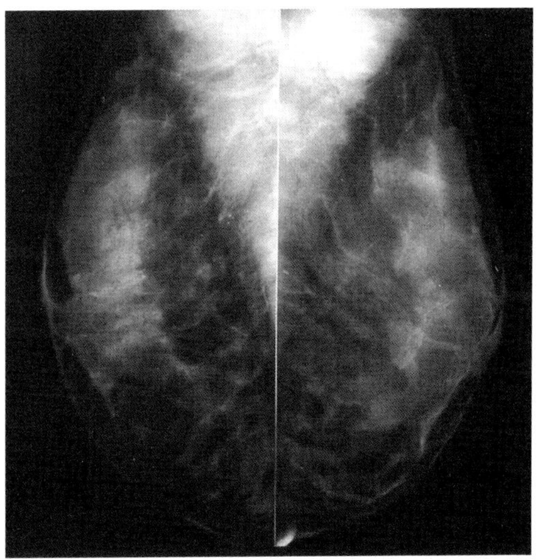

b

Abb. 16.**2 a**, **b** Digitale Vollfeldmammographie mit guter Darstellung sämtlicher Strukturen bis zur Kutis. Normalbefund.

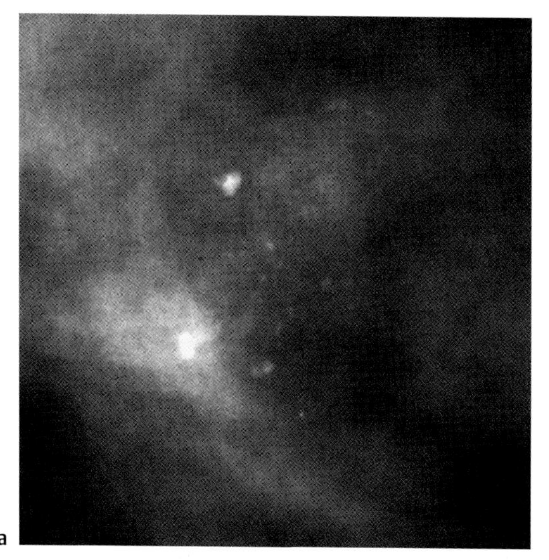

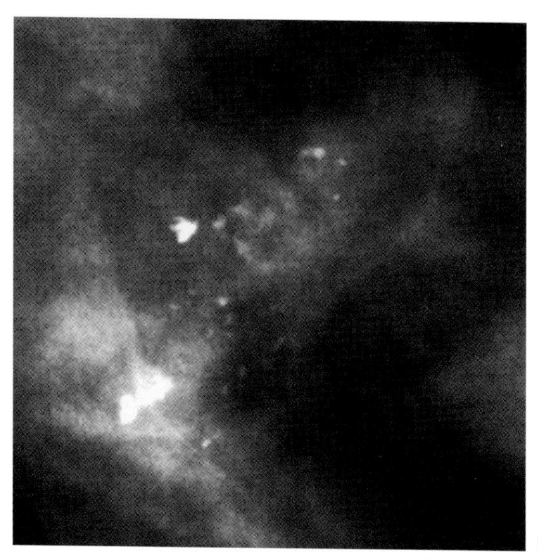

Abb. 16.3 **a**, **b** Gruppale Mikrokalkgruppe im intraindividuellen Vergleich zwischen Film-Folien-System (**a**) und digitaler Vollfeldmammographie (**b**). Bessere Darstellung insbesondere der kleinen Kalkpartikel in der digitalen Technik. Histologie: Intraduktales Mammakarzinom.

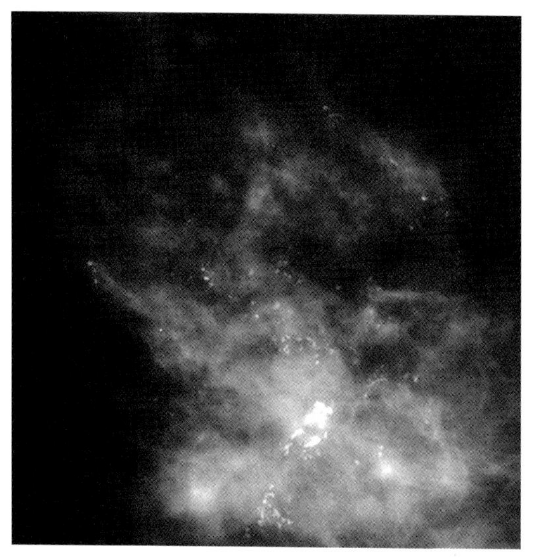

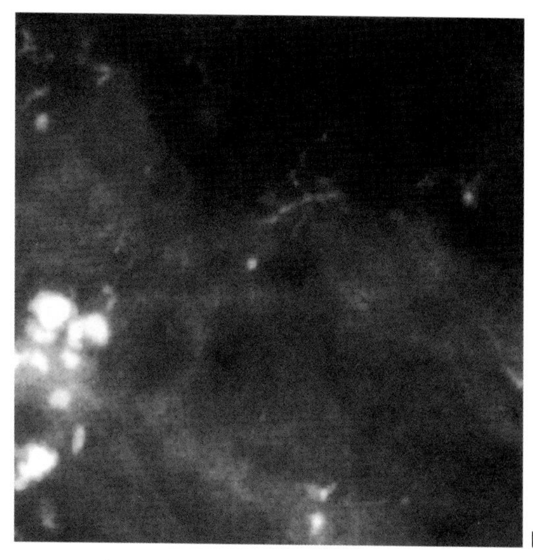

Abb. 16.4 **a**, **b** Zooming der Monitorbilder bei der digitalen Vollfeldmammographie um den Faktor 1,8 (**a**) sowie um den Faktor 3 (**b**). Histologisch intraduktales Mammakarzinom mit minimal-invasiver Komponente.

Literatur

American College of Radiology (ACR) (1998) Illustrated Breast Imaging Reporting and Data System. Reston

Barth V (1994) Mammographie. Intensivkurs und Atlas für Fortgeschrittene. Enke, Stuttgart

Beck Th, Knapstein PG, Kreienberg (1994) Das Mammakarzinom. Enke, Stuttgart

Dronkers DJ, Hendriks JHCL, Holland R, Rosenbusch G (1999) Radiologische Mammadiagnostik. Thieme, Stuttgart New York

Fischer U (2000) Atlas der MR-Mammographie. Thieme, Stuttgart New York

Friedrich M (1999) Lehratlas der Mammasonographie. Wissenschaftliche Verlagsgesellschaft, Stuttgart

Gorczyca DP, Brenner RJ (1997) The augmented Breast. Thieme, New York Stuttgart

Heywang-Köbrunner, SH, Schreer I (1996) Bildgebende Mammadiagnostik. Thieme, Stuttgart New York

Madjar H (1999) Kursbuch Mammasonographie. Thieme, Stuttgart New York

Meuret G (1995) Mammakarzinom. Thieme, Stuttgart New York

Pietschmann D, Pietschmann V (1998) Lexikon der Mammadiagnostik. Springer, Berlin Heidelberg

Sohn Chr, Blohmer JU (1996) Mammasonographie. Thieme, Stuttgart New York

Tabar L, Dean PB (1999) Lehratlas der Mammographie. Thieme, Stuttgart New York

Sachverzeichnis

A

B

C

D

E

F

G

H

I

K

S

T

U

V

W

Z